药典标准体系
国际比较研究

主 编 徐昕怡 杨昭鹏

中国健康传媒集团
中国医药科技出版社

内 容 提 要

本书从药典内部标准体系、药典标准体系与其他标准体系关系、药典标准体系建设方向、药典标准体系协调方向、药典标准体系管理制度等不同的角度，比较和分析了中国药典、美国药典–国家处方集、欧洲药典、日本药典、英国药典和国际药典标准体系，为增强我国药典标准组成的系统性、内容的先进性、匹配的协调性提供参考借鉴。

本书主要供药品监管、研发、生产、检验机构从业人员参考阅读，也可作为高等院校药学相关专业教学参考书。

图书在版编目（CIP）数据

药典标准体系国际比较研究 / 徐昕怡，杨昭鹏主编 . 北京：中国医药科技出版社，2024.7.
—ISBN 978-7-5214-4228-1

Ⅰ. R921-65

中国国家版本馆 CIP 数据核字第 2024VA2990 号

美术编辑 陈君杞
责任编辑 白丽媛
版式设计 友全图文

出版　**中国健康传媒集团** | 中国医药科技出版社
地址　北京市海淀区文慧园北路甲 22 号
邮编　100082
电话　发行：010-62227427　邮购：010-62236938
网址　www.cmstp.com
规格　710×1000mm $^1/_{16}$
印张　19 $^1/_4$
字数　315 千字
版次　2024 年 7 月第 1 版
印次　2024 年 7 月第 1 次印刷
印刷　天津市银博印刷集团有限公司
经销　全国各地新华书店
书号　ISBN 978-7-5214-4228-1
定价　**68.00 元**

获取新书信息、投稿、为图书纠错，请扫码联系我们。

编委会

主　编　徐昕怡（国家药典委员会）

　　　　杨昭鹏（国家药典委员会）

编　委　（以姓氏笔画为序）

　　　　于文力〔欧加隆（上海）医药科技有限公司〕

　　　　王冠男（拜尔医药保健有限公司）

　　　　刘　贞（江西省药品检验检测研究院）

　　　　李　丹〔默沙东研发（中国）有限公司〕

　　　　李　浩（国家药典委员会）

　　　　李　衡〔默克雪兰诺（北京）医药研发有限公司〕

　　　　耿　颖（中国食品药品检定研究院）

　　　　唐雅妍〔阿斯利康全球研发（中国）有限公司〕

　　　　凌　霄〔美药典标准研发技术服务（上海）有限公司〕

　　　　魏宁漪（中国食品药品检定研究院）

前言

标准体系是指一定范围内的标准按其内在联系形成的科学的有机整体。标准体系既是对标准整体进行研究、管理的模型和工具，也能够为标准制修订和应用提供科学指导，为标准资源库的建设提供资源分类关系，为各专业提供标准化对象及其要素的关联脉络。标准体系是管理因素和技术因素综合作用的产物。标准化体制和运行机制是标准体系形成与发展的制度土壤，体系间的重大差异都能溯源至体制机制的不同。构建标准体系应遵循目标明确、全面成套、层次适当、划分清楚的基本原则。

药品标准体系的完善程度对药品安全的保障起到举足轻重的作用。药典是药品标准体系的核心，是一个国家（地区）记载药品标准、规格的法典，一般由官方机构或由该国（地区）法律授权的组织负责制定。从药典的功能看，质量控制是最基本的技术功能，此外还应具有对药品生命周期管理的指导功能，以及对公共卫生领域的导向性功能。近年来，随着科技的飞速发展以及为加深使用者对监管目标的理解，各国（地区）药典标准体系均在不断完善。

目前世界上已有数十个国家和地区编制出版药典。其中，美国药典–国家处方集、欧洲药典、日本药典、英国药典和国际药典具有悠久的历史，标准体系成熟严谨，标准先进性处于领先地位，是国际药品标准协调的引领者，对我国药典标准体系的完善具有较强的参考价值。本书从药典内部标准体系、药典标准体系与其他标准体系关系、药典标准体系建设方向、药典标准体系协调方向、药典标准体系管理制度等不同的角度，比较和分析了中国药典、美国药典–国家处方集、欧洲药典、日本药典、英国药典和国际药典标准体系，为增强我国药典标准组成的系统性、内容的先进性、匹配的协调性提供参考借鉴，以更好发挥标准体系的整体优化效应、系统功能和战略牵引性、引领性、带动性作用，促进我国药品质量控制从终产品检验迈向全生命周期，使药品标准从地域性走向全球化国际协调，对提高我国药品标准的科学性、先进性、实用性和规范性具有重要意义。

参与本书编写的专家来自药品监管机构和制药行业权威技术专家，融汇了各方的经验和广泛共识。本书是一部具有针对性、指导性的专业技术书籍，谨此对参与本书编写的全体专家表示诚挚的谢意。由于药品标准体系仍在不断完善，涉及范围广，书中如有疏漏与不足之处，敬请读者批评指正。

编　者

2024 年 6 月

目 录

第一章　世界主要国家（地区）药典简介

在我国，《中华人民共和国药品管理法》（以下简称《药品管理法》）赋予了国家药品标准（国务院药品监督管理部门颁布的《中国药典》和药品标准）、药品注册标准和省级中药标准的法定地位。在美国，《联邦食品、药品和化妆品法案》（Federal Food，Drug and Cosmetic Act，FDCA）将美国法定药品标准定义为美国药典-国家处方集（United States Pharmacopeia-National Formulary，USP-NF）、顺势疗法药典。在欧洲，《欧洲药典公约》将欧洲药典（European Pharmacopoeia，EP）定义为在欧洲委员会签约国范围内强制执行的药典。在日本，根据《确保医药品、医疗仪器等的质量、有效性和安全性等相关法规施行准则》，日本厚生劳动省发布了日本药局方（Japanese Pharmacopoeia，JP），以及日本生物制品标准、日本放射性药品标准、日本药局方外药品标准、日本药局方外生药标准和日本药用辅料标准等。在英国，根据《人用药品规章》（Human Medicines Regulations）的规定，英国药典委员会制定了英国药典（British Pharmacopoeia，BP）。世界卫生组织（World Health Organization，WHO）药物制剂专家委员会（Expert Committee on Specifications for Pharmaceutical Preparations，ECSPP）编纂的国际药典（International Pharmacopoeia，IP），是国际组织和援助基金采购药品依据的质量标准，经WHO成员国法律规定执行时，具有法定效力。

一、中国药典

中华人民共和国成立后，1953年发行了第一版《中国药典》。依据《药品管理法》的规定，《中国药典》由国务院药品监督管理部门会同国务院卫生健康主管部门组织药典委员会制定和颁布实施。《中国药典》每五年颁布一版。期间，适时开展《中国药典》增补本制定工作。政府部门、社会团体、企业事业组织以及公民均可提出对《中国药典》制定和修订的建议。《中国药典》的制定和修订按照起草、复核、审核、公示、批准、颁布的程序进行。国家药典委员会组织对《中国药典》草案及相关研究资料进行技术审核，对外公示标准草案，广泛征求意见。由国务院药品监督管理部门对国家药典委员会上报的《中国药典》草案予以批准（图1-1）。

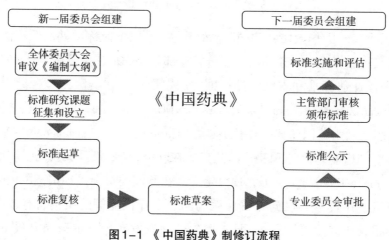

图1-1 《中国药典》制修订流程

二、USP-NF

USP-NF颁布于1820年，是目前世界上唯一一部由非政府机构（美国药典委员会）出版的法定药品标准。1906年，美国纯净食品和药品法案（Pure Food and Drugs Act）赋予USP-NF法律地位，将USP-NF作为联邦法律规定的官方药典。1938年，FDCA规定，官方药典为生效的USP、NF及其增补本。FDCA明确承认USP药品标准，同时规定USP标准对标注其产品符合USP规范的膳食补充剂制造商具有约束力。USP-NF为在线版，每个财政年度发布3次。USP标准的制修订可由美国药典委员会员工、监管方、企业或者学术机构提出，同时向美国药典委员会递交支持性文件（修订原因、技术资料、方法学数据等），美国药典委员会相应科学联络官对资料审核后提出标准草案，草案经审核在美国药典论坛（Pharmacopeial Forum，PF）上发布公众征求意见，根据公众征求意见对标准做相应、适当的调整，最后标准经专家委员会以投票方式（以多数票通过后）生效（图1-2）。

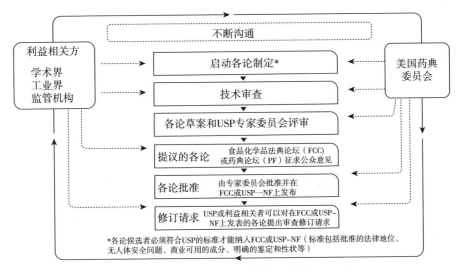

图1-2 USP-NF制修订流程

三、EP

EP第1版于1964年发行。EP由欧洲药品质量管理局（European Directorate for the Quality of Medicines & HealthCare，EDQM）编撰出版，为药品研发、生产和销售使用过程中用于控制质量的、科学的、并在欧盟范围内具有法律效力的标准。《欧洲药典公约》以及关于人用或兽用药品的欧盟指令2001/82/EC、2001/83/EC（修正案）和2003/63/EC，明确了EP对在欧洲上市药品的强制执行性。所有药品、药用物质生产企业在欧洲销售或使用其产品时，都必须遵循EP标准。EP每隔3年出版，3年之中还会发行8个增补本。EP标准由专家组修订，这些专家由欧洲药典委员会按照各国代表的建议任命产生，来自工业、大学和国家质控实验室等领域。EP是否采纳修订由委员会决定，委员会的成员由各国主管部门委派的国家代表组成。在最终采纳之前，所有的文件和各论都在欧洲药典论坛（Pharmeuropa）上公示征求意见（图1-3）。

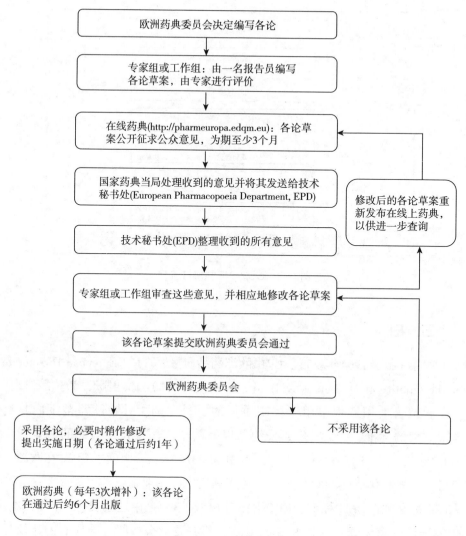

图1-3 EP制修订流程

四、JP

JP第1版于1886年出版。JP由日本厚生劳动省（Ministry of Health，Labour and Welfare，MHLW）药品和医疗器械局（Pharmaceuticals and Medical Devices Agency，PMDA）编撰出版。JP是根据《确保医药品、医疗仪器等的质量、有效性和安全性等相关法规施行准则》（昭和三十六年厚生省令第一号）第41条，为确保医药品的特性和质量的正确性，由厚生劳动大臣听取药事食品卫生审议会的意见而制定的医药品的规格基准书。日本药事法第56条规定"药物的质量或性能不符合药典标准的，不得出售或供应，不得以出售或供应的目的进行制造、进口、储存或展出"。JP每隔5年出版，其间出版2个增补本。JP由日本厚生劳动省的日本药典委员会负责起草、审阅和定稿。如对JP收载内容有修订要求，可向厚生劳动省医药生活卫生局医药品审查管理课部门负责人提交资料，包括《改正要望书》PDF文件和修改的依据资料等（图1-4）。

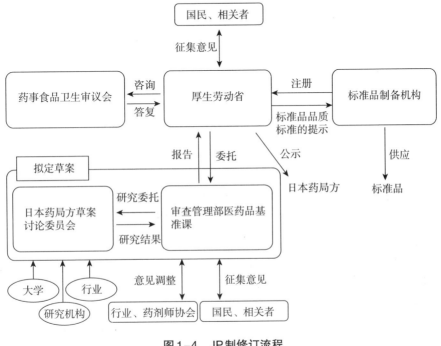

图1-4　JP制修订流程

五、BP

BP于1864年首次出版。BP由英国药典委员会编制出版。BP是英国卫生大臣根据人用药品委员会（Commission on Human Medicines）执行《1968年药品法案》第96条第6项的规定以及欧盟委员会第98/34/EEC号指令草案而公开出版的。凡是在英国药典BP各论中有规定的药品，在英国境内的销售或供应都必须符合BP规定。《2012年人用药品规章》是BP具有法律效力的直接依据。BP每年修订出版1次。BP制修订流程如图1-5所示。

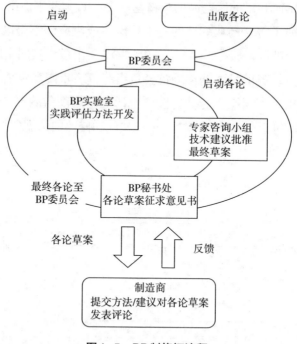

图1-5 BP制修订流程

六、IP

IP于1951年首次出版。IP由WHO ECSPP编纂。IP是国际组织和援助基金采购药品依据的质量标准。经WHO成员国法律明确规定执行时，IP才具有法定效力。IP几乎每年修订出版1次。IP的制定首先是由WHO各有关部门，比如基本药物和药品预认证项目等，确定拟收载的品种，然后由WHO相关秘书处联系生产厂商索取样品和质量标准，随后确定实验室进行复核和验证。初稿完成后向专家组成员征求意见，并在网站上公示向社会广泛征求意见，最终稿由ECSPP批准。

第二章　世界主要国家（地区）药典内部标准体系的比较研究

第一节　体系架构的比较

标准体系是指一定范围内的标准按其内在联系形成的科学的有机整体。标准体系既是对标准整体进行研究、管理的模型和工具，也能够为标准制修订和应用提供科学指导，为标准资源库的建设提供资源分类关系，为各专业提供标准化对象及其要素的关联脉络。

药品标准体系的完善程度对药品安全的保障起到举足轻重的作用。药典是药品标准体系的核心，是一个国家（地区）记载药品标准、规格的法典。与其他标准体系不同，药典标准体系具有其独特架构。本节对各药典的体系架构进行介绍和比较。

一、总体架构比较

（一）各药典总体架构的基本情况

《中国药典》共分为四部。一部收载中药品种标准，包括药材和饮片，植物油脂、提取物，成方制剂和单味制剂。二部收载化学药品品种标准，包括第一部分、第二部分（放射性药品）。三部收载生物制品通则、总论、品种标准（预防类、治疗类、体内诊断类、体外诊断类）、通则、指导原则。四部收载通则、指导原则、药用辅料品种标准。每部均包含凡例，但内容有所不同。

USP-NF只有网络版，收载凡例（General Notices）、启动文章（Stimuli）、通用技术要求（General Chapters）[包括通用检测方法（General Tests & Assays）、指导原则（General Information）、膳食补充剂通用技术要求]、各论（包括USP各论、NF各论、膳食补充剂各论、全球健康各论）、试剂和参考表格[包括试剂、各试剂标准、指示剂和试纸、试液（试液和指示液、滴定液、比色液、缓冲液）、色谱柱]、其他资源。

EP收载凡例（General Notices）、分析方法（Methods of Analysis）、包装容器及材料通则、试剂、指导原则（General Texts）、总论（General Monographs）、制剂通则、疫苗各论、免疫血清各论、放射性药物制剂及其原料各论、缝合线各论、植物药及其制剂各论、顺势疗法制剂各论、品种各论。

JP收载凡例、植物药通则、制剂通则、通用方法和仪器（General Tests，Processes and Apparatus）、品种各论（包括各论、植物药及相关各论）、红外光谱图、紫外光谱图、指导原则（General Information）等内容。

BP共分为六卷。第一、二卷收载药用物质品种各论（包括原料药和辅料），第三卷收载制剂通则和制剂品种各论，第四卷收载植物药及其制剂各论、顺势疗法制剂生产用材料各论、血液制品各论、免疫制品各论、放射性制剂各论、外科手术用材料各论，第五卷包含红外光谱图、通则（Appendices）、指导原则（Supplementary Chapters），第六卷为兽药卷。每卷均收载凡例。

IP 收载凡例（General Notices）、凡例附录（Appendices to the General Notices）、各论（包括原料药、制剂、放射性药品）、分析方法（Methods of Analysis）、红外光谱图、试剂试液与滴定液、指导原则（Supplementary Information）。制剂和放射性药品各论（Monographs）中又包括各制剂通则（General Monographs）和各论品种标准（Specific Monographs）。放射性药品各论标准项下还包括其特有的分析方法和指导原则。

各药典总体架构如图2-1所示，各类型各论标准数量占比如图2-2所示。

（二）各药典总体架构的比较

从架构上看，目前只有《中国药典》和BP仍分卷册收载药品标准。《中国药典》突出各论标准，各论标准占一级结构的近87.5%。USP将启动文章、试剂和参考表格、其他资源均作为一级结构，体现了USP内容的多元化。EP将包装容器和材料通则、试剂、产品总论、制剂通则均作为一级结构，强调EP对不同类型产品的控制要求。JP将植物药通则、红外和紫外光谱图作为一级结构，体现了JP对于植物药标准和配套标准的重视。BP的一级结构以各论标准为主，与其他药典不同的是，药用物质（即原料药和辅料）与制剂单独收载，红外光谱图也作为一级结构。IP将凡例的辅助说明、红外光谱图、试剂试药等作为一级结构，更好帮助使用者执行IP。

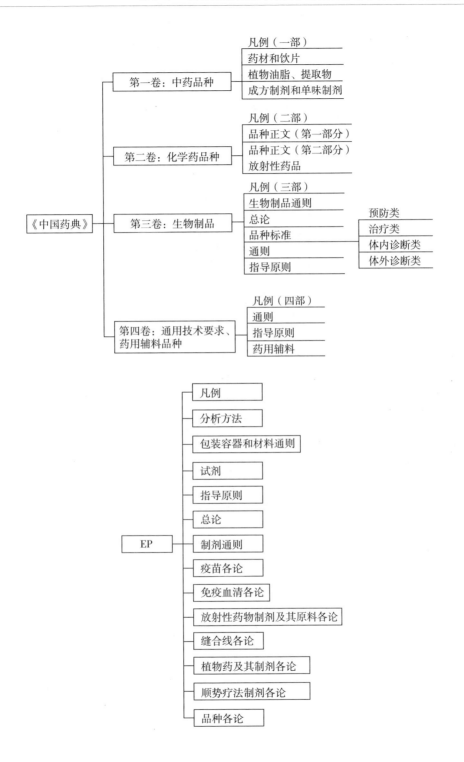

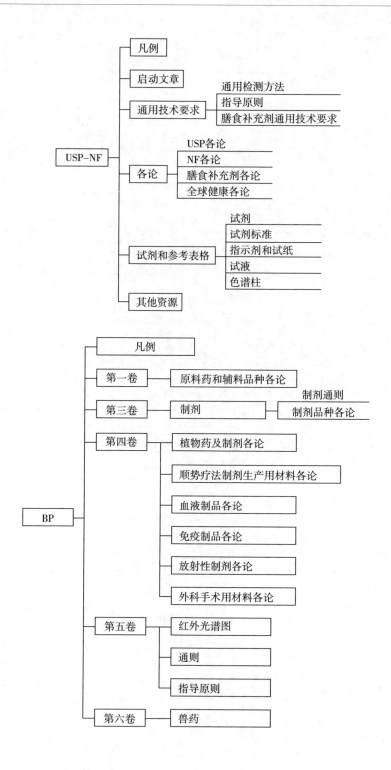

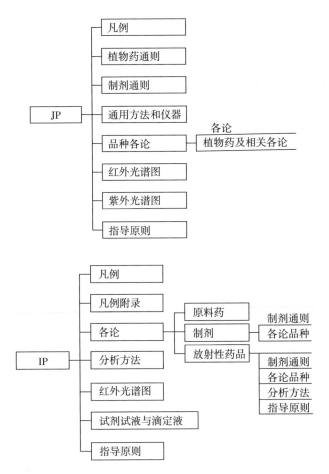

图2-1 《中国药典》、USP-NF、EP、JP、BP、IP总体架构

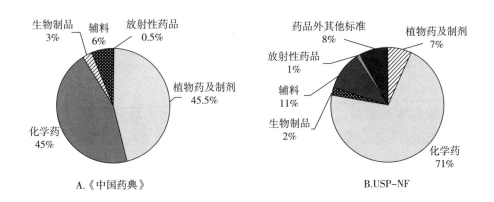

A.《中国药典》　　　　　　　　　　　B.USP-NF

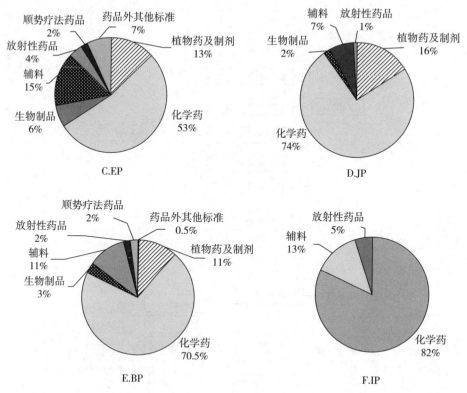

图2-2 《中国药典》、USP-NF、EP、JP、BP、IP各类型各论标准数量占比

从收载范围上看，由于受到各国（地区）监管法规的差异和药典外标准存在的影响，除药品标准外，USP-NF还收载膳食补充剂标准。EP、BP还收载顺势疗法药物、兽药、外科手术用材料标准。从标准配套信息收载上看，JP、BP、IP均收载了部分药品的红外光谱图或紫外光谱图，USP提供了有关色谱柱信息等更多资源。从标准类型收载上看，USP收载了新型的标准"启动文章"，阐述最新、最前沿的标准制定意向或计划，提前介绍下一步标准的增修订工作，以便利益相关方能提前知晓和参与。

从收载数量上看，不同专业领域的各类型标准的数量不同。《中国药典》收载中药各论标准最多。USP-NF中收载的化学药原料药、辅料和制剂各论标准最多，但收载的生物制品标准较少，这是由于美国联邦法规（Code of Federal Regulations, Title 21, Part 600-660）和FDA发布的相关指南涵盖了生物制品的质量控制和生产。2010年以前，USP-NF收载了比现在更多的生物制品品种标准，但因以下原因于2010年左右删除：缺乏质量信息，不再在美国销售，只提到了检测的项目但没有提供方法，许可证被吊销，不再以同样的方式生产，或者生产被纳入FDA关于生物制品的法规等。USP-NF收载的通用技术要求标准最多。EP只收载了少量制剂标准，制剂产品的质量需要符合成员国各药典或药品管理当局批准的质量标准要求。JP收载的各类型标准均较少，这是因为日本还存在大量JP外的法定标准，如日本生物制品基准、日本放射性药品标准、日本药局方外标准、日本局方外生药标准、日本药用辅料标准等。根据BP与EDQM签订的合作协议，BP复制了EP的标准，此外，还收载了BP特有的标准。IP主要收载化药和辅料标准，对于放射性药品的通用技术要求收载较多。

二、凡例架构比较

（一）各药典凡例架构的基本情况

凡例是为正确使用药典进行药品质量检定的基本原则，是对药典各论、通用技术要求与药品质量检定有关的共性问题的统一规定。

《中国药典》对凡例逐条列举，同时进行归类，每部凡例有所不同，大致可分为十二个部分：①总则；②正文；③通则；④名称与编排；⑤项目与要求；⑥检验方法与限度；⑦标准品与对照品；⑧计量；⑨精确度；⑩试药、试剂、指示剂；⑪动物实验；⑫说明书、包装、标签。①~④主要介绍《中国药典》总体情况和要求，各部收载内容和编排方式，以及收载药品在药典中的命名原则和正文项目内容；⑤项目与要求则按收载品种标准的项目顺序，介绍各项目的有关要求和统一性规定；⑥、⑨主要是关于标准中限度及判定的说明，取样准确度和试验精密度的相关规定；⑧主要是对单位、浓度、温度和药筛的有关说明；⑦、⑩、⑪对试验用品进行了概述性规定；⑫主要介绍说明书、包装、标签的一般性要求。

USP-NF凡例分为十个方面：①名称与标准修订；②法定地位与法律认可；③标准的执行；④各论标准和通用技术要求；⑤各论标准组成；⑥检测规范和程序；⑦检测结果；⑧术语和定义；⑨处方与调配；⑩保存、包装、贮藏与标注。各方面内容按不同级别归类介绍。①~④是USP的总体介绍和要求；⑤按各论标准项目说明各检验项目的有关要求；⑥强调检测过程中的一些注意事项和普适性要求，例如恒重的规定、水浴的要求；⑦对试验数据的有效数字和修约规则进行了说明；⑧对 USP 中的常用术语和定义进行了解释，包含缩写词、计量单位、常用表述等；⑨、⑩均简要说明了各自应符合的要求。

EP 凡例分为八个方面：①概述；②适用于通则和各论的其他规定；③通则；④总论和制剂通则；⑤各论；⑥标准物质；⑦缩写和符号；⑧单位。①介绍了 EP 总体情况，还包含质量体系、方法替代原则、药典符合规范、物料等级、产品总论、方法验证、方法执行、常用术语、药典协调、文件参考说明等规定；②是关于通则和各论中的取样、试验仪器和过程、水浴、恒重、试剂、溶剂、含量表示方式、温度的规定；③主要是关于包装容器的要求；④介绍总论和制剂通则与各论在执行时的关系；⑤是对于各论标准中各项目的有关规定，包括药品名称、相对原子或分子量、CAS 号、定义（含量限度、植物药的相关描述）、生产、药品掺杂控制、性状（包含溶解度）、鉴别、检查和含量测定、贮藏、标签、警示、杂质、辅料功能性、对照品等内容；⑥介绍了标准物质的类型和权威性；⑦对一些缩写词和符号进行了解释说明；⑧列出了计量单位的定义、符号和转换关系。

BP 凡例分为三部分：第一部分为 BP 的简要说明以及收载 EP 内容的标注方式；第二部分为 BP 凡例的主要内容，逐条叙述，包括标准总则、限定词解释、限度表示及计算、温度、计量、原子量、恒重、浓度表示方式、水浴、试剂、指示剂、危险品警示、标题、化学式、定义、生产要求、制剂要求、近期制备和临用新制、灭菌、试验用水、辅料、着色剂、防腐剂、性状、溶解度、鉴别、对照光谱、检测要求、生物学检测要求、对照品和标准品、贮藏、标签、药理作用和适应证、药材、顺势疗法制品、未批准药品（Unlicensed Medicines）；第三部分则复制了 EP 的凡例内容。

JP 凡例逐条叙述，涉及药典名称及版本、药品名称、收载生药类型、实验动物、化学式、计量单位、生产要求、方法替代或变更原则、温度、真空、pH、试验用水、溶剂、浓度或组成表示、性状、纯度检查、含量测定、无菌和灭菌、容器包装和贮藏、标签、药典协调等多项内容。

IP 凡例逐条叙述，包括各论命名、化学式和相对分子量、化学品名称、其他名称、定义、制造、性状、溶解度、类别、贮藏、稳定性、标签、附加信息、一般要求、鉴别试验、紫外检测、溶液澄清度、干燥失重、测试和试验、pH 值目视测定用指示剂、准确度和精密度、结果的计算、杂质、专利和商标、试剂、对照品、供试品溶液和滴定液、标准物质、对照光谱、"除另有正当理由和授权"一词的解释等多项内容。此外，IP还设有凡例的附录（Appendices to the General Notices），补充说明了缩写与符号、计量单位、元素名称、符号和相对原子量。

各药典凡例架构如图2-3所示。

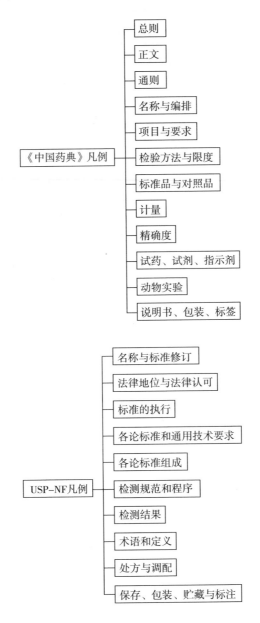

《中国药典》凡例
- 总则
- 正文
- 通则
- 名称与编排
- 项目与要求
- 检验方法与限度
- 标准品与对照品
- 计量
- 精确度
- 试药、试剂、指示剂
- 动物实验
- 说明书、包装、标签

USP-NF凡例
- 名称与标准修订
- 法律地位与法律认可
- 标准的执行
- 各论标准和通用技术要求
- 各论标准组成
- 检测规范和程序
- 检测结果
- 术语和定义
- 处方与调配
- 保存、包装、贮藏与标注

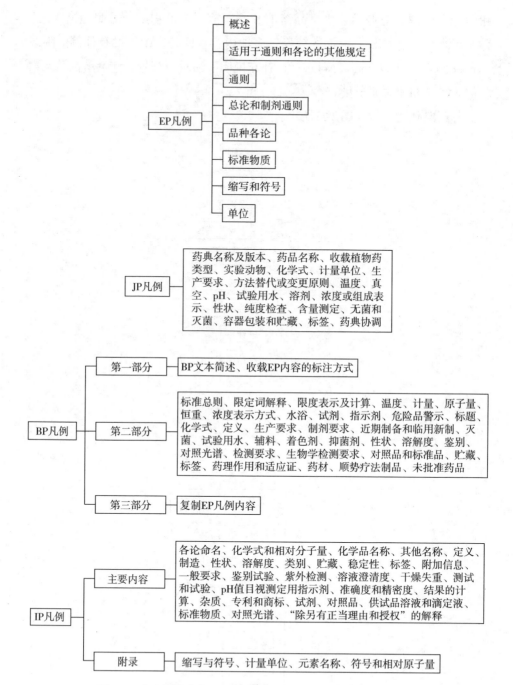

图2-3 《中国药典》、USP-NF、EP、JP、BP、IP凡例架构

（二）各药典凡例架构的比较

除《中国药典》外，其他各药典均只有一个凡例。《中国药典》、USP-NF、EP、JP的凡例只存在一级分类结构，但分类较详细。BP、IP的凡例存在二级分类结构，但一级结构分类简单。《中国药典》凡例层次清晰，内容简明扼要。USP-NF凡例较其他药典简单，单独设立了"法律地位与法律认可"和"处方与调配"条目。EP、BP凡例内容较为全面，涉及药品研发、原辅料、生产、药包材、制剂、运输、贮藏以及使用等药品全生命周期关键要素所涉及的控制要点。

三、通用技术要求架构比较

（一）总体架构

药典通用技术要求通常包括产品总论（如制剂通则）、通用检测方法通则和指导原则。《中国药典》、USP-NF、EP、JP、BP、IP在通用技术要求的总体架构上存在一定差异（图2-4）。

EP、JP对通用技术要求的一级分类最为详细，《中国药典》、USP-NF则较为简单。EP、JP、IP均将制剂通则作为一级结构，USP-NF、JP、IP均将通用检测方法作为一级结构。JP将生药通则作为一级结构，EP将包装容器和材料通则作为一级结构。此外，BP在制剂各论品种中收载了制剂通则，IP在放射性药品各论中收载了放射性药品的制剂通则、分析方法和指导原则。除药品外，USP-NF还收载膳食补充剂通用技术要求。

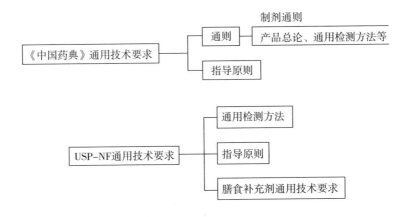

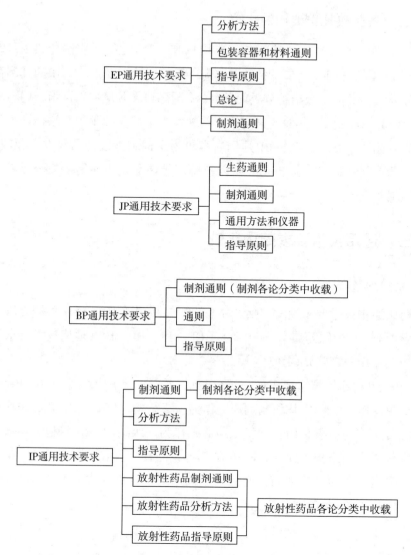

图2-4 《中国药典》、USP-NF、EP、JP、BP、IP通用技术要求总体架构

（二）产品总论、制剂通则

1. **各药典产品总论、制剂通则架构的基本情况** 产品总论和制剂通则是按照产品或剂型分类，针对产品或剂型特点所规定的统一技术要求，以总论和通则的形式收载，具有强制性。

《中国药典》三部收载8个生物制品相关产品总论、四部以通则形式收载产品总论，包括炮制通则、药用辅料通则、特定生物原材料/动物及辅料通则，还收载了38个制剂通则。

USP在通则中给出了10余个不同类型产品的质量控制要求。如<1>注射剂和植入剂、<2>口服制剂、<3>局部透皮吸收制剂、<4>黏膜给药制剂、<5>吸入制剂等。

EP收载21个不同类型的产品总论，包括过敏原产品、放射性药物制剂的化学前体、精油、植物药提取物、植物药制剂、植物药、草药茶、草药茶（速溶）、人用免疫血清、兽用免疫血清、人用活体生物治疗产品、人用单克隆抗体、药物制剂、发酵产品、有传播动物海绵状脑病病原体风险的产品、放射性药物制剂、重组DNA技术、药用物质、人用疫苗、兽用疫苗、植物脂肪油。EP还收载了31个剂型通则。

JP收载植物药通则、制剂通则。

BP收载药用物质总论、制剂通则，与药用物质和制剂各论标准一起收载于第三卷，独立于通则之外。

IP分别收载制剂通则、放射性药品总论，置于相应各论标准前。

各药典产品总论、制剂通则架构如图2-5所示。

2. 各药典产品总论、制剂通则架构的比较　除USP外，各药典均单独将制剂通则归类收载。EP将不同类型产品的控制要求以总论形式收载。USP则将对各产品和剂型的控制要求分散在通则中收载。《中国药典》针对部分生物制品制定总论，JP针对植物药制定总论。BP和IP则分别制定药用物质、放射性药品总论，置于相应各论标准前收载。

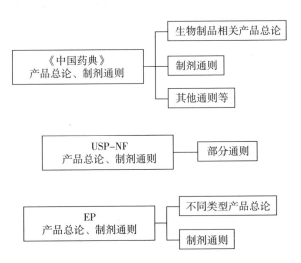

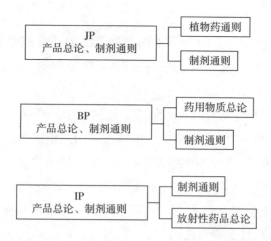

图2-5 《中国药典》、USP-NF、EP、JP、BP、IP产品总论和制剂通则架构

（三）通用检测方法通则

1. 各药典通用检测方法通则架构的基本情况 通用检测方法通则是对各正文品种进行相同检查项目检测时所应采用的统一的设备、程序、方法及限度等的有关规定。《中国药典》、USP、JP、BP、IP的通用检测方法具有强制性，EP通用检测方法则在各论标准引用时具有强制性。

《中国药典》通用检测方法通则包括14类，约267个：①其他通则（2项），主要涉及一些共性要求，包含中药取样、检定相关规定；②鉴别试验（1项），主要介绍一般性化学鉴别；③光谱法（12项）；④色谱法（11项）；⑤物理常数测定法（12项）；⑥其他测定法（10项）；⑦限量检查法（18项）；⑧物理特性检查法（17项）；⑨分子生物学检查法（2项）；⑩生物检查法（13项）；⑪生物活性测定法（20项）；⑫中药相关检测方法（16项）；⑬生物制品相关检测方法（117项），其中包括5大类：含量测定法、化学残留物测定法、微生物检查法、生物测定法、生物活性/效价测定法；⑭药包材检测方法（16项）。

USP-NF通用检测方法通则分为5个方面内容，约192个：①仪器（2项）；②微生物检查法（9项）；③生物学检查和效价测定（23项）；④化学检测方法（73项），又分为3类，如鉴别方法（8项，含化学鉴别及其他一些鉴别方法）、限量检查法（22项）、其他检查法（43项）；⑤物理检测方法（85项），包含一些物理常数测定方法，溶出度、结晶性等特性检查法，光谱法，色谱法，包装容器、医疗器械（例如棉、缝合线）的质量要求和检查等内容。

EP通用检测方法通则分为10个方面，约300个：①仪器设备（6项）；②理化分析方法（60项），包含色谱法、光谱法、物理常数测定法等；③鉴别（4项），涉及化学鉴别、气味及两类物质的薄层鉴别法；④限量检查法（33项）；⑤测定法（42项），涉及酸值、碘值等测定，疫苗相关检定，医用气体的测定和限量检查等；⑥生物学检查法（28项）；⑦生物学含量测定法（34项）；⑧植物药检查法（25项）；⑨制剂检查法（43项）；⑩包装容器及材料通则，包括3大类，如用于制造药包材的材料（12项），药包材（4项），人体血液和血液成分用药包材以及在制造过程中使用的材料、输血器及其制造过程中使用的材料、注射器（8项）。

JP通用检测方法通则分为8个方面，约93个：①化学方法（15项）；②物理方法（37项），分为3类：色谱法、光谱法和其他测定法（含一些物理常数测定法，干燥失重、残留溶剂、水分、炽灼残渣等限量检查法）；③粉末特性测定法（6项）；④生物检查法（6项）；⑤植物药检查方法（2项）；⑥制剂检查方法（17项），针对不同剂型的检查方法，涉及崩解时限、溶出度、装量、可见异物等；⑦容器和包装材料检查方法（3项）；⑧仪器等（7项），该分类项下还介绍了色谱填料和固体特性检查中所用的标准粒子。

BP通用检测方法通则分为19个部分，约196个：①光学相关分析方法（14项）；②色谱分离技术（12项）；③溶液澄清度与颜色检查（2项）；④物理常数测定相关方法（18项）；⑤化学鉴别（1项）；⑥限量检查方法（1项），包含16个无机杂质检查内容；⑦滴定法及其他检测方法（总蛋白、醇类、甲磺酸酯类、残留溶剂等，25项）；⑧炽灼残渣检查、水分测定、医用气体的测定和限度检查等（12项）；⑨脂类相关测定和检查（酸值、皂化值、碘值、茴香胺值等）、挥发油类相关测定（桉油精、香精油）及醛类测定等（16项）；⑩植物药相关的测定与检查方法（24项）；⑪制剂相关检查方法（4项）；⑫不溶性微粒和可见异物检查（3项）；⑬生物检查法，如热原、异常毒性、胰酶、抑菌效力等检查（19项）；⑭疫苗相关术语及检查方法（12项）；⑮微生物相关检查方法及限量标准（9项）；⑯粒度、比表面积、密度、流动性、结晶性、孔隙率等固体特性检查相关内容（19项）；⑰灭菌方法（1项）；⑱包装容器的类型、检查要求、生产或标签要求（7项）；⑲容器生产原材料的性质、相关检查和要求（8项）。

IP通用检测方法通则分为5个方面，约49个：①物理和理化方法（19项），涉及熔点、密度、折射率、光学分析、色谱法、pH、溶液颜色、粉末细度等的测定；②化学方法（10项），涉及一般鉴别方法、限量检查法、滴定法等；③生物学方法（5项）；④植物来源材料的检查方法（7项）；⑤制剂检查法（8项），涉及含量均匀度、溶出度、崩解时限、装量和灭菌方法。

各药典通用检测方法通则架构如图2-6所示。

2. 各药典通用检测方法通则架构的比较 BP通用检测方法通则的分类最为详细，USP-NF、IP通用检测方法通则的分类较为简单。《中国药典》、USP、EP、JP通用检测方法通则均存在二级结构。《中国药典》将生物制品检测方法通则单独收载，并在第三部、第四部中重复收载。USP、EP和JP均收载试验用仪器通则，并归为一类。除USP外，各药典均将植物药检查法通则单独归类。除USP、IP外，各药典均将药包材检测方法通则单独归类。EP收载的通用检测方法通则数量最多，《中国药典》生物制品通用检测方法通则数量占通用检测方法通则总数量的43.8%。

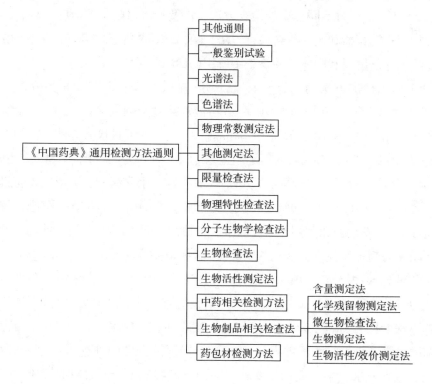

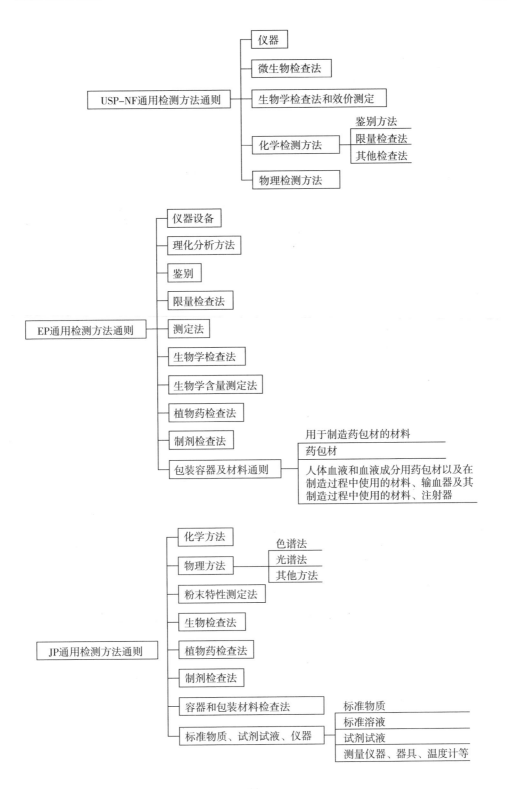

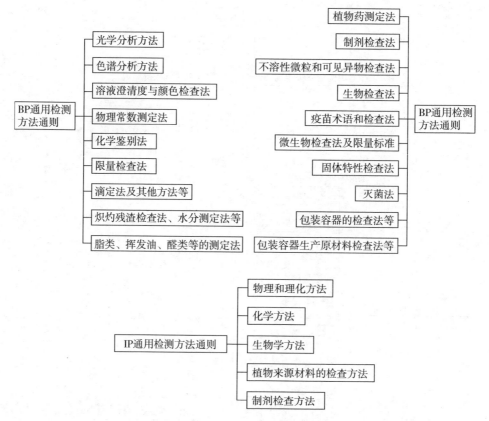

图2-6 《中国药典》、USP-NF、EP、JP、BP、IP通用检测方法通则架构

（四）指导原则

1. 各药典指导原则架构的基本情况 药典中的指导原则系为规范药典执行，指导药品标准制定和修订，提高药品质量控制水平所规定的非强制性、推荐性技术要求。

《中国药典》收载42个指导原则，未进行分类，涉及稳定性、人体生物利用度和生物等效性、分析技术应用、分析方法验证/确认/转移、杂质控制、各类型产品和制剂的质量控制和评价要求、实验室管理和标准物质等内容。

USP-NF收载201个指导原则，未进行分类，广泛涉及药品全生命周期各关键要素所涉及的控制要点。包括人体生物利用度和生物等效性试验、生物相容性、试验材料、分析技术应用、分析方法操作、分析仪器的使用和维护、分析方法验证/确认/转移、杂质控制、生物安全性评价、良好生产规范、实验室管理、文档规范、各类型产品和制剂的质量控制和评价、稳定性、标签、包装、供应商资格、储存和运输、良好流通规范、处方书写指南、药学计算、配药、用药环境、术语等。

EP收载51个指导原则，包括30类，主要涉及微生物控制、生物制品质量控制、生物测定和试验结果的统计分析、分析方法、药典方法的执行、标准物质、药品命名、杂质控制、药典协调、植物药/辅料/转基因药品等产品的质量控制等。其中，微生物控制和生物制品质量控制指导原则中，又分别包括12项和13项细化的指导原则。

JP收载62个指导原则，分为10大类，分别为：①药品质量的基本概念（6项），涉及质量保证、风险管理、杂质、稳定性、药包材的基本要求和术语；②物理与化学（3项），涉及分析方法验证、系统适用性、近红外光谱；③固体特性（4项）；④生物技术/生物制品（15项）；⑤微生物（10项）；⑥植物药（8项）；⑦制剂（7项）；⑧容器和包装（5项）；⑨标准物质（1项）；⑩其他（3项），涉及试验用水、制药用水、药典协调。

BP收载66个指导原则，分为10大类，分别为：①药典基础要求（15项），涉及杂质、分析方法、辅料、标签、立体化学、产品质量控制要求等；②药物和制剂命名（4项），涉及各论名称和制剂名称的修订、天然或半合成来源物质的结构和命名；③药典组织（7项），涉及药典委员会的联系方式、专家咨询小组、各论制定的机制、标准物质、分析方法的验证；④欧洲药典（21项），介绍了EP的成员、实施、认证方案，并复制了EP中的部分指导原则，如残留溶剂、药典协调、分析方法、相关产品的质量控制要求、杂质、标准物质、多变量统计过程控制、药典方法的执行等；⑤未批准的药品（7项），涉及各论的选择、制定、不含防腐剂的未批准药品、口服液体制剂的生物等效性、未批准药品的储存和稳定性、外用制剂、未批准的无菌制剂；⑥药典的定量分析（3项），包括药典计算、滴定分析、指示剂颜色变化；⑦传统草药（6项），包括传统植物药、中药名称、提取物、精油、DNA条形码分子鉴定法、中药预处理方法；⑧用于制造顺势疗法制剂的材料（1项）；⑨生物类似药（1项）；⑩使用分析方法源于设计概念的分析方法（1项）。

IP收载17个指导原则，分为6大类，分别为：①标准物质和参考光谱（3项）；②关于通过药品传播动物海绵状脑病风险的建议（1项）；③指导说明（5项），涉及溶出度测试、非无菌产品的微生物质量—药物制剂的推荐验收标准、有关物质、有机杂质、同质多晶；④开发或制造过程中使用的测试方法

（6项），涉及堆密度和振实密度、用透度计测量稠度、片剂抗压性、亲脂性栓剂软化时间的测定、片剂脆碎度、植物来源的青蒿素用作抗疟活性药物成分生产原料时的质量要求建议；⑤用于可疑样本调查测试的测试方法（1项）；⑥各论和其他文本的制定、修订和删减程序（1项）。

各药典指导原则架构如图2-7所示。

2. 各药典指导原则架构的比较 EP、JP、BP、IP均对指导原则进行分类。《中国药典》和USP-NF指导原则均未进行分类，不同内容的指导原则进行混编。USP指导原则广泛涉及药品全生命周期各关键要素所涉及的控制要点，如良好生产规范、实验室管理、文档规范、标签、供应商资格、储存和运输、良好流通规范、处方书写指南、药学计算、配药、用药环境、术语等。EP、JP、BP指导原则中均包括药典协调。此外，各药典中的指导原则还承担以下功能。①对凡例的补充说明：如EP、BP、IP中收载的标签、命名、方法执行、药典制定程序等指导原则。②对通用检测方法、产品总论和制剂通则的最佳应用建议：如USP在指导原则中提供了光谱法、溶出度、不溶性微粒和可见异物检查法等通则的解释和应用指导（表2-1）。③新技术的储备标准，时机成熟时转为通则：如2015年版《中国药典》将2010年版《中国药典》拉曼光谱法指导原则、抑菌效力检查指导原则转化为0421拉曼光谱法、1121抑菌效力检查法，对内容进行了更加合理的调整规范。

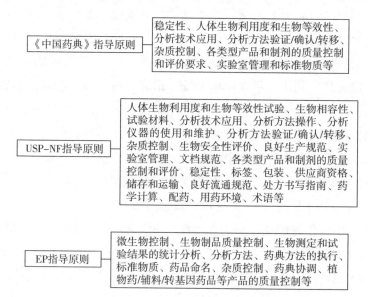

《中国药典》指导原则：稳定性、人体生物利用度和生物等效性、分析技术应用、分析方法验证/确认/转移、杂质控制、各类型产品和制剂的质量控制和评价要求、实验室管理和标准物质等

USP-NF指导原则：人体生物利用度和生物等效性试验、生物相容性、试验材料、分析技术应用、分析方法操作、分析仪器的使用和维护、分析方法验证/确认/转移、杂质控制、生物安全性评价、良好生产规范、实验室管理、文档规范、各类型产品和制剂的质量控制和评价、稳定性、标签、包装、供应商资格、储存和运输、良好流通规范、处方书写指南、药学计算、配药、用药环境、术语等

EP指导原则：微生物控制、生物制品质量控制、生物测定和试验结果的统计分析、分析方法、药典方法的执行、标准物质、药品命名、杂质控制、药典协调、植物药/辅料/转基因药品等产品的质量控制等

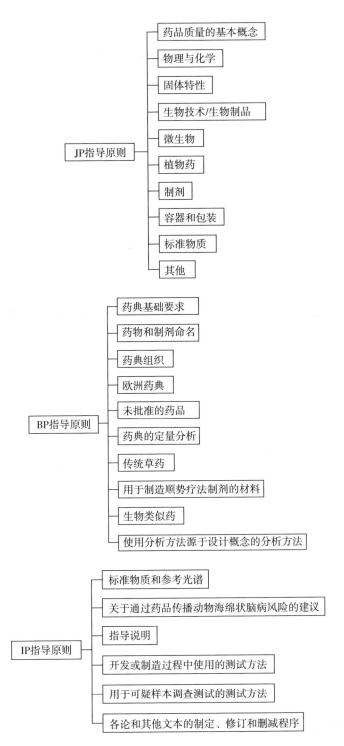

图2-7 《中国药典》、USP-NF、EP、JP、BP、IP指导原则架构

表2-1　USP通则与指导原则的对应关系

USP通则名称	对应的USP指导原则名称
<4>黏膜药品产品质量测试	<1004>黏膜药物产品性能测试
<85>细菌内毒素检查	<1085>细菌内毒素检查指南
<467>残留溶剂	<1467>残留溶剂——药典方法的验证和替代方法的验证
<644>溶液电导率	<1644>溶液电导率测定的理论与实践
<730>等离子体光谱法	<1730>等离子体光谱法理论与实践
<735>X射线荧光光谱	<1735>X射线荧光光谱理论与实践
<736>质谱法	<1736>质谱法的应用
<761>核磁共振波谱法	<1761>核磁共振波谱法的应用
<771>眼科产品质量测试	<1771>眼科产品性能测试
<776>光学显微镜	<1776>制药系统的图像分析
<782>振动圆二色光谱法	<1782>振动圆二色光谱法理论与实践
<788>注射剂中的不溶性微粒	<1788>不溶性微粒的测定方法
<790>注射剂中可见异物	<1790>注射剂的目视检查
<821>放射性	<1821>放射性理论与实践
<823>用于配制、调查和研究用途的正电子发射断层扫描药物	<1823>正电子发射断层扫描药物信息
<852>原子吸收光谱法	<1852>原子吸收光谱法理论与实践
<853>荧光光谱法	<1853>荧光光谱法理论与实践
<854>红外光谱法	<1854>红外光谱法理论与实践
<856>近红外光谱法	<1856>近红外光谱法理论与实践
<857>紫外可见光谱法	<1857>紫外可见光谱法理论与实践
<858>拉曼光谱法	<1858>拉曼光谱法理论与实践
<901>药用滑石中石棉的检测	<1901>药用滑石中石棉检测的理论与实践

四、各论标准架构比较

（一）各药典各论标准架构的基本情况

《中国药典》按照中药、化药、生物制品、辅料不同类型品种，收载品种各论标准。其中，中药各论标准按药材和饮片，植物油脂、提取物，成方制剂和单味制剂四大类，按笔画顺序编排。各化药各论标准顺序收载原料药及其制剂标准，放射性药品标准置于最后单独收载。生物制品各论标准按照预防类、治疗类、体内诊断类、体外诊断类四大类，按笔画顺序编排。辅料标准按笔画顺序编排。

USP-NF按照药品、辅料、膳食补充剂三大类型，按字母顺序编排。各化药原料药标准后接续收载其制剂标准。USP-NF还收载了全球健康各论（Global Health Monographs），包含目前未在美国合法销售的产品各论，但这些产品已获得WHO定义的严格监管机构的批准，并在世界其他地区用于重要目的。这些各论不适用于在美国上市使用的产品。

EP按照疫苗、免疫血清、放射性药品制剂及其原料、缝合线、植物药及其制剂、顺势疗法制剂和其他品种各论进行分类，各分类内按字母顺序编排。疫苗、免疫血清各论标准中分类收载人用和兽用标准。其他各论标准中混合收载兽药标准。

JP按照日文顺序收载各论标准。植物药标准单独分类，按日文顺序编排。

BP化药各论标准按照药用物质和制剂分为两大类，各分类内按字母顺序编排。其中，药用物质包含原料药和辅料各论。此外，按照植物药及其制剂、顺势疗法制剂生产用材料、血液制品、免疫制品、放射性药品制剂、外科手术用材料各论进行分类，各分类内按字母顺序编排。兽药各论标准单独分类收载。

IP按照原料药、制剂、放射性药品三大类，分别按字母顺序收载各论标准。

各药典各论标准架构如图2-8所示。

（二）各药典各论标准架构的比较

从架构上看，EP、BP对各论标准的一级分类最为详细。《中国药典》对各论标准的层级分类最为具体。JP对各论标准的分类最为简单。BP、IP均将原料药和制剂分为两大类，各自收载品种标准。《中国药典》、EP、JP、BP均将植物药各论标准单独分类收载。EP、BP均未将生物制品单独归为一类收载，而以疫苗、免疫制品、血液制品分类等并列单独收载。除《中国药典》和USP-NF外，各药典均未将辅料标准单独分类进行收载。EP、BP、IP均将放射性药品标准独立于化药标准，作为一级结构收载。

从收载范围看，USP还收载膳食补充剂各论标准，以及全球健康各论标准。EP、BP各论中均收载兽药标准。EP除疫苗、免疫血清各论将兽用与人用药品分开收载外，其他各论混合收载。BP则单设兽药卷，其中收载兽药各论标准。

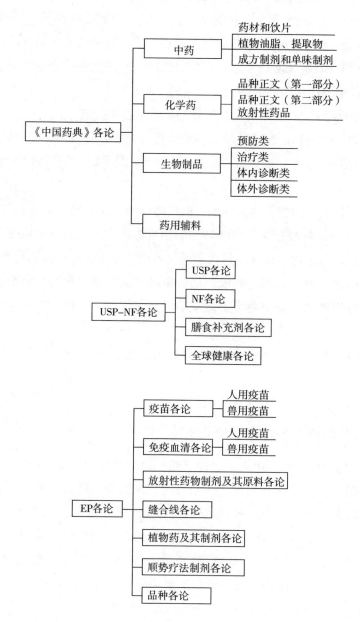

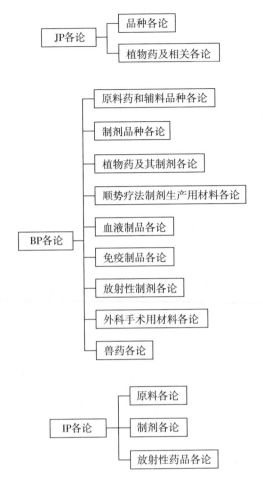

图2-8　《中国药典》、USP-NF、EP、JP、BP、IP各论标准架构

五、其他标准架构比较

（一）试剂标准架构的比较

《中国药典》在通则中收载试剂相关内容，即试剂通则，包括6类通则：试药、试液、试纸、缓冲液、指示剂与指示液、滴定液。除试药通则提供一般使用要求外，其余仅包括品种标准。

USP将试剂部分作为一级分类独立出来，平行于凡例、通用技术要求和各论。包括4类：①试剂，包括试剂介绍、试剂品种标准两部分；②试剂标准；③指示剂和试纸，包括定义和品种标准两部分；④试液。试液部分又包括试液和指示液、比色液、滴定液、缓冲液。除比色液只包括品种标准外，各部分均包括一般要求和品种标准。

EP将试剂部分作为一级分类独立出来，平行于凡例、通用技术要求和各论等。包括2部分：①试剂、限度试验用标准溶液、缓冲液；②滴定液的基准试剂、滴定液。各部分均包括一般要求和品种标准。

JP在通用方法和仪器通则中收载试剂试液通则、试纸通则。试剂试液通则包括一般要求和品种标准，试纸通则仅包括品种标准。JP在通则"标准物质、标准溶液"中收载滴定分析的标准溶液、标准溶液和标准比色液的相关要求。

BP在通则中收载试剂相关要求，包括：①试剂附加信息；②一般试剂；③滴定试剂和溶液，又包括术语、基准试剂、制备和标准化、滴定液四项内容；④标准溶液；⑤缓冲液。各部分均包括一般要求和品种标准。

IP将试剂、试液与滴定液品种标准作为一级分类独立出来，平行于凡例、通用技术要求和各论，仅收载品种标准。

《中国药典》、JP、BP在通则中收载试剂标准，USP、EP、IP将试剂标准作为一级分类结构独立出来，平行于凡例、通用技术要求和各论等。除《中国药典》外，其他药典均给出试剂相关产品较详细的一般性质量控制要求和使用原则、指导试剂等的实际使用。

（二）标准物质标准架构的比较

除在凡例给出标准物质的相关要求外，各药典还在通则和指导原则中给出标准物质原则性要求和清单目录。

《中国药典》收载国家药品标准物质通则、国家药品标准物质制备指导原则，给出一般原则性要求。此外，在试剂与标准物质通则中的对照品/对照药材/对照提取物、标准品与对照品，以及生物制品国家药品标准物质目录通则中，给出标准物质的清单目录。

USP收载"USP标准物质"通则，EP收载"标准物质"指导原则。JP在"标准物质、标准溶液"通则中收载标准物质、标准粒子的清单和相关要求。此外，JP还收载了"JP中规定的标准品和标准物质"指导原则。BP收载"标准材料"通则、"BP化学对照品"指导原则，此外，还收载了EP的"标准物质"指导原则。WHO收载"标准物质和对照光谱"指导原则，包括3类：标准物质和对照光谱，国际化学对照品的发布程序，化学对照品的建立、维护和流通的一般要求。

（三）对照图谱架构的比较

《中国药典》、USP、EP未收载有关对照图谱的使用要求。但《中国药典》出版的配套丛书《药品红外光谱集》中收载了《中国药典》和国家药品标准中采用红外鉴别药品的标准图谱及其他药品的参考图谱。JP将红外光谱图和紫外光谱图作为一级分类独立出来，平行于凡例、通用技术要求和各论。BP、IP将红外光谱图作为一级分类独立出来，平行于凡例、通用技术要求和各论。IP还收载了"标准物质和对照光谱"指导原则，对对照光谱的应用给出了指导要求。

（四）参考表格架构的比较

《中国药典》在通用技术要求后收载原子量表。部分参考表格在特定通则中收载，如放射性药品中常用放射性核素物理性质表在"1401放射性药品检定法"通则中收载。

USP将参考表格作为一级分类独立出来，平行于凡例、通用技术要求和各论。内容包括胶囊和片剂分配容器（Containers for Dispensing Capsules and Tablets）、性状和相对溶解度、溶解度、原子量、放射性核素的半衰期、乙醇量表（Alcoholometric Table）、特性黏度表（Intrinsic Viscosity Table）。

JP收载附录原子量表。EP在指导原则中收载乙醇量表、EP中提到的放射性核素物理特性表。BP以通则形式收载常用单位换算表，元素的名称、符号和原子量表。此外，还收载了EP中的乙醇量表。IP在凡例的附录中收载元素的名称、符号和原子量表。

（五）色谱柱要求架构的比较

《中国药典》和IP未收载色谱柱的类型等内容。

USP在一级分类"试剂和标准物质"项下收载色谱柱固定相、填料和载体的类型。USP还在其他资源中提供了色谱数据库，提供了USP‑NF、药典论坛、修订公告和中期修订公告中有关的气相色谱法和液相色谱法中引用的色谱柱信息，包括固定相、填料和载体、试验类型、品牌名称、制造商等。

EP收载"色谱试验中使用的材料"指导原则，给出了商业来源薄层板和色谱柱等的使用要求。BP转载了该指导原则。为了帮助分析员选择色谱柱，EP还编制了一份不同类型十八烷基硅烷固定相的特性表，该表列出了在药典测试开发中广泛使用的色谱柱，但并不意味着不能使用不同但等效的色谱柱。

JP收载"色谱用各类型固体载体/柱填料"通则，给出了各类型固体载体/柱填料的名称和用途。

六、各类型标准执行方式比较

（一）《中国药典》各类型标准的执行方式

《中国药典》各论标准由凡例与正文及其引用的通则共同构成。凡例和通则中采用"除另有规定外"这一用语，表示存在与凡例或通则有关规定不一致的情况时，则在各论标准中另作规定，并按此规定执行。《中国药典》收载的凡例、通则/生物制品通则、总论的要求对未载入《中国药典》的其他药品标准具有同等效力。《药品标准管理办法》第二十七条规定，药品注册标准应当符合《中国药典》通用技术要求，不得低于《中国药典》的规定。

（二）USP-NF各类型标准的执行方式

除另有规定外，USP-NF凡例中的规定适用于所有收载品种标准和通用技术要求。通则和膳食补充剂通则，可在凡例、品种正文或其他通则中引用，称为可适用通则（Applicable General Chapters），其中膳食补充剂通则仅适用于膳食成分和膳食补充剂的各论标准。当各论标准的要求有别于凡例或可适用通则的要求时，不论各论标准是否写明，均应按各论标准的规定执行。指导原则无论其在通则、各论或凡例中是否被引用，均不包含各论标准需要执行的任何强制性检测方法或要求。

（三）EP各类型标准的执行方式

EP对于各类型标准间关系的最为严谨。

除凡例和品种各论中另有规定，各论标准中的内容为强制要求。但制造商在产品放行前评估是否符合EP时，不必执行各论标准中的所有测试。制造商可以根据其设计，以及其控制策略和数据（如从制造过程的验证研究中得出的数据），获得产品具有EP质量的保证。经主管当局同意，在能够明确使用EP方法符合各论标准的情况下，替代分析方法可用于控制目的，如果有争议，以EP方法为准。但在某些各论标准中，EP中存在"以下方法作为示例"一句，该句表示可以按该示例方法实施，也可以经主管当局批准，采用合适的、经过验证的方法替代，而无需证明其与示例方法等效。

EP的总论和各论标准的要求是互补的。在执行EP各论标准时，须确定是否有适用的总论。如果在总论的前言中没有对适用范围进行限制，则它适用于所定义类别的所有产品，无论EP中是否有该产品的各论。例如EP对原料药采取的一般政策是在各论标准中要包含杂质的定量测试。但如果各论标准不符合一般政策，则须符合"原料药"总论，即执行者须使用"原料药"总论中提及的"原料药中杂质的控制"通则中的决策树来补充各论标准的要求。如果总论的规定不适用于各论的特定条款，应在各论中明确说明。制剂通则适用于所定义剂型的所有药品。对于特定的药品，这些要求不一定全面，主管当局可能会对制剂通则中规定的要求提出额外的要求。

除另有规定外，品种各论中引用了通则，则引用内容也需强制执行。通则在各论中提及时成为强制性通则，除非措辞明确表示无意使提及的文本成为强制性文本，而是引用它作为参考信息。如果在任何各论或通则中未提及通则，则该通则供参考，通常在该通则的前言中指出。除另有规定外，在各论中引用的通则中提及的通则也成为强制性通则。EP的各论和通则中可能包含对药品监管机构发布的文件的引用，例如欧盟的指令和指导原则。这些参考文献提供给EP的使用者以参考。除非在文本中明确说明，否则引用这些文件不会改变该文本的法律地位。

EP还给出了"除另有正当理由和授权（Unless Otherwise Justified and Authorised）""应该（Should）""适宜（Suitable/Appropriate）"的定义。"除另有正当理由和授权"是指必须满足要求，除非主管当局授权修改（例如分析方法或限度）或豁免。"应该"（should）是指该信息供参考。"适宜的"（suitable/appropriate）用于描述试剂、测试、微生物等，如果文本中没有描述适用性标准，则应符合主管当局的要求。

（四）JP各类型标准的执行方式

JP中收载的各论标准应符合各论、凡例、植物药通则、制剂通则以及通用检测方法的相关要求。

（五）BP各类型标准的执行方式

BP凡例、各论标准、通则为法定文本，指导原则仅提供对BP内容的解释、附加说明或指导性信息，以使读者更好地理解和实施BP，不要求强制执行。BP各类型标准都不能单独应用，应结合各论、引用的分析方法、特定的凡例和总论来进行解释。

BP制剂通则适用于所定义类型的所有剂型，无论各论是否包含在BP中。

各论应根据BP中包含的适用于该各论的总论或凡例、通则或其他解释性材料进行解释。各论中包含的所有内容，除凡例另有说明和以下给出的例外情况外，均构成强制性标准：制造商无须在产品放行前进行各论中的所有测试，以评估是否符合BP。制造商可以通过其他方式确保产品具有BP质量。除BP描述的分析方法外，可使用其他分析方法，如有争议，以BP的分析方法、标准物质和对照光谱为准。

BP也给出了"除另有正当理由和授权""适宜"的定义，同EP规定。

（六）IP各类型标准的执行方式

IP各论标准必须符合IP中所有一般要求和测试方法、文本或与之相关的要求。

（七）各药典各类型标准执行方式的比较

各药典均在凡例中规定了各类型标准间的关系和执行方式。各药典中的各类型标准都不能单独应用，应结合凡例、总论、通则、各论来执行。USP、EP和BP均允许不必执行各论标准中的所有测试，分为两种情况：一是在证明替代方法和药典方法等效的情况下，可使用经主管当局批准的替代方法，二是在无需证明替代方法和药典方法等效的情况下，药典各论中明确允许选择不同的检测方法以反映不同生产商的品种特性。

EP对于各类标准的执行要求最为严谨，主要体现在以下四方面：①与其他药典不同，EP认为只有在品种标准引用时，通则及通则引用的内容才具有强制性，否则仅供参考；②EP中收载的大量总论标准是其特色。EP明确了总论适用于所定义类别的所有产品。尽管各论标准一般不引用总论标准，但均应在执行各论标准时同时执行相应的总论标准；③明确制剂通则适用于所定义剂型的所有药品，无论其是否为药典品种。对于特定的药品，制剂通则的要求不一定全面，主管当局可能会对制剂通则中规定的要求提出额外的要求；④与"除另有规定外"一词（表示存在与凡例或通则有关规定不一致的情况时，则在各论标准中另作规定，并按此规定执行）相区别，考虑到主管当局批准的特例情况，明确了"除另有正当理由和授权""适宜"的定义。

第二节　草药各论标准体系的比较

草药有着悠久的药用历史，在现代疾病治疗中发挥重要作用，目前全球已有180多个国家和地区进口或使用草药及草药产品。随着天然药物在全球的兴起，草药的质量控制受到越来越多的关注。据《世界组织2019年全球传统和补充医学报告》报道，在193个WHO成员国中，有110个国家使用独立的药典和非药典标准等进行草药及其产品的质量控制。

由于不同地区、国家的地理、历史、文化等方面存在较大差异，各个国家或地区对草药的定义和分类等内容各不相同，目前草药的监管分类主要包括草药、处方药物、非处方药物、膳食补充剂、天然保健产品、治疗产品或功能性食品、一般食品以及其他类别等多种分类。鉴于此，不同国家（地区）对草药的质量控制的理念也不一致，所制定标准的条目和规定的检测限量也各不相同。

本节主要对各国（地区）药典草药标准体系进行介绍，从数量、标准项目设置、关键质量要素等方面进行分析和比较。由于国际上关于草药的标准按法律地位，可分为药典和非药典标准，因此，本节还对药典外的各国（地区）草药标准体系进行了简要介绍。

一、草药各论标准体系概况

（一）《中国药典》中药各论标准体系

《中国药典》将中药各论标准分为药材和饮片，植物油脂、提取物，成方制剂及单味制剂（以下简称中成药）。主要收载的项目包括品名、来源、处方、制法、性状、鉴别、检查、浸出物、特征图谱或指纹图谱、含量测定、炮制、性味与归经、功能与主治、用法与用量、注意、规格、贮藏、制剂、附注等。除《中国药典》外，不同类型的中药执行标准可能存在不同（表2-2）。

表2-2　我国各类中药执行的标准情况

类别	执行的标准
中药材与饮片	1.国家药品标准：《中国药典》、中华人民共和国卫生部药品标准、全国中药饮片炮制规范 2.省级中药标准
中药配方颗粒	1.国家药品标准：中药配方颗粒国家药品标准 2.省级中药标准
植物油脂及提取物	国家药品标准：《中国药典》、局颁标准
中成药	1.国家药品标准：《中国药典》、中华人民共和国卫生部药品标准、局颁标准 2.注册标准

中药材与饮片、中药配方颗粒执行的标准可分为国家药品标准、省级中药标准。其中，国家药品标准包括《中国药典》、全国中药饮片炮制规范、中华人民共和国卫生部药品标准、中药配方颗粒国家药品标准。省级中药标准主要为各省市中药材标准、中药炮制规范以及省级配方颗粒标准。如广东省中药材标准、河南省中药饮片炮制规范、吉林省配方颗粒标准。

提取物和植物油脂仅有国家标准，包括《中国药典》和局颁标准。

中成药执行标准可分为国家药品标准、注册标准。其中，国家药品标准包括《中国药典》、中华人民共和国卫生部药品标准以及药监局颁布的新药转正标准、地标升国标转正标准、保健药整顿转正标准等。

（二）USP草药各论标准体系

依据食品补充剂健康和教育法案（Dietary Supplement Health and Education Act，DSHEA），草药在美国被列为食物和膳食补充剂，其法定标准为USP-NF。

USP-NF收载草药、植物油脂提取物、相关产品（糖浆、片剂、胶囊、酊剂等）。各论标准内容包括定义（Definition）、鉴别（Identification）、组成（Composition）、污染物（Contaminants）、专用测试（Specific Tests）、附加要求（Additional Requirements）等。

此外，美国非官方组织美国草药典委员会还编写了美国草药典（American Herbal Pharmacopoeia，AHP）。与USP-NF不同，美国草药典记载内容广泛，包括来源、历史考证、原植物鉴定、植物分布、采集、栽培、加工、化学成分及结构、薄层鉴别、高效薄层色谱（High Performance Thin-layer Chromatography，HPTLC）及高效液相色谱（High Performance Liquid

Chromatography，HPLC）指纹图谱及临床研究、动物实验、毒性研究等，同时配以各种插图、照片、墨线图等详细内容。

（三）EP草药各论标准体系

欧洲地区的国家草药管理多采用欧盟的相关法规，法定药典以EP为主，并基于此颁布本国的国家药典，如奥地利采用奥地利药典和EP，德国采用德国药典和EP等。

EP收载草药标准包括草药（Herbal Drug）及其制剂［提取物（Herbal Extract）、原料（Herbal Drugs Preparation）、药茶（Herbal Tea）］。各论标准主要包括定义、鉴别、检查项和含量测定4个方面，其中检查项中根据项目的不同选择性包括外来杂质、干燥失重、总灰分、酸不溶性灰分等内容。

此外，根据2004/24/EC法令第16h（3）条，欧盟草药药品委员会（Committee on Herbal Medicinal Products，HMPC）代表欧洲药品管理局（European Medicines Agency，EMA）发布的欧盟草药各论（Community Herbal Monograph，CHM），是对草药安全性和有效性或传统应用观点的类指南性官方文件。CHM内容包括药品名称、定性和定量组成、剂型、剂量、适应证、使用方法、禁忌证、警告、药物相互作用等临床特点、药理学特点、药学特点等内容。欧盟在2014年进一步对CHM的重要性做出了强调，指出"虽然欧盟并不从法律上强制要求成员国遵照CHM内容对相应药品进行上市批准，但考虑到CHM在欧盟草药技术协调及促进草药药品上市方面的重要作用，成员国做出任何不遵循CHM决定的情况均须给出充分合理的解释"。

（四）JP草药各论标准体系

与我国类似，日本草药及相关产品的法定标准为JP。JP由日本药典委员会编撰，由厚生劳动省颁布执行，具有法律效力。JP中生药（Crude Drugs）标准收载在医药品各论（Official Monographs）项下的"生药和相关药品"（Crude Drugs and Related Drugs）中。在生药各论中收载的类型包括生药材各论、提取物各论、单味和复方制剂各论。标准中收载内容包括：基源植物学名、药用部位、科名、指标成分含量限度、性状和显微特征、鉴别、纯度检查、干燥失重、总灰分、酸不溶性灰分、浸出物含量、含量测定等。提取物包括草药提取物、植物油脂提取物和动物油脂提取物。JP中收载的草药制剂的剂型主要为汤剂（Extracts）、丸剂（Pills）、酒精剂（Spirits）、酊剂（Tinctures）、浸膏和煎膏剂（Infusions and Decoctions）、茶剂（Teabags）、芳香水剂（Aromatic Waters）、糖浆剂（Syrup）和流浸膏（Fluidextracts）等。此外，日本厚生劳动省还颁布了JP外生药规格，收载了JP未收载的单方生药材、提取物各论，标准内容包括药品名称、制法、性状、鉴别、纯度、含量测定、提取物含量、容器和储存等。

（五）WHO草药各论标准体系

WHO草药各论是WHO及其成员在草药技术领域的权威参考，基本内容涉及药学、药理、毒理及临床应用等各个方面，具体包括草药的基原、俗名、地理分布、形态、特征、鉴别、纯度检验、化学成分、药理学、临床应用、毒理学、农残、重金属、放射物残留、不良反应、禁忌证、警示、注意事项、剂型、剂量和参考文献。WHO各论的目的主要是促进各成员国之间草药技术领域的信息交流，为评价草药质量、安全性和有效性提供科学依据和参考，但并不具有法律效力和强制性（表2-3）。

表2-3　各国（地区）草药标准情况

	草药相关标准	法定标准
中国	《中国药典》、部颁标准、局颁标准、注册标准、地方药材标准	全部
美国	USP-NF、AHP	USP-NF
欧洲	EP、CHM	EP
日本	JP、JP外生药规格	JP
WHO	WHO草药各论	无

二、草药各论标准数量比较

《中国药典》共收载中药各论标准2000余个，远多于其他药典，USP-NF、EP、JP收载草药标准均在300余种。《中国药典》和USP中收载草药制剂标准占其最大比例，《中国药典》收载的中药制剂各论标准远多于其他药典。EP、JP收载药材标准占其最大比例。《中国药典》收载的植物油脂与提取物、植物原料的数量较USP-NF和EP少。

三、草药各论标准质量控制关键要素比较

（一）项目设置基本情况

1.《中国药典》草药各论标准项目设置基本情况　中药各论标准根据品种和剂型的不同，标准中分别列有品名、来源、处方、制法、性状、鉴别、检查、浸出物、特征图谱或指纹图谱、含量测定、炮制、性味与归经、功能与主治、用法与用量、注意、规格、贮藏、制剂、附注等。其中，检查项下测定内容包括水分、总灰分、酸不溶性灰分、黄曲霉毒素、重金属及有害元素、其他有机氯类农药残留量等。

《中国药典》对中药微生物限量、33种禁用农药进行了统一要求。个别各论标准项下还对重金属及有害元素、其他有机氯类农药残留、黄曲霉毒素进行了控制。

2. USP-NF草药各论标准项目设置基本情况　USP-NF草药各论标准包括定义（Definition）、鉴别（Identification）、组成（Composition）、污染物（Contaminants）、专用测试（Specific Tests）、附加要求（Additional Requirements）等六部分。其中，定义规定了草药的基原、药用部位以及指标成分的限度等；鉴别主要采用薄层色谱、高效液相色谱方法进行鉴别；组成规定了草药的指标成分或有效成分的含量测定方法及限度；污染物规定了微生物检查、农药残留、重金属、黄曲霉毒素等检查内容；专用测试规定了植物的性状和显微特征、外来有机物、总灰分、酸不溶性灰分、干燥失重、浸出物、水溶性浸出物、酸溶性浸出物等；附加要求主要规定了包装、贮藏、标签以及标准中使用的对照品等内容。

鉴别项主要采用对照提取物作为对照物质，进行薄层色谱各条带检识和特征图谱各色谱峰指认，确定待测成分，辅助含量测定。检查项目主要包括农药残留、重金属、微生物检查、黄曲霉毒素等，其中，前三项被同时要求。含量测定中，USP-NF主要提倡使用一测多评方法，即采用一个对照品同时对多个成分进行测定。

3. EP草药各论标准项目设置基本情况　EP草药标准包括定义（Definition）、鉴别（Identification）、检查（Tests）、含量测定（Assay）四部分。其中，定义规定了基原、药用部位以及指标成分的含量等，与USP-NF相同；鉴别规定了性

状、显微鉴别、薄层鉴别等；检查规定了总灰分、酸不溶性灰分、干燥失重、杂质、微生物检查等内容；含量测定规定了草药的指标成分或有效成分的含量测定方法。

EP对于草药的检查要求严格，对质量检测十分注重指标性成分含量，有无放射性及农药、重金属、污染物等残留量。EP总论中明确规定：在没有特殊说明的情况下，所有的草药均需要进行杂质检查及干燥失重检查；有伪造可能的草药要进行适当的特殊检查；在适当的情况下，草药应进行总灰分、酸不溶性灰分、膨胀系数等指标的检查；精油含量高的草药还需要进行水分的测定。此外，草药应遵守关于农药残留和重金属的要求，推荐进行微生物检验，如有必要也需要进行黄曲霉毒素限量检查及放射性污染检查。

4．JP草药各论标准项目设置基本情况 JP草药各论标准包括基原（Origin）、含量限度（Limits of the Content of the Ingredient）、制法（Method of Preparation）、性状（Description）、鉴别（Identification）、特殊的物理或者化学效价（Specific Physical and/or Chemical Values）、杂质（Purity）、干燥失重或水分（Loss on Drying or Water）、炽灼残渣（Residue on Ignition）、总灰分和酸不溶性灰分（Total Ash or Acid Insoluble Ash）、制剂要求（Tests being Required for Pharmaceutical Preparations）、含量测定（Assay）、容器和贮藏（Containers and Storage）。

JP在质量标准控制方面，所使用的检测方法相对简单。在薄层鉴别方面，较少使用对照品和对照药材，仅以R_f值和斑点颜色进行描述，定性指标以一个居多。含量测定方面，以液相色谱为主，测定指标多为一个或两个。JP成方制剂标准中，特色之一即为"一法多用"。因为制剂的制备工艺简单，所以同一中药在不同复方中可以采用相同的鉴定或含量测定方法进行分析和质控（表2-4）。

表2-4 各国（地区）药典草药各论标准质控项目设置情况

药典	草药各论标准质控项目
《中国药典》	①来源：植物来源、药用部位；②处方：制剂的组成药味；③制法：提取物及制剂的制备方法；④性状：植物性状；⑤鉴别：显微鉴别、薄层鉴别等；⑥检查：水分、总灰分、酸不溶性灰分、黄曲霉毒素、重金属及有害元素、其他有机氯类农药残留量等；⑦浸出物：醇溶性浸出物、酸溶性浸出物；⑧特征图谱或指纹图谱；⑨含量测定；⑩炮制；⑪性味与归经；⑫功能与主治；⑬用法与用量；⑭注意；⑮规格；⑯贮藏

药典	草药各论标准质控项目
USP-NF	①定义：基原、药用部位以及指标成分的限度；②鉴别：薄层色谱鉴别、高效液相色谱鉴别；③组成：成分含量测定；④污染物：微生物检查、农药残留、重金属、黄曲霉毒素等；⑤专用测试：植物性状和显微特征、外来有机物、总灰分、酸不溶性灰分、干燥失重等；⑥附加要求：包装、贮藏、对照品
EP	①定义：基原、药用部位以及指标成分的限度；②鉴别：植物性状鉴别、显微特征鉴别、薄层色谱鉴别等；③检查：干燥失重、杂质、微生物检查、农药残留、重金属、黄曲霉毒素、总灰分、酸不溶性灰分、干燥失重等；④含量测定
JP	①基原；②含量限度；③制法；④性状；⑤鉴别；⑥杂质；⑦干燥失重或水分；⑧炽灼残渣；⑨总灰分和酸不溶性灰分；⑩制剂要求；⑪含量测定；⑫容器和贮藏

（二）草药各论标准项目设置比较

可以看到，绝大多数药典都对草药建立了相应的质量和安全性控制标准。同时设置的项目也大体相同，包括来源、鉴定、检查、含量测定等项目（表2-5）。与其他药典相比，《中国药典》还设置了医学信息相关的项目，如用法与用量、功能与主治、注意项目，以及炮制相关要求。《中国药典》与JP均收载了制法项，但两者均未收载放射性物质残留控制项目。JP未收载指纹图谱、特征图谱化学鉴别，以及贮藏项目。只有USP-NF设置了标签和对照品项目。

各药典的具体检测标准的差异主要在安全性控制方面，集中体现在农药残留限量、重金属和有害元素以及微生物限量三个指标。

表2-5　各国（地区）药典草药各论标准项目设置比较

项目		USP-NF	EP	JP	《中国药典》
鉴定	植物来源	√	√	√	√
	性状	√	√	√	√
	显微鉴别	√	√	√	√
	指纹图谱/特征图谱化学鉴别	√	√	/	√
检查	重金属限量	△	△	√	√
	微生物限度	△	√	√	√
	农药残留	△	△	√	√
	真菌毒素	√	√	√	√
	杂质	√	△	√	√
	放射性物质残留	√	√	/	/
	总灰分	√	√	√	√

续表

项目		USP-NF	EP	JP	《中国药典》
检查	干燥失重	√	△	√	√
	浸出物	√	√	√	√
含量测定	活性成分或有效成分的含量测定	√	√	√	√
医学信息	用法与用量	/	/	/	√
	功能与主治	/	/	/	√
	注意	/	/	/	√
其他信息	贮藏	√	√	√	√
	标签	√	√	√	/
	对照品	√	/	/	/
	炮制	/	/	/	√

注：√为设立了该项目；△没有特殊说明情况下的必检项目；/为未设置该项目

1. 农药残留控制 《中国药典》规定了中药中33种禁用农药的限量，对个别品种的五氯硝基苯有限量要求，另对人参、西洋参规定了16种有机氯的限量。除上述限量外，没有按其他法规执行限量的要求。USP-NF、EP是控制草药农药残留限量最广泛的药典，对所有草药设置了106种农药的70项限量。JP控制生药材的农药残留量的种类偏少，只对几种有机磷农药制定了限量，但考虑到一些草药属于药食同源的情况，可能需要参考更为严格的《日本食品中残留农业化学品肯定列表制度》，所以从食品安全角度来看，日本对草药农药残留的限量也非常严格。

2. 重金属及有害杂质控制 《中国药典》收载了9302中药有害残留物限量制定指导原则，9304中药中铝、铬、铁、钡元素测定指导原则等，给出了药材及饮片（植物类）铅、镉、砷、汞、铜一致性的限量指导值。《中国药典》在40多个品种项下明确了具体限量要求。USP-NF、EP、JP收载了铅、砷、汞、镉等元素的检测方法，规定了统一限度（表2-6）。

表2-6　各药典草药各论标准重金属限量（单位mg/kg）

药典	砷（As）	铅（Pb）	镉（Cd）	汞（Hg）	铜（Cu）
《中国药典》（指导值）	≤2.0	≤5.0	≤1.0	≤0.2	≤20.0
USP-NF	≤2.0	≤5.0	≤0.3	≤0.2	/

药典	砷（As）	铅（Pb）	镉（Cd）	汞（Hg）	铜（Cu）
EP	/	≤5.0	≤1.0	≤0.1	/
JP	≤5.0	≤20.0	/	/	/

3. 微生物控制　《中国药典》、USP-NF、EP、JP均明确收载了草药及其制剂的微生物检查方法及限度标准。

在检测项目方面，各药典均规定了需氧菌总数（Total Aerobic Microbial Count，TAMC）、霉菌和酵母菌总数（Total Combined Yeasts and Moulds Count，TYMC）的检查方法，其主要区别体现在抽样与取样、菌种和培养基、微生物计数方法等方面。

在控制菌检查项目方面，各药典均规定了耐胆盐革兰阴性菌、大肠埃希菌和沙门菌检查项目。此外USP-NF最早提出了不可接受微生物风险评估的理念。

在微生物限度标准方面，各药典均将草药及其制剂分为不同类型，分别制定TAMC、TYMC、控制菌（耐胆盐革兰阴性菌、大肠埃希菌和沙门菌）的限度。USP-NF分为较为详细的7类：干燥或经磨粉植物、经磨粉植物提取物、酊剂、流浸膏剂、炮制/煎煮、含植物的营养补充剂、使用前用沸水处理的植物。EP分为3类：经沸水处理的样品（A）、经其他工艺处理的样品（B）和经其他工艺处理后不能达到B要求的样品（C）。JP分为2类，经沸水处理的样品和无需经过提取工艺直接使用的样品。《中国药典》分为不含药材原粉的中药制剂、含药材原粉的中药制剂、中药提取物、直接口服和泡服中药饮片。其中，中药制剂（含原粉、不含原粉）规定了TAMC、TYMC、控制菌（耐胆盐革兰阴性菌、大肠埃希菌和沙门菌）的限度。中药提取物只检验TAMC、TYMC，对检验控制菌未做统一规定。煎煮类（非直接口服和泡服中药饮片）无微生物的相关控制。

4. 其他项目对比

（1）基原　各药典的草药来源多为一个或多个种，与《中国药典》相比，可能存在同名异物、同物异名等或者同名但用药部位不同等情况。例如大黄，《中国药典》共有3个来源，分别为蓼科植物掌叶大黄 *Rheum palmatum* L.、唐古特大黄 *Rheum tanguticum* Maxim.ex Balf. 或药用大黄 *Rheum officinale* Baill. 的干燥根和根茎。JP中4个来源，分别为掌叶大黄 *Rheum palmatum* L.、唐古特

大黄 *Rheum tanguticum* Maxim.ex Balf.、药用大黄 *Rheum officinale* Baill.以及朝鲜大黄 *Rheum coreanum* Nakai 和药用种的种间杂种的根茎。EP 为 2 个来源，分别为是指掌叶大黄 *Rheum palmatum* L.、药用大黄 *Rheum officinale* Baill.的地下部分。

（2）定性鉴别　关于草药的鉴定，各药典均使用简单、易行的薄层色谱鉴别方法。《中国药典》采用对照品与对照药材相结合进行真伪鉴别，可以更加准确辨识；USP-NF 多采用对照提取物进行鉴定；EP 主要采用表格的形式通过对条带位置及颜色的描述完成尽可能多成分的鉴别与检识；JP 采用对照品或比移值进行鉴别。

（3）整体控制方面　《中国药典》多采用对照提取物加对照品作为对照物质，同时指纹图谱及特征图谱已成为整体质量控制的常用手段。USP-NF 主要采用对照提取物作为对照物质，含量测定方法提倡使用一测多评方法，采用一个对照品同时对多个成分进行测定。JP 的复方质控标准更加完整。如补中益气汤浸膏，处方中含有 10 味药，质量标准中定性鉴别包含 11 项。此外，一法多用的理念也体现在 JP 中，即不同复方中相同药味的定性与定量分析方法相同或相近。

第三节　化学药品各论标准体系的比较

化学药品是世界范围内日常使用最广泛的医药产品。世界各药典均收载了数量众多且占比最大的化学药品各论标准，在收载数量、质量控制项目和执行方式上有其各自特点。本节对各药典化学药品各论标准体系进行比较和分析。

一、化学药品各论标准体系概况

（一）《中国药典》化学药品各论标准体系概况

1. 数量和遴选原则　《中国药典》共收载化学药品各论标准 2700 余种。收载品种基本覆盖国家基本药物目录和国家基本医疗保险用药目录。

《中国药典》化学药品各论标准的遴选遵循以下原则：①根据临床需要选择使用安全、疗效确切、剂型与规格合理的品种；②推动吸入制剂、透皮贴剂和脂质体注射剂有关品种国家标准制修订和药典收载；③慎重遴选尚未在国内生产的进口药制剂，将临床常用、疗效肯定并已被国外通用药典收载的进口原料药及相应的制剂品种收入药典；④淘汰临床已长期不用、临床副作用大或剂型不合理的品种。

2. 项目设置　化学药品各论标准的内容根据品种和剂型的不同，按顺序可分别列有：①品名（包括中文名、汉语拼音与英文名）；②有机药物的结构式；③分子式与分子量；④来源或有机物的化学名称；⑤含量或效价规定；⑥处方；⑦制法；⑧性状；⑨鉴别；⑩检查；⑪含量或效价测定；⑫类别；⑬规格；⑭贮藏；⑮制剂；⑯标注；⑰杂质信息等。如原料药各论标准质控项目一般包括：性状、鉴别、检查、含量（或效价）等，其中检查项下一般包括：酸度、有关物质、残留溶剂、干燥失重、炽灼残渣、重金属等，以及品种特有的检测项目。片剂各论标准质控项目一般包括：性状、鉴别、检查、含量测定等，其中检查项下一般包括：有关物质、重量差异（或含量均匀度）、崩解时限（或溶出度）、发泡量（泡腾片）、分散均匀性（分散片）、微生物限度等。注射剂各论标准质控项目一般包括：性状、鉴别、检查、含量测定，其中检查项下一般包括：酸度、有关物质、装量、装量差异、渗透压摩尔浓度、可见异物、不溶性微粒、无菌、细菌内毒素（或热原）等。

3. 执行方式　化学药品各论标准规定的项目为强制执行项目。检查项下规定的各种杂质检查项目，系指该药品在按既定工艺进行生产和正常贮藏过程中可能含有或产生并需要控制的杂质（如残留溶剂、有关物质等）；改变生产工艺时需另考虑增修订有关项目。部分品种正文中附有"标注"项，系指开展检定工作等所需的信息，应采取适宜的方式（如药品说明书等）注明。如苄达赖氨酸滴眼液在标准后附标注"本品标签或使用说明书中应注明抑菌剂的量"。对于各论标准如采用药典外其他方法检验的情形，应进行方法学验证，并与规定的方法比对，根据试验结果选择使用，但应以《中国药典》规定的方法为准。

（二）USP化学药品各论标准体系概况

1. 数量和制定修订程序　USP共收载化学药品各论标准3700余种。USP各论的制定一般在原研药失去专利保护前几年开始。在大多数情况下，药品许可持有人会与相关的USP专家委员会协同工作，以便以透明的程序制定各论。后续产品（如仿制药）经FDA批准后，可对各论进行修改。USP各论在药物的专利保护期满后，以及在随后的透明程序完成之后就可以公开发表。

任何利益相关者（包括行业和FDA）均可要求修改各论。USP基于以下目的修订各论。

（1）FDA新批准药品　当FDA批准的药品标准为新的或不同于现有USP各论中表述的标准时，USP将更新各论。例如，如果FDA批准第二个仿制药，且药物的杂质谱不同于第一个批准的仿制药，则将修订USP各论，以便同时整合FDA批准的第二个仿制药质量标准。对于该药物的任何其他FDA批准，将进行相同的修订过程。USP各论通过这种方式随着FDA批准新的产品而演变。它们是FDA批准的药品质量预期的公开表述。

（2）通过USP待定各论项目（Pending Monograph Program，PMP），各论在FDA批准前快速更新。通过PMP，USP与正接受FDA审批的药物的申请方合作，以便各论反映了该药物在获得FDA上市批准后的质量标准。通过PMP流程修订的各论在FDA批准药物后立即公布。

（3）基于安全性数据，FDA或其他人要求变更。FDA产品批准或USP各论发表后，可以修订各论以反映新数据或科学。

（4）技术进步　修订各论以反映新的检测和生产技术。

2. 项目设置　化学药品各论标准中包括成分或制剂的名称、结构、包装、贮藏和标签等要求和检测项目，明确阐述了对药品的质量预期，包括鉴别、规格、纯度和性能，以及验证药物及其成分符合这些标准的分析方法。这些检测项目必须采用USP法定标准品进行。鉴别项用于鉴别某种特定物质是否为其所声称的药物的试验。规格反映FDA批准的药物纯度的检测方法和可接受范围，如表示药品中原料药的含量。纯度是药品中可能存在的杂质及其允许量的信息，以及用于鉴别和测量这些杂质的检测方法。性能即实验室检查，用于预测和证明药物进入人体后如何释放等。

3. 执行方式　由于各论标准可能没有涵盖所有的品种特性，因此有些法定物质可能符合USP或NF标准，但在特定用途的非标准规定的特性上会有所差异。使用者应确认其功能一致或确认其特性后再行使用。

（1）测定方法　各论中会标明所需使用的测试、程序和（或）接受标准以及标注要求。除非各论中另有规定，所有的测试都是必需的。在某些情况下，各论中会说明允许选择不同的测试以反映不同生产商的品种属性，例如不同的晶型、杂质、水合物和溶出度。各论中所列测试顺序是基于相关专家委员会批准的顺序而收录的。测试1（Test 1）不一定是来自原研创新药或参比制剂的测试方法。根据各论标准中的说明执行，如采用测试1（Test 1），一般不需在标注中进行声明。

（2）限度标准　限度标准的设定包括了分析误差、生产和配制中不可避免的偏差以及在实际条件下的可接受的降解程度。法定产品应被制备成符合其标签所声明的每种成分的100%的量。配方制剂的各论和通则中规定的可接受标准，是基于预期的质量属性，用于表征由合适的原料药和其他成分配制而成的品种，并采用USP中所提供的程序或收载的良好配制规范原则。

（三）EP化学药品各论标准体系概况

1. **数量**　EP共收载化学药品各论标准1400余种。EP收载原料药标准较多，近几年逐渐收载制剂标准。

2. **项目设置**　各论标准分别列有：品名、结构式、分子式和相对分子量、化学名、化合物、含量、性状、鉴别、检查、含量测定、贮藏、标签、杂质、与功能相关的性状等。

原料药标准一般包括定义、性状、鉴别、检查。其中检查项下一般包括：一般检查项目、酸碱度、溶液澄清度、旋光度、吸收光谱、干燥失重、共沸蒸馏、重金属、易炭化物、有关物质等。片剂标准一般包括：定义、鉴别、检查、测定、杂质。其中检查项下一般包括：有关物质、重量差异、含量均匀度、崩解时限、溶出度、融变时限、微生物限度等。注射液标准一般包括：定义、生产、性状、鉴别、检查。其中检查项下一般包括：溶液澄清度、酸碱度、残留溶剂、分子质量分布、干燥失重、硫化灰分、细菌内毒素、微生物污染检测等。口服溶液标准一般包括：定义、鉴别、检查、测定、杂质。其中检查项下一般包括：有关物质、缓冲溶液、测试溶液、参考溶液等。

3. **执行方式**　除凡例和各论中另有说明，各论中的说明均为强制要求。药品必须符合各论要求，否则不符合EP质量。制造商必须评估EP各论对其物质或药品质量控制的适用性，因为分析方法的选择可能会受到制造过程和药品成分的影响。如果主管当局认为各论标准不足以确保产品或物质的质量，则主管当局可以根据国家或地区法规要求制造商提供更合适的标准。在这种情况下，主管当局通过国家药典机构或EDQM通知欧洲药典委员会。要求制造商向国家药典权威机构或EDQM提供所称不足的详细信息和所应用的附加标准，以便EDQM决定是否需要修订各论标准。

化学药品各论标准可能需要额外的控制来监测除各论控制之外的降解产物（例如与使用的不同辅料或容器有关的降解产物，或来自不同制造过程的降解产物）。在适当的情况下，各论标准中描述了溶出度测试。申请人可以选择各论标准中的溶出度测试或开发内部溶出度测试（由申请人制定分析方法和确定验收标准）作为产品特定溶出度测试〔申请人在药品上市许可申请（Marketing Authorisation Applications，MAA）中提出的分析程序和验收标准〕。在所有情况下，申请人必须证明所选测试的适用性，使主管当局同意。如果建议进行内部溶出度测试，不选择各论标准中的溶出度测试的理由和符合各论标准的溶出度测试的证明通常不要求作为MAA的一部分。但是，除非申请人另有说明，否则在测试时，药品必须符合各论标准的溶出度测试。如果某一药品不符合各论标准的溶出度试验，并且该产品获得主管部门的批准，则主管部门应提请EDQM注意，以便其审查各论并在适当时进行修订。如ICH Q6A指南所述，为了快速溶解含有在整个生理范围内高度可溶的活性物质的药品，可以用崩解试验代替溶出试验。申请人必须证明这种替代是合理的，并使主管当局同意。

对于替代方法，EP分两种情况，区别在于是否做等效性试验：①EP各论中有明确方法的，应用替代分析方法的，需要进行等效性验证；②EP各论中无明确方法的，比如各论标准中注明"以下方式是一个示例（the Following Procedure is Givn as an Example）"的，则无需做等效性验证。

（四）JP化学药品各论标准体系概况

1. 数量和遴选原则　JP共收载化学药品各论标准1500余种。JP通过优先收载保健医疗上重要的医药产品来充实收载品种，收载原则如下：①保健医疗上重要的产品，有效性及安全性优良，医疗必要性强（如没有替代药的产品），在国内外被广泛使用；②从维持、确保先进性和国际一致性的角度出发，最尖端的产品也定位为保健医疗上重要的产品；③已收载在日本药局方外医药品规格、日本药局方外生药规格、医药品添加物规格等公共标准中，在日本广泛使用多年的产品；④被USP、EP等收载，在国际上被广泛使用的产品；⑤其他药典领先收载，应该在JP早期收载的产品；⑥对于已批准的保健医疗上重要的产品，尽可能迅速收载；⑦对于今后被批准的新研发的产品，在批准后经过一定期间后收载。

2. **项目设置**　原料药标准一般包括：性状、鉴别、熔点、纯度、含量测定、容器和贮藏、剂量单位均匀度、溶出度。片剂标准一般包括：制备方法、鉴别、溶出度、剂量单位均匀度。注射液标准一般包括：制备方法、性状、鉴别、熔点、纯度、干燥失重、炽灼残渣、剂量单位均匀度、外来不溶物、不溶性颗粒、无菌、含量测定、容器和贮藏。胶囊剂标准一般包括：制备方法、鉴别、剂量单位均匀度、溶出度、含量测定、容器和贮藏。颗粒剂标准一般包括：制备方法、鉴别、剂量单位均匀度、溶出度、含量测定、容器和贮藏。软膏标准一般包括：制备方法、鉴别、纯度、剂量单位均匀度、含量测定、容器和贮藏。糖浆剂标准一般包括：制备方法、pH、纯度、鉴别、含量测定、容器和贮藏。

3. **执行方式**　在日本的上市药品需按照 JP 各论标准中的规定进行检查。性状、有效期、包装容器及贮藏项仅为参考，不作为标准强制执行。各论标准描述为"另行规定（Being Specified Separately）"意为在产品上市时另行规定。在有些情况下，各论标准中包含"生产（Manufacture）"项目，可能包含物料、制造过程和中间体控制的要求，以及有关过程中测试和放行测试的要求。各论标准中的各项检测方法可以用检测能力更好的其他方法代替，当检测方法存疑时，采用各论标准方法测试结果作为最终判定。

（五）BP 化学药品各论标准体系概况

1. **数量和遴选原则**　除包含 EP 标准外，BP 收载化学药品各论标准 1500 余种。BP 收载各论遵循以下原则。

（1）该产品被广泛使用。如处方项目前 500 名中的产品；医院使用项目前 100 名中的产品；考虑到季节波动，广泛使用的药房（Pharmacy，P）和普通销售清单（General Sale List，GSL）产品。

（2）创新产品正在接近或超过其专利有效期（各论通常只在专利有效期前两年制定。然而，在某些情况下，在早期阶段制定各论是合理的。这些将由英国药典委员会单独考虑）。

（3）根据治疗类别和（或）相关材料的重要性，存在特殊需求；与小患者群体特别相关。

（4）为满足特定患者需求而生产的未经许可的产品（通常为"特殊"制造或临时制备）。

（5）广泛使用的传统草药。

（6）产品的法律分类从处方药（Prescription Only Medicine，POM）更改为药房清单产品或从药房清单产品更改为普通销售清单产品。

（7）产品属于某一大类产品，该大类产品已经出版了各论的工作方案和（或）各论。

（8）不在EP工作计划中，但英国有特定需求的原料药或辅料。

（9）收到MHRA的请求。

（10）收到企业的产品请求。

（11）支持相关欧盟指令。

（12）收到官方机构如WHO的请求。

（13）其他具体情况。

需要注意的是，符合上述任何原则并不一定意味着各论将被BP收载。英国药典委员会可能会出于多种原因决定不制定各论，包括利益相关者缺乏兴趣、资源限制或其他情况，根据具体情况决定。

2. 项目设置　各论标准中分别列有：品名、用途、性状、含量、鉴别、理化检项、细菌内毒素、贮藏、标签、杂质等。除各论中另有说明，BP片剂各论标准可以是无包衣的、压缩包衣的、薄膜包衣的或糖衣的。其标准一般包括含量、鉴别、有关物质、溶出度或崩解、质量均匀度或含量均匀度或剂量单位均匀度等。胶囊剂标准一般包括含量、鉴别、有关物质、崩解或溶出度、含量均匀度等。注射剂标准一般包括可见异物、无菌、细菌内毒素、含量、有关物质、鉴别、酸性或碱性等。

3. 执行方式　除非符合所有规定的要求，否则药品不具有BP质量。这并不意味着制造商有义务执行BP各论中的所有测试，以便在产品放行之前评估是否符合BP。制造商可以通过其他方式确保产品符合BP质量，如从制造过程的验证研究、过程控制或两者的组合中获得的数据。因此，遵守BP并不排除在适当情况下应用参数放行。各论中的要求旨在对潜在杂质提供适当的限制，而不是针对所有可能的杂质。如果发现的杂质的性质或数量与GMP不相同，则含有通过规定的测试无法检测到的杂质的物质不符合BP质量。

（六）IP化学药品各论标准体系概况

1. 数量和遴选原则　IP收载化学药品各论标准近500种。IP最初面向所有全球销售的药物制定各论，但自1975年以来，IP开始更多关注发展中国家的需求。与其他药典相比，IP将重点放在WHO基本药物以及一些与国际重大公共健康相关而各国药典未收载的品种上。选入IP的品种通常来自WHO基本药物目录（Model List of Essential Medicines，EML）和WHO儿童基本药物目录，WHO预认证项目药物和针对特定疾病的药物，比如抗疟疾、抗结核和抗病毒药物。收载药物的剂型以口服制剂为主，目前主要有片剂、口服液体制剂及胶囊剂。

IP编制首先是由WHO各有关部门，比如基本药物和药品预认证项目等，确定拟收载的品种，然后由WHO相关秘书处联系生产厂商索取样品和质量标准，随后确定实验室进行复核和验证。初稿完成后向专家组成员征求意见，并在网站上公示向社会广泛征求意见。同时准备相应标准物质，并持续完善标准。最终稿由ECSPP批准。所有质量标准都是ECSPP根据WHO相关咨询流程而设立的。同理，各论的废止也遵循相应的流程。

2. 项目设置　IP着眼于质量控制中最基础的方面，为使标准适用于不同来源的样品，对制剂性状、残留溶剂等个体特定的检项未作规定，且各论品种中只列出主要的质量控制指标，部分限度设定较宽，常借鉴EP方法。在技术手段上，注重对常规经典方法的应用。IP也十分重视标准内容的兼容性，为了兼顾不同地区不同水平的实验条件，通常在同一个检项下收载两种及以上可供选择的方法（如有关物质可选TLC或HPLC），具有一定弹性，提升了药品标准的经济可行性。

3. 执行方式　IP中所收载的原料药和制剂应遵循现行GMP进行生产，其工艺、场地和设备等也应符合上市许可及有关规定。各论中的杂质分析方法旨在指导需要关注的杂质，因此不能认为未列明的杂质无需控制，应根据产品的处方和工艺对其可能存在的杂质进行合理控制。当IP标准被应用于法定注册标准时，IP各论所规定的限度不允许再做调整，且还应符合试验方法的一般要求和凡例。

二、化学药品各论标准数量和构成比较

USP收载的化学药各论标准总数远高于其他国家。EP收载的制剂标准数量较少，仅占3%。JP原料药各论标准较多。《中国药典》、USP、BP收载的制剂标准数量大于原料药标准数量。IP收载的标准总数相较于其他药典，数量较少。

三、化学药品各论标准质量控制项目比较

为了更直观地体现各药典化学药品各论标准质量控制项目的差异，本部分选取了各药典均收载的3个化学药品，即盐酸麻黄碱、多柔比星和布洛芬片各论标准进行比较。

（一）盐酸麻黄碱标准质量控制项目比较

1. 项目收载情况 《中国药典》收载的项目包括性状、熔点、比旋度、鉴别、酸碱度、溶液的澄清度、硫酸盐、有关物质、干燥失重、炽灼残渣、重金属、含量测定、类别、贮藏、制剂。

USP收载的项目包括定义、鉴别、比旋度、酸碱度、硫酸盐、有关物质、干燥失重、炽灼残渣、含量测定、包装和贮藏、USP对照品。

EP、BP收载的项目包括定义、鉴别、性状、溶解度、熔点、比旋度、酸碱度、溶液的性状、硫酸盐、有关物质、干燥失重、灰分、含量测定、贮藏、杂质。

JP收载的项目包括鉴别、性状、熔点、比旋度、酸碱度、溶液的澄清度、硫酸盐、有关物质、干燥失重、炽灼残渣、重金属、含量测定、容器和贮藏。

WHO收载的项目包括定义、鉴别、性状、溶解度、熔点、比旋度、酸碱度、溶液的性状、硫酸盐、干燥失重、灰分、含量测定、分类、贮藏、额外的信息。

2. 项目收载比较 《中国药典》和JP质控项目较为全面，USP质控项目较少（未控制性状、熔点、溶液的澄清度）。除《中国药典》外，USP、EP、JP和IP执行各药典基于ICH Q3D的元素杂质通用技术要求。IP未控制有关物质。各项目比较如下。

比旋度：各药典均控制。EP最严格（−33.5°～−35.5°）、JP最宽松

（ −33.0° ~ −36.0° ）。

有关物质：USP和EP项目较为全面，列出了特殊杂质、未知单个杂质和总杂质的限度，IP未进行有关物质的检查。

重金属：JP最严格（不得过10ppm），也可执行基于ICH Q3D的元素杂质通用技术要求。《中国药典》为不得过20ppm。其余各药典执行基于ICH Q3D的元素杂质通用技术要求。

酸碱度：除JP规定pH值范围，其他各药典基本采用加酸碱指示剂进行检查。

熔点：USP未包含熔点，《中国药典》、IP和JP规定了熔点的范围，EP较为严格，规定了约219℃。

含量：JP和《中国药典》含量要求一致，按无水应不低于99%。其他药典规定了含量范围，控制严格，但USP含量要求下限较宽（98.0% ~ 102.0%）。

酸碱度项目，JP使用pH值范围要求更明确。

与USP、EP相比，《中国药典》和JP没有明确列出特殊杂质（表2-7）。

表2-7 盐酸麻黄碱各药典标准质量控制项目比较

项目	方法	《中国药典》限度/可接受标准	USP 限度/可接受标准	EP 限度/可接受标准	IP 限度/可接受标准	JP 限度/可接受标准
性状	/	本品为白色针状结晶或结晶性粉末；无臭。本品在水中易溶，在乙醇中溶解，在三氯甲烷或乙醚中不溶	/	外观：白色或类白色结晶粉末或无色晶体。溶解度：易溶于水，溶于乙醇（96%）	无色晶体或白色结晶粉末。溶于水，无气味；溶于乙醇4份水（~750g/L）；几乎不溶于乙醚	盐酸麻黄碱呈白色结晶或结晶性粉末。易溶于水，易溶于乙醇（95%），微溶于乙酸（100），几乎不溶于乙腈和乙酸酐
熔点	通则0612	217~220℃	/	约219℃	217~220℃	218~222℃
比旋度	通则0621	-33°~-35.5°	-33.0°~-35.5°	-33.5°~-35.5°	-33.0°~-35.5°	-33.0°~-36.0°
鉴别-1	/	醚层即显紫红色，水层变成蓝色	在含量测定的供试品溶液中麻黄碱的保留时间同与对照品溶液中麻黄碱峰的保留时间一致	TLC	醚层即显紫红色，水层变成蓝色	紫外-可见吸收光谱
鉴别-2	/	本品的红外光吸收图谱应与照片的图谱（光谱集387图）一致	红外光吸收图谱	红外光吸收图谱	紫外-可见吸收光谱	红外光吸收图谱
鉴别-3	通则0301	本品的水溶液显氯化物鉴别（1）的反应	显氯化物鉴别反应	显氯化物鉴别反应	显氯化物鉴别反应	显氯化物鉴别反应
鉴别-4	/	/	/	/	将0.05g溶于5ml水中。加入氢氧化钠溶液（~80g/L）试液（Test Solution, TS）和4ml铁氰化钾溶液（50g/L），加热；苯甲醛的气味是可闻的	/

续表

项目	《中国药典》		USP	EP	IP	JP
	方法	限度/可接受标准	限度/可接受标准	限度/可接受标准	限度/可接受标准	限度/可接受标准
酸碱度	/	取本品1.0g，加水20ml溶解后，加甲基红指示液1滴，如显黄色，加硫酸滴定液（0.01mol/L）0.10ml，应变为红色；如显淡红色，加氢氧化钠滴定液（0.02mol/L）0.10ml，应变为黄色	如果溶液呈黄色，则用不超过0.10ml的0.020mol/L硫酸将其变为红色。如果溶液为粉红色，则用不超过0.20ml的0.020mol/L氢氧化钠将其变为黄色	在10ml的溶液S中加入0.1m甲基红溶液0.2ml 0.01mol/L氢氧化钠，溶液呈黄色。加入0.4ml 0.01mol/L盐酸，溶液呈红色	将1.0g溶解于10ml水中，加入0.1ml甲基红/乙醇试液；不超过0.1ml氢氧化钠（0.1mol/L）滴定液或0.1ml盐酸（0.1mol/L）滴定液可获得指示剂（橙色）的中点	pH 4.5～6.5
溶液的澄清度	/	取本品1.0g，加水20ml溶解后，溶液应澄清	/	无色澄清	在10ml水中加入1.0g的溶液是透明的，或者不比乳白色标准试液5乳白色，并且无色	无色澄清
硫酸盐	通则0802硫酸盐检查法	与标准硫酸钾溶液1.0ml制成的对照液比较，不得更浓（0.010%）	将1ml 3mol/L盐酸和1ml氯化钡试液加入40ml样品溶液中。10分钟内不出现浑浊	不得过100ppm	将0.050g本品溶于40ml水中，加入1.5ml盐酸（～70g/L）试液和1ml氯化钡（50g/L）试液，10分钟内无浑浊	将0.05g本品溶于40ml水中，加入1ml稀盐酸和1ml氯化钡试液，静置10分钟不产生浑浊
有关物质	通则0512高效液相色谱法	总杂质不得过0.5%	α-乙酰苄基醇：不得过0.2%；未知杂质：不得过0.1%；总杂质不得过0.5%	杂质A：不得过0.2%；未知杂质不得过0.1%；总杂质：不得过0.5%	/	不得过1%

项目		《中国药典》	USP	EP	IP	JP
	方法	限度/可接受标准	限度/可接受标准	限度/可接受标准	限度/可接受标准	限度/可接受标准
干燥失重	通则0831 干燥失重测定法	不得过0.5%	不得过0.5%	不得过0.5%	不得过0.5%	不得过0.5%
炽灼残渣	通则0841 炽灼残渣检查法	不得过0.1%	不得过0.1%	不得过0.1%	不得过0.1%	不得过0.1%
重金属	通则0821 重金属检查第一法	不得过20ppm	/	/	/	不得过10ppm
含量测定	滴定法	不得少于99.0%（按干品计）	98.0%~102.0%（按干品计）	99.0%~101.0%（按干品计）	99.0%~101.0%（按干品计）	不得少于99.0%（按干品计）

（二）多柔比星标准质量控制项目比较

1. 项目收载情况　《中国药典》收载的项目包括性状、鉴别（高效液相色谱、紫外-可见光谱、红外光谱、氯化物）、结晶性、酸度、有关物质、残留溶剂、水分、细菌内毒素、降压物质和含量。

USP收载的项目包括鉴别（HPLC、红外光谱、氯化物）、结晶性、酸度、有关物质、残留溶剂、水分和含量。

EP、BP收载的项目包括性状、鉴别（红外光谱、氯化物）、酸度、有关物质、残留溶剂、水分、细菌内毒素和含量。

IP收载的项目包括性状、鉴别（高效液相色谱、紫外-可见光谱、氯化物、化学显色鉴别）、酸度、有关物质、水分和含量。

IP收载的项目包括性状、鉴别（紫外-可见光谱、红外光谱、氯化物）、旋光度、酸度、澄清度和颜色、有关物质、水分和含量。

2. 项目收载比较　《中国药典》和JP控制项目较全面，USP质控项目最少。在特有检项方面，《中国药典》特有的降压物质项目在其他药典中均不要求，IP化学显色鉴别项目为其特有项目。JP还要求了旋光度、澄清度和颜色检查。另外，IP对于有关物质的控制方法为薄层色谱法，虽然简便，但准确度和灵敏度不及其他药典使用的高效液相色谱方法。

在共有项目限度方面，IP的限度较为宽松。USP对于降解产物的研究更为透彻，不仅列出了多个已知杂质，在定量方法上也采用杂质对照品外标法对特定杂质进行定量，相比于其他药典使用的不加校正因子的主成分自身对照法更加准确。各项目比较如下。

性状/外观：《中国药典》描述了原料药具有引湿性。关于原料药在不同溶剂中的溶解度，不同药典的设置也略有不同，如USP没有性状/外观检项。

紫外-可见光谱鉴别：《中国药典》和IP对于最大吸收波长的要求略有差异，且IP还对最大吸收处的吸光度有所要求，不能偏离各既定标准超过3%，要求最为严格。JP则要求与参考光谱一致，但并未直接列明最大和最小吸收波长。

酸度：除IP要求pH在3.8～6.5之外，其他药典均要求4.0～5.5。

有关物质：《中国药典》采用不加校正因子的主成分自身对照法，要求单个杂质不超过0.5%，总杂质不超过2.0%。USP采用杂质对照品外标法，要求特定杂质（Doxorubicinone、Daunorubicin和Daunorubicinone）和其他非特定杂质不超过0.5%，总杂质不超过2.0%。EP采用不加校正因子的主成分自身对照法，要求单个杂质不超过0.5%，但不设总杂质限度。JP方法与《中国药典》方法略有不同，但限度相同。

残留溶剂：《中国药典》要求乙醇的残留量不得过1.0%，甲醇、丙酮与二氯甲烷的残留量应符合规定。USP要求丙酮残留量不得过0.5%，丙酮和乙醇残留量总和不得过2.5%。EP仅要求乙醇残留量不得过1.0%。JP和IP对残留溶剂要求未单独在各论中列出。

水分：JP要求最严，不得过3.0%。其他药典均要求不得过4.0%。

细菌内毒素：《中国药典》要求最严，不得过2.0 EU/mg。EP要求不得过2.2 EU/mg。其他药典未单独在各论中列出。

含量：JP限度最宽，98.0%～108.0%，其次为IP，97.0%～102.0%，其他药典均要求98.0%～102.0%（表2-8）。

表2-8　多柔比星各药典标准质量控制项目比较

项目	《中国药典》		USP		EP		IP		JP	
	方法	限度/可接受标准	方法	限度/可接受标准	方法	限度/可接受标准	方法	限度/可接受标准	方法	限度/可接受标准
性状/描述	目视	本品为橙红色结晶性粉末；有引湿性 本品在水中溶解，在甲醇中微溶	/	/	目视	本品为橙红色结晶性粉末。本品在水中溶解，在甲醇中微溶	目视	本品为橙红色结晶性粉末，在乙醚中几乎不溶	目视	本品为橙红色结晶性粉末；在水中易溶，在甲醇中微溶，在乙醇（99.5%）中极微溶，在乙腈中几乎不溶
鉴别-1	高效液相色谱法	在含量测定项下记录的色谱图中，供试品溶液主峰的保留时间应与对照品溶液主峰的保留时间一致	高效液相色谱法	供试品溶液主峰的保留时间应与对照品溶液的保留时间一致	/	/	薄层色谱法	在有关物质测定项下，溶液A中的主要斑点与溶液B中的主要斑点位置、外观和要斑点位置深浅一致	/	/

续表

项目	《中国药典》		USP		EP		IP		JP	
	方法	限度/可接受标准	方法	限度/可接受标准	方法	限度/可接受标准	方法	限度/可接受标准	方法	限度/可接受标准
鉴别-2	通则0401紫外-可见分光光度法	取本品，加甲醇制成每1ml中约含20μg的溶液，在233nm、252nm、288nm、478nm、495nm和530nm的波长处有最大吸收		/		/	紫外-可见分光光度法	取本品，加甲醇制成每1ml中约含20μg的溶液，233、253、290、477、495和530nm的波长处有最大吸收且在245nm、280nm和350nm处有最小吸收，并且最大吸收处的吸光度不能偏离各既定标准超过3%（吸光度分别为1.32、0.88、0.30、0.46、0.44和0.24）	通则2.24紫外-可见分光光度法	与对照品光谱一致
鉴别-3	通则0402红外分光光度法（Infrared Spectroscopy, IR）	本品的红外光吸收图谱应与对照的图谱（光谱集1015图）一致	通则<197>红外分光光度法	照<197>测定	通则2.2.24红外分光光度法	与对照品光谱一致	/		通则2.25红外分光光度法	与对照品光谱一致

续表

项目	《中国药典》		USP		EP		IP		JP	
	方法	限度/可接受标准	方法	限度/可接受标准	方法	限度/可接受标准	方法	限度/可接受标准	方法	限度/可接受标准
鉴别-4	化学鉴别	取本品10mg，加硝酸0.5ml使溶解，加水0.5ml，火焰灼烧2分钟，放冷，滴加即硝酸银试液，即生成白色凝乳状沉淀	通则<191>化学鉴别	照通则<191>氯化物测定	化学鉴别	取本品10mg，加硝酸0.5ml使溶解，加水0.5ml，火焰灼烧2分钟，放冷，滴加硝酸银试液，即生成白色沉淀	通则2.1化学鉴别	0.05g/ml溶液照通则2.1氯离子测定反应B检测	通则1.09化学鉴别	多柔比星溶液（1至200配制通则1.09氯离子）照通则测定性测定
鉴别-5	/	/	/	/	通则2.1化学鉴别	溶解2mg供试品至2ml甲醇，加2ml水和0.05ml NaOH（~80g/L），橙红色溶液变成蓝紫色	/	/	/	/
结晶性	通则0981结晶检查法	取本品少许，依法检查（通则0981），应符合规定	通则<695>偏光显微镜法	应满足通则<695>要求（标记为无定形，大部分颗粒未出现双折射和消光位的除外）	/	/	/	/	/	/
旋光度	/	/	/	/	/	/	/	/	通则2.49旋光度测定	$[\alpha]_D^{20}$: +240°~+290°

续表

项目	《中国药典》		USP		EP		IP		JP	
	方法	限度/可接受标准	方法	限度/可接受标准	方法	限度/可接受标准	方法	限度/可接受标准	方法	限度/可接受标准
酸度	通则0631 pH值测定法	4.0~5.5（5mg/ml）	通则<791>pH值测定法	4.0~5.5（5mg/ml）	通则2.2.3 电位滴定法测定pH	4.0~5.5（5mg/ml）	/	3.8~6.5（5.0mg/ml）	通则2.54 pH值测定法	4.0~5.5（5mg/ml）
澄清度和颜色	/	/	/	/	/	/	/	/	目视	将50mg样品溶于10ml水中，应为红色澄清溶液
有关物质	通则0512 高效液相色谱法	单杂≤0.5% 总杂≤2.0%	高效液相色谱法	Doxorubicinone≤0.5% Daunorubicin≤0.5% Daunorubicinone≤0.5% 总杂≤2.0%	高效液相色谱法	单杂≤0.5%	通则1.14.1 薄层色谱法	样品溶液中除主成分外任一斑点不得深于对照品溶液中的主成分斑点（2%）	高效液相色谱法	单杂≤0.5% 总杂≤2.0%
残留溶剂	通则0861残留溶剂测定法第一法	乙醇≤1.0% 甲醇、丙酮与二氯甲烷的残留量均应符合规定	通则<621>气相色谱法	丙酮≤0.5% 丙酮和乙醇≤2.5%	通则2.4.24气相色谱法	乙醇≤1.0%	/	/	/	/

续表

项目	《中国药典》		USP		EP		IP		JP	
	方法	限度/可接受标准	方法	限度/可接受标准	方法	限度/可接受标准	方法	限度/可接受标准	方法	限度/可接受标准
水分	通则0832水分测定法第一法	≤4.0%	通则<921>水分测定法方法I	≤4.0%	通则2.5.12半微量水分测定法	≤4.0%	通则2.8卡尔费休氏法测定水分	≤4.0%（40mg/g）	通则2.48卡尔费休氏法测定水分	≤3.0%
细菌内毒素	通则1143细菌内毒素检查法	每1mg盐酸多柔比星中含内毒素的量应小于2.0内毒素单位（Endotoxin Unit, EU）（供注射用）	/	/	2.6.14细菌内毒素检查法	每1mg盐酸多柔比星中含内毒素的量应小于2.2内毒素单位（供注射用）	/	/	/	/
降压物质	通则1145降压物质检查法	剂量按猫体重每1kg注射1.5mg，应符合规定（供注射用）	/	/	/	/	/	/	/	/
含量测定	通则0512高效液相色谱法	98.0%~102.0%	HPLC	98.0%~102.0%	2.2.29高效液相色谱法	98.0%~102.0%	紫外-可见分光光度法	97.0%~102.0%	高效液相色谱法	98.0%~108.0%

（三）布洛芬片标准质量控制项目比较

1. 项目收载情况 《中国药典》收载的项目包括：性状、鉴别、溶出度、含量、类别、规格、贮藏。

USP收载的项目包括：性状（描述）、鉴别、含量、溶出度、剂量均匀度、杂质和其他要求（包装和贮藏、标签和USP对照品）。

BP收载的项目包括：性状（描述）、鉴别、含量、溶出度、有关物质、杂质。

JP收载的项目包括：生产方法、鉴别、含量和贮藏。

IP收载的项目包括：药品类别、额外信息（WHO基本药物清单中规定的规格等）、鉴别、有关物质、含量、溶出度。

2. 项目收载比较 检测项目中剂量均匀度为USP所特有，还规定了制剂的标准物质；EP将杂质（原料药中控制）和有关物质分别列出；JP规定了生产方法；IP对鉴别项明确要求为选做的方法。

性状：《中国药典》要求破坏药片，观察除去包衣后的颜色，去除包衣后对片芯颜色的要求与其他药典不同。

鉴别：《中国药典》要求使用三种方法进行鉴别检查（紫外-可见分光光度法、红外光谱法及高效液相色谱法）。JP采用薄层色谱方法，WHO建议低收入国家（其实验室往往不具有IR检测条件）采用熔点作为替代方法。若有条件开展适当方法（如红外光谱法）检测，则薄层色谱和熔点方法均不建议使用。若需覆盖到基础设施较差（较老旧）的实验室（如药房），则建议采用BP中提供的两套鉴别检查方法：其中一套适用于工业实验室，另一套适用于药店实验室（只有当药房收到企业检验报告以证明产品符合企业的质量标准要求时，药房才能进行适用于药房的一套鉴别检查方法）。

杂质：《中国药典》未收录杂质或有关物质。此外仅在无替代方法或IP所述低收入国家实验室的情况下，IP才建议使用薄层色谱。

含量测定：《中国药典》限度较严格。

溶出度：各药典方法和限度略有不同（表2-9）。

表2-9　布洛芬片各药典标准质量控制项目比较

项目	USP		BP		JP		IP		《中国药典》	
	方法	限度/可接受标准	方法	限度/可接受标准	方法	限度/可接受标准	方法	限度/可接受标准	方法	限度/可接受标准
性状/描述	/	含布洛芬（$C_{13}H_{18}O_2$）为标示量的90.0%～110.0%	/	包衣片，含布洛芬（$C_{13}H_{18}O_2$）的为标示量的95.0%～105.0%	/	含布洛芬（$C_{13}H_{18}O_2$）为标示量的95.0%～105.0%				本品为糖衣片或薄膜衣片，除去包衣后显白色
鉴别-1	参见含量测定	供试品溶液布洛芬峰的紫外吸收图谱与对照品溶液布洛芬峰的紫外吸收图谱的最大吸收处波长和最小吸收处波长相同	通则ⅡA红外分光光度法	取残渣依法测定，本品的红外光吸收图谱应与布洛芬的对照图谱（对照品186）一致		紫色	红外分光光度法	本品的红外光吸收图谱应与布洛芬对照品所示图谱或布洛芬的对照图谱一致	通则0401紫外-可见分光光度法	照此法测定，应在265nm和273nm的波长处有最大吸收，在245nm的波长处有最小吸收，在271nm的波长处有最小吸收，在259nm的波长处有一肩峰

续表

项目	USP		BP		JP		IP		《中国药典》	
	方法	限度/可接受标准	方法	限度/可接受标准	方法	限度/可接受标准	方法	限度/可接受标准	方法	限度/可接受标准
鉴别-2	参见含量测定	供试品溶液布洛芬峰的保留时间应与对照品溶液布洛芬峰的保留时间一致	/	/	紫外-可见分光光度法	照此法测定，应在262～266nm和271～275nm的波长处有最大吸收，在255～259nm的波长处有一肩峰；A1/A2 1.10～1.30	紫外-可见分光光度法	照此法测定，应在265nm和273nm处有最大吸收，在245nm和271nm的波长处有最小吸收，在259nm处有一肩峰	通则0402 红外分光光度法	本品的红外光吸收图谱应与对照的图谱一致（光谱集943图）
鉴别-3	/	/	/	/	薄层色谱法	在紫外光（主波长254nm）下检查，供试品溶液所显主斑点与对照品溶液的主斑点具有相同的比移值	/	干燥晶体的熔化温度，约76℃	参见含量测定	供试品溶液主峰的保留时间应与对照品溶液主峰的保留时间一致

续表

项目	USP		BP		JP		IP		《中国药典》	
	方法	限度/可接受标准	方法	限度/可接受标准	方法	限度/可接受标准	方法	限度/可接受标准	方法	限度/可接受标准
溶出度	通则711第2法浆法pH 7.2磷酸盐缓冲液；900ml；50rpm；60min；221nm	溶出限度为标示量的80%（Q），6个剂量单位均须不小于Q+5%；1. S1级，6个剂量单位；2. 若不符合S1级，则S2级，另外再使用6个剂量单位，12片的平均值均须不小于Q-15%，任何一片均不小于Q-15%；3. 若不符合S2级，则S3级，另外再使用12个剂量单位，24片的平均值均须不小于Q，不超过2片的溶出小于Q-15%，任何一片的溶出均不小于Q-25%	通则ⅫB1，第2法浆法pH 7.2磷酸盐缓冲液；900ml；37℃；50rpm；45min通则Ⅲ D液相色谱法参见含量测定	释放量限度为标示量的75%（Q），应符合规定 S1级的可接受标准是受试的6个剂量单位中的任意一个剂量单位的单个值均不小于Q+5%	/		参照通则5.5口服固体制剂溶出度测定方法	并未规定具体方法或限度	通则0931第1法篮法pH 7.2磷酸盐缓冲液；900ml；100rpm；30min；221nm	限度为标示量的75%，应符合规定

续表

项目	USP 方法	USP 限度/可接受标准	BP 方法	BP 限度/可接受标准	JP 方法	JP 限度/可接受标准	IP 方法	IP 限度/可接受标准	《中国药典》方法	《中国药典》限度/可接受标准
含量测定	液相色谱法 流动相为氯醋酸铵-乙腈（40:60）；4.6mm×25cm，5μm填充剂 L1色谱柱；2.0ml/min；254nm；进样量10μl；系统适用性：拖尾因子不大于2.5，RSD大于2.0%；外标法	含布洛芬（$C_{13}H_{18}O_2$）应为标示量的90.0%~110.0%	通则Ⅲ D 液相色谱法 色谱柱：Nucleosil C_{18}，4.6mm×25cm，10μm；流动相：3体积的正磷酸、247体积的水和750体积的甲醇；1.5ml/min；264nm；进样量：20μl	含布洛芬（$C_{13}H_{18}O_2$）的应为标示量的95.0%~105.0%	滴定分析	含布洛芬（$C_{13}H_{18}O_2$）应为标示量的95.0%~105.0%	滴定分析	含布洛芬（$C_{13}H_{18}O_2$）应为标示量的90.0%~110.0%	通则0512高效液相色谱法 C_{18}键合硅胶色谱柱；醋酸钠-乙腈（40:60）为流动相；263nm；进样量：20μl；系统适用性：色谱柱的理论板数为不小于2500；外标法	含布洛芬（$C_{13}H_{18}O_2$）应为标示量的95.0%~105.0%
储存	/	密闭保存	/	/	/	密闭保存	/	/	/	密封保存

续表

项目	USP 方法	USP 限度/可接受标准	BP 方法	BP 限度/可接受标准	JP 方法	JP 限度/可接受标准	IP 方法	IP 限度/可接受标准	《中国药典》方法	《中国药典》限度/可接受标准
杂质	参见含量测定 USP布洛芬对照品灵敏度溶液0.005mg/ml; 系统适用性: 分离度不小于2.5和信噪比不小于10, RSD不大于6.0%; 外标法	布洛芬有关物质J: 相对保留时间0.47, 不大于0.2%; 布洛芬有关物质C: 相对保留时间1.62, 不大于0.25%; 任一非特定降解产物不大于0.2%; 总降解产物不大于1.5%	通则Ⅲ D液相色谱法 色谱柱: XTerra MS C$_{18}$, 4.6mm×15cm, 5μm; 流动相（梯度）为流动相洗脱 相A: 0.5体积的正磷酸、340体积的乙腈R1以及适量的水使成1000体积的溶液。流动相B: 0.5体积的正磷酸、100体积的乙腈和适量的水和适量的乙腈R1使成1000体积的溶液; 2ml/min; 环境色谱柱温度; 214nm; 进样量: 20μl; 系统适用性: 峰谷比至少为5.0	杂质E不大于0.3%; 杂质A, J, N均不大于0.15%; 任一非特定降解产物不大于0.1%; 总非特定降解产物不大于0.7%; 忽略限不大于0.05%	/	/	薄层色谱法	溶液A除所显主斑点外其他所显斑点与溶液B所显斑点比较, 不得更深	/	/

续表

项目	USP		BP		JP		IP		《中国药典》	
	方法	限度/可接受标准	方法	限度/可接受标准	方法	限度/可接受标准	方法	限度/可接受标准	方法	限度/可接受标准
剂量单位均匀度	通则905剂量单位均匀性	若10个剂量单位的接受值小于或等于L1%，则符合剂量均匀度要求。若接受值大于L1%，接下来测试20个剂量单位，计算接受值。若30个剂量单位的最终接受值为不大于L1%，并且没有任何一个剂量单位小于[1-(0.01)(L2)]M，或大于[1+(0.01)(L2)]M，如含量均匀度或在装量差异所述接受标准的计算结果，则认为是符合要求。除非另有规定，则L1为15.0，L2为25.0	/	/	/	/	/	/		

从上述各药典均收载的3个化学药品各论标准质量控制项目的比较可以看到，在质量控制项目数量方面，《中国药典》、EP、JP的质量控制项目设置较多，USP、IP质量控制项目设置较少。对于USP，因部分标准检测项目设置和检测方法较为先进，故项目设置较少。对于IP，聚焦于质量控制中最基础的方面，适用于不同来源的样品，对个体特定的检项未作规定，故项目设置较少。各药典均有各自独有的质量控制项目，如《中国药典》的降压物质、引湿性等。对于有关物质，USP、EP控制较严格，设置质量控制项目较多，方法更加先进，而IP设置检测项目较少。除《中国药典》外，其他药典均执行各自基于ICH Q3D的元素杂质通用技术要求。EP、IP部分各论标准中，有"生产"质量控制项目。JP将各论中"生产"中的内容定义为提请企业注意生产过程的特定方面，但不一定详尽无遗。除另有规定外，为强制性要求。这些要求不一定由分析人员在终产品上进行验证。主管当局可以通过检查从企业收到的数据、检查或测试样品来确定是否遵循规定。没有生产部分并不意味着不需要注意上述特征。

在限度指标方面，不同药典在不同项目的限度宽严各不相同。

在各论检测方法方面，因考虑到发展中国家的需求，IP采用的检测方法较为经典简便，但在灵敏度、准确度方面不如其他药典。在部分各论标准中，IP给出了两种方法，针对不同检测能力的机构设定可选择的方法。此外，对于一些先进的方法，EP指出，过程分析技术（Process Analytical Technology，PAT）、实时放行（Real Time Release Testing，RTRT）可以作为终产品检测的替代方法。在监管部门认为适当的情况下，可以采用实时放行，并不需要遵守EP而被排除。

四、化学药品各论标准执行方式比较

可以看到，在强制性方面，除凡例和各论中另有规定外（例如JP明确指出，性状、有效期、包装容器及贮藏项仅为参考，不作为标准强制执行），各药典化学药品各论标准均为强制执行。JP还明确了各论标准中"另行规定（Being Specified Separately）"的定义，即在产品上市时另行规定。

在各论标准的替代方法方面，《中国药典》、USP、EP、JP、BP均指出可以不必执行各论标准方法，可采用其他替代方法。如USP、EP、BP、JP在凡例中指出，制造商可以不必执行各论中的所有检测，并可以通过其他方式确保产品符合药典质量，但必须证明其所选检测方法的适用性，经监管部门批准。当替代方法存疑时，应采用各论标准方法检测结果作为最终判定。EP则更加明确，分两种情况：①需符合EP质量，经等效性试验，经监管部门批准，可执行替代方法；②无需符合EP质量，即在部分各论中规定"以下方法作为示例"，表明无需将替代方法与EP的示例方法做等效性试验，执行监管部门批准的方法即可。USP也在部分各论中允许选择不同的检测方法以反映不同企业的品种属性，例如不同的晶型、杂质、水合物和溶出度。同时，EP指出，如果某一药品不符合各论标准溶出度试验，并且该产品获得了监管部门的批准，则监管部门应提请EDQM注意，以便其在审查各论标准时进行修订。

在杂质控制项目方面，BP、IP均指出，各论中的杂质分析方法旨在指导需要关注的杂质，不能认为未列明的杂质无需控制，应根据产品的处方和工艺对其可能存在的杂质进行合理控制。

第四节　生物制品各论标准体系的比较

随着生物技术的快速发展，近年来国际生物制品产业发展迅猛。国际各主流药典均收载了生物制品各论标准，在收载数量、质量控制项目设置和执行方式上有其各自特点。本节对各药典生物制品各论标准体系进行比较和分析。

一、生物制品各论标准体系概况

（一）《中国药典》生物制品各论标准体系概况

1. **数量**　《中国药典》收载生物制品150余个，分为四大类，包括预防类生物制品（含细菌类疫苗、病毒类疫苗）、治疗类生物制品（含抗毒素及抗血清、血液制品、生物技术制品等）、体内诊断类生物制品、体外诊断类生物制品（系指药典收载的、国家法定用于血源筛查的体外诊断试剂）。

2. **项目设置**　《中国药典》生物制品各论标准系指根据生物制品自身的理化与生物学特性，按照批准的原材料、生产工艺、贮藏、运输条件等所制定的，用于检测生物制品质量是否达到用药要求并衡量其质量是否稳定均一的技术规定。《中国药典》生物制品各论标准根据品种和剂型的不同，按顺序可分别列有：①品名（包括中文通用名称、汉语拼音与英文名称）；②定义、组成及用途；③基本要求；④制造；⑤检定（原液、半成品、成品）；⑥保存、运输及有效期。

3. 执行方式　《中国药典》生物制品各论标准中规定的项目为强制执行，均应按规定的方法进行检验。采用《中国药典》收载的方法，应对方法的适用性进行确认。如采用其他方法，应进行方法学验证，并与规定的方法比对，根据试验结果选择使用，但应以《中国药典》规定的方法为准。

（二）USP生物制品各论标准体系概况

1. 数量　《美国公众健康服务法》（Public Health Service Act，PHSA）351中将生物制品定义为：用于预防、治疗或治愈人类疾病或不适症状的病毒、治疗血清、毒素、抗毒素、疫苗、血液、血液成分或衍生物、变应原产品、蛋白质（所有化学合成多肽除外）或类似物产品、肿凡纳明或肿凡纳明衍生物（或任何其他三价有机砷化合物）。美国联邦法规（Code of Federal Regulations，Title 21，Part 600–660）和FDA发布的相关指南涵盖了生物制品的质量控制和生产。

按照上述分类，USP收载生物制品各论标准100余个，分为以下类别：多肽、黏多糖、胰岛素、蛋白、酶和其他。细胞与基因治疗和疫苗具有专属的通用技术要求。2010年前，USP收载了比现在更多的生物制品各论标准，但因以下原因于2010年左右删除：缺乏质量信息、不再在美国销售、只提到了检测的项目但没有提供方法、许可证被吊销、不再以同样的方式生产，或者生产被纳入FDA关于生物制品的法规等。

2. 项目设置　USP生物制品各论标准一般列有药品名称、成分、含量说明、包装和贮藏、规格、鉴定方法、含量、杂质等常规项目及特定检测项目。

3. 执行方式和修订程序　当新药申请（New Drug Application，NDA）、仿制药申请（Abbreviated New Drug Application，ANDA）、药品主文件（Drug Master File，DMF）等申请中所述检测方法与USP不符时，FDA可能会要求申请人进行USP各论修订的申请。USP的"待定各论（Pending Monograph）"程序允许申请人提出制定新的各论或修订已有各论。申请人提出申请后，将在药典论坛中公布并进行意见征集。

（三）EP生物制品各论标准体系概况

1. 数量　根据欧盟指令2001/83/EC附录I，生物制品是指产自于或提取于生物源并需要物理、化学、生物学测定和生产工艺控制相结合来表征和测定质量的产品。以下产品属于生物制品：免疫药物、人血及血浆制品、生物技术产品、先进治疗类药物（表2-10）。

表2-10　欧洲生物制品分类

类别	范围
免疫药物	疫苗、毒素、血清及鉴别或诱导在致敏原所致免疫应答反应中的特异获得性变化的药品
人血及血浆制品	由公立或私立机构工业化制备的以血液成分为基础的药品，尤其包括人源白蛋白、凝血因子和免疫球蛋白
生物技术产品	通过组织提取、杂交瘤、DNA重组技术等的蛋白类产品
先进治疗类药物（Advanced Therapy Medicinal Products，ATMP）	组织工程、基因治疗、细胞治疗类产品

EP共收录人用生物制品品种150余个。其中预防类生物制品约占生物制品数量的41%，基本为疫苗类产品；治疗类生物制品约占生物制品数量的52%，主要为生物因子类和蛋白类产品；还有其他类生物制品包括诊断类产品等。目前还没有针对ATMP产品的各论。

2. 制定机制和项目设置　继1992年出版0784重组DNA技术产品总论后，EP积极地为许多第一代生物治疗药物开发了各论。大多数EP中生物治疗药物各论的开发机制是通过与原研药企业的密切合作，这样的机制使EP在制定公共标准时更具优势。

近年来，用于阐述生物治疗药物各论的方法不断发展，在建立生物制品各论时，需要额外的灵活性来解决结构复杂性和自然发生的异质性，以及不同制造工艺产生的化合物的潜在多样性。因此，EP许多各论的生产部分引入了与过程依赖性异质性相关的测试［例如糖基化、电荷变体相关的测试（如人凝血因子Ⅶa rDNA浓缩液、人凝血因子Ⅸ（rDNA）浓缩溶液、依那西普、英夫利昔单抗浓缩溶液和促红细胞生成素浓缩溶液）］。此外，各论的验收标准并未以数字限制来制定单一的标准，EP认为对于这种依赖于过程的质量属性来说，不可能有"一刀切"的标准。

3. **执行方式**　由于生物制品的复杂性，EP在制定生物制品各论时更多地融入了灵活性的概念。此外，EP在凡例部分允许在证明方法等效，并得到监管部门批准的情况下使用替代方法。如果通过产品设计、控制策略和相关数据（例如来自制造过程的验证研究）获得的产品符合EP质量，则可以省略某些测试。此外，还认可了过程分析技术和（或）实时放行测试（包括参数放行）的使用。

（四）JP生物制品各论标准体系概况

1. **数量**　JP共收载治疗性生物制品各论标准80余种，预防性生物制品各论标准30余种。

2. **项目设置**　重组生物制品一般包括以下检查项：性状、鉴别、唾液酸含量、糖谱、分子量、pH、纯度、含量测定。

注射液类生物制品除上述检查项外还需开展以下项目：细菌内毒素、渗透压摩尔比、装量、可见异物、不溶性微粒、无菌检查、生物活性。

个别产品需要检测水分含量、干燥失重、异常毒性、特殊活性、剂量均一性、间质细胞刺激激素与卵泡刺激激素的比值、单糖组成、炽灼残渣、氮、氨基酸组成、醋酸铵、等电点、醋酸、总灰分等项目。其中部分检项设置与产品本身特点有关，另一些检项则是基于生产工艺特点或特殊使用要求设置。

3. **执行方式**　在日本上市的药品需按照JP通则和各论中的规定进行检查。性状（或描述）、有效期、包装容器及贮藏项仅为参考，不作为标准强制执行。各论项下描述为"另行规定（Being Specified Separately）"意为在产品上市时另行规定。在有些情况下，各论中会包含生产（Manufacture）项目，它可能包含物料、制造过程和中间体控制的要求，以及有关过程中测试和放行测试的要求。JP中的各项检测方法可以用检测能力更好的其他方法代替，当检测方法存疑时，采用JP方法测试结果作为最终判定。只要不影响实验的基本质量，生物实验方法的细节可以改变。

二、生物制品各论标准数量和构成比较

《中国药典》、EP收载生物制品各论标准数量较多，均为150余个。各药典生物制品标准均以治疗类生物制品为主要类型，均占半数以上，数量由多

至少为《中国药典》、JP、EP、USP。治疗类中有几种主要分类，在各药典标准中皆出现，例如胰岛素类、免疫球蛋白类、干扰素类、凝血相关因子类，但各类型的分布不尽相同。《中国药典》干扰素类标准较多的主要原因可能为其包括更多的干扰素亚型和剂型；USP中胰岛素类标准较多的主要原因可能为基因重组胰岛素标准被区分出来；EP中凝血相关因子类标准较多的主要原因可能为其包含更多种类的凝血因子；JP中免疫球蛋白类标准较多的主要原因可能为包括冻干形态与不同处理物质的标准被分别区分。对于预防类生物制品，数量由多至少为EP、《中国药典》、USP、JP。

各药典生物制品标准的种类和数量因法律框架关注不同类型的产品而不同。例如生物制品体外诊断类产品为《中国药典》所特有。而在EP，体外诊断产品受体外诊断器械指令监管，不受药品法规监管，其高风险类别产品的质量标准在欧洲通用技术规范中进行了描述，体外诊断类产品超出了EP收载范围。在美国，体外诊断产品由FDA器械和辐射健康中心（Center for Device and Radiological Health，CDRH）监管。高风险体外诊断产品的质量标准要求可在特定产品的指导原则文件中体现出，产品登记必须通过上市前批准途径提交，或至少应与市场上现有的产品等同，产品登记可能需要通过510（k）或相关途径提交。在日本，体外诊断类产品也不在JP的收载范围。至于体内诊断类产品，只在EP与《中国药典》收载相关标准，占生物制品比例的极小部分，EP约为6.6%，《中国药典》约为2.6%。

三、生物制品各论标准质量控制项目比较

各药典生物制品各论标准根据品种和剂型的不同，包括原液检定（如适用）、半成品检定（如适用）及成品检定。同时包含规格、包装、保存、运输及有效期、药品上市许可持有人项目。原液检定一般包括：理化检查、鉴别、纯度、含量测定、微生物学检查项目。制剂一般包括：理化检查、鉴别、纯度、含量测定、微生物学检查项目。

1. **预防类生物制品** 本部分选取以细胞为基质生产的病毒性疫苗为代表进行标准比较分析。

（1）种子批的检定项目分析（表2-11）

表2-11　各药典病毒性疫苗种子批检定项目分析

来源/检测项目	鉴别试验	病毒滴定	无菌检查	支原体检查	外源病毒因子检查	免疫原性检查
《中国药典》	强制要求，药典特定方法	强制要求，药典特定方法	强制要求，药典特定方法	强制要求，药典特定方法	强制要求，药典特定方法	强制要求，药典特定方法
USP	强制要求，无药典特定方法，方法多选并且灵活，如：应通过适当的血清学方法，如酶免疫测定或甲型肝炎中和试验，使用已知可中和甲肝的参考血清或单克隆抗体，确定为甲肝病毒	强制要求，无药典特定方法，方法多选并且灵活，如：应通过适当的血清学方法，如酶免疫测定或甲型肝炎中和试验，使用已知可中和甲肝的参考血清或单克隆抗体，确定为甲肝病毒	强制要求，无药典特定方法	强制要求，无药典特定方法	强制要求，药典方法	/
EP	强制要求，无药典特定方法	强制要求，无药典特定方法	/	/	强制要求，药典方法	/
JP	/	/	/	/	/	/

从表2-11可以看出，对种子批的检定项目标准上，只有《中国药典》要求免疫原性检查项目，其他药典均未要求。《中国药典》对每个检测项目的检测方法均为药典特定方法。相比之下，USP和EP大部分检测项目没有规定药典特定方法，可以使用非药典的多方法灵活选择。JP对种子批没有收载检定项目。

（2）中间产物（收获液）的检定项目分析（表2-12）

表2-12　各药典病毒性疫苗中间产物（收获液）检定项目分析

来源/检测项目	鉴别试验	无菌检查	支原体检查	抗原含量	蛋白质含量	纯度检查	细胞基质DNA含量	对照细胞
《中国药典》	/	强制要求，药典特定方法	强制要求，药典特定方法	强制要求，药典特定方法	强制要求，药典特定方法	/	/	各论中无要求
USP	/	强制要求，无药典特定方法	强制要求，无药典特定方法	强制要求，无药典特定方法，通过免疫试验测定抗原含量和（或）通过感染性试验测定病毒含量	/	/	/	/
EP	强制要求，无药典药典特定方法	强制要求，药典特定方法	强制要求，药典特定方法	强制要求，药典特定方法	/	病毒浓度/抗原含量	/	培养生产细胞的对照细胞符合鉴定试验和外源因子要求（通则2.6.16人用病毒疫苗中外来试剂的试验）
JP	/	强制要求，无药典特定方法：一般试验中规定的试验应适用	强制要求，无药典特定方法：一般试验中规定的试验应适用	/	/	强制要求，高效液相色谱法检测应不低于总蛋白的98%	强制要求，点杂交法检测细胞核酸含量，每0.5μg甲肝病毒抗原中应不高于10pg（检测限=10pg）	/

从表2-12可以看出，对收获物的检定项目标准上，各药典中对于项目设置各不相同，只有《中国药典》制定了蛋白质含量检查项目。只有EP制定了对照细胞项目。USP对收获物的检定项目最少，仅要求无菌检查、支原体检查、收获物的检定方法更多采量三项。而每个检测项目的检定方法，各药典大部分均为药典特定方法，与种子批阶段相比，用药典特定方法。

（3）原液的检定项目分析（表2-13）

表2-13　各药典病毒性疫苗原液检定项目分析

来源/检测项目	无菌检查	细菌内毒素	病毒滴度	抗原含量	蛋白质含量	总蛋白中抗原比例	牛血清白蛋白残留量	去氧胆酸钠残留量	聚山梨酯80残留量	DNA残留含量	最低纯度	灭活验证
《中国药典》	强制要求，药典特定方法	/	/	强制要求，药典特定方法	强制要求，药典特定方法	/	强制要求，药典特定方法	强制要求，药典特定方法	强制要求，药典特定方法	/	/	原液制备过程中要求，原液检测无检测要求
USP	/	/	/	强制要求，无方法要求：应检测	强制要求，无方法要求：经监管机构批准	/	强制要求，无方法要求：减少到低于50 ng/人剂量	/	/	强制要求，无方法	强制要求，无方法	强制要求，药典特定方法

续表

来源/检测项目	无菌检查	细菌内毒素	病毒浓度	抗原含量	蛋白质含量	总蛋白中抗原比例	牛血清白蛋白残留量	去氧胆酸钠残留量	聚山梨酯80残留量	DNA残留量	最低纯度	灭活验证
EP	强制要求，无药典特定方法	强制要求，无药典特定方法	强制要求，无药典特定方法	强制要求，药典特定方法	/	强制要求，无药典特定方法：用经过验证的方法测定总蛋白。甲型肝炎病毒抗原含量与总蛋白含量的比例在特定产品批准的范围内	强制要求，无药典特定方法：如果使用胎牛血清，则每人用剂量不超过50ng，用合适的免疫测定方法（通则2.7.1免疫化学方法）。在考虑适当情况下，可以使用其他合适的蛋白质标记有效的纯化	强制要求，残留化学物质：如果在纯化过程中使用了化学物质，则在纯化收获物（或灭活收获物）上对这些物质进行检测，除非该过程的验证已证明完全清除。浓度不得超过特定物质标记的准限值	/	/	强制要求，药典特定方法	强制要求，药典特定方法
JP	强制要求，无方法要求	/	/	/	/	/	/	/	/	/	强制要求，药典特定方法	强制要求，药典特定方法

从表2-13可以看出，对原液的检定项目标准上，各药典中对于项目设置各不相同，只有《中国药典》在原液过程控制中而非原液中设置灭活验证检定项目。只有EP制定了细菌内毒素、病毒浓度和总蛋白中抗原比例项目。只有USP制定了DNA残留含量和最低纯度项目。JP对原液的检定项目最少，仅要求无菌检查和灭活验证。而每个检测项目的检测方法，各药典中也各不相同，《中国药典》对每个检测项目的检测方法均为药典特定方法，EP每个检测项目的检测方法均没有规定药典特定方法，而是使用合适的方法灵活选择。USP和JP对检测项目没有检测方法要求，只有接受标准要求。

（4）半成品的检定项目分析（表2-14）

表2-14　各药典病毒性疫苗半成品的检定项目分析

来源/检测项目	无菌检查	pH	防腐剂	佐剂吸收/含量	各种化学物质残留量	效价	其他特殊检查
《中国药典》	强制性，药典特定方法	强制性，药典特定方法	/	如适用，药典特定方法	如适用需测聚乙二醇6000残留量，药典特定方法	/	/
USP	强制性	/	如适用，经监管机构批准	如适用，经监管机构批准	如适用，测残留化学物质，经监管机构批准	如适用，经监管机构批准	/
EP	强制性，药典特定方法	/	如适用	无特别要求（但需测磷脂含量与病毒体大小，而磷脂与病毒体按照叙述，可作为佐剂）	如适用，测抗菌防腐剂（无指定方法）与残留化学物质（经监管机构批准方法）	强制性，甲型肝炎抗体含量	蛋白质含量，限度由主管当局批准 血凝素含量，药典特定方法 卵清蛋白含量，使用合适的标准物质
JP	/	/	/	/	/	/	/

从表2-14可以看出，在半成品的质量控制项目方面，《中国药典》比其他药典包括更多的项目。强制性项目包含基本理化特性（例如pH）和与患者安全相关的微生物质量。JP对半成品无任何要求。而每个检测项目的检测方法，各药典中也各不相同，《中国药典》对每个检测项目的检测方法均为药典特定方法，EP仅有无菌检查与血凝素含量需使用药典特定方法，其余项目的检测方法均没有规定药典特定方法，而是使用合适的方法灵活选择。USP对检测项目没有检测方法要求，只有接受标准要求。

（5）成品的检定项目分析（表2-15）

表2-15 各药典病毒性疫苗成品的检定项目分析

来源/检测项目	鉴别试验	外观	装量	pH	佐剂含量	各种化学物质残留量	体外相对效力测定	免疫动物效力检测	无菌检查	细菌内毒素检查	异常毒性检查	水分含量	蛋白质含量
《中国药典》	强制性，药典特定方法	强制性，附有外观标准	强制性，药典特定方法	强制性，药典特定方法	强制性，药典特定方法	强制性，药典特定方法，需测游离甲醛含量、三氯甲烷残留量、2-苯氧基乙醇含量、残留抗生素含量	强制性，药典特定方法	/	强制性，药典特定方法	强制性，药典特定方法	强制性，药典特定方法	/	/
USP	强制性，效价检验亦可作为鉴定试验	无要求，仅需检查容器	/	/	强制性，经国家监管机构批准	如适用，强制性，经监管机构批准	强制性，经监管机构批准	/	强制性，药典特定方法	强制性，经监管机构批准	/	如适用（冻干品），经监管机构批准	强制性
EP	强制性，药典特定方法	/	/	/	/	如适用，强制性测游离甲醛含量，药典特定方法；需通过适当方法或测理化方法测定抗菌防腐剂的量	强制性，药典特定方法	/	强制性，药典特定方	强制性，药典特定方法	/	/	/
JP	强制性，采用血清学方法	/	/	强制性，药典特定方法，6.8~7.4		强制性测游离甲醛含量，药典特定方法	强制性，药典特定方法。此外也强制用酶免疫分析法检测甲型抗原型含量与定量	强制性	强制性，药典特定方法	/	部分豁免	强制性，药典特定方法	/

在成品的质量控制项目方面，《中国药典》比其他药典包括更多的强制性项目。强制性项目是关于基本理化特性（如pH值），效价和患者安全（微生物质量）。EP设置检测项目较少，主要是由于EP更倾向于使用通则或总论，在各论中仅描述了与单个产品相关的特定检测要求。JP也应用这一原则，通过参考一般检查来规定某些项目，而不将其全部纳入各论中。EP规定，如果对疫苗半成品进行了游离甲醛（如适用）和抗菌防腐剂含量（如适用）检测，且结果令人满意，则可省略对成品批次的这些检测。如果该试验是在体内进行的，只要对疫苗半成品进行的试验结果符合要求，则在最终批次中可省略该试验。

与鉴别、效价、微生物质量相关的检测项目对于确保产品的质量、安全性和有效性至关重要。因此，各药典的要求通常是强制性的。《中国药典》中异常毒性检查是强制性的。JP在2020年发布生物制品最低要求修正法案，豁免部分生物制品的异常毒性检查，被豁免的品项不需进行此检验。EP遵循减少、替代、优化（Reduction，Replacement，Refinement，3R）原则，删除动物实验，致力于替换为基于新技术开发的替代体外试验方法。每个检测项目的检测方法，各药典中也不尽相同。《中国药典》对成品的每个项目的检测方法均为药典特定方法。JP与EP对成品的要求相似，对于游离甲醛、体外相对效力测定、无菌检查与细菌内毒素指定了药典特定方法，其余项目的检测方法则大多没有规定药典特定方法，而是使用合适的方法灵活选择。USP只对无菌检查指定药典特定方法，其余检测项目需要符合标准要求，但没有要求特定检测方法，可按规定使用经监管机构批准的方法。

2. 治疗类生物制品　本部分选取以血浆为基质生产的血液制品人血白蛋白为代表进行比较分析。

（1）原液及半成品的检定项目分析（表2-16）

表2-16　各药典人血白蛋白原液及半成品检定项目分析

来源/检测项目	蛋白质含量*	纯度*	pH值*	残余乙醇含量*	无菌检查	热原检查
《中国药典》	强制性，可采用双缩脲法（通则0731蛋白质含量测定法 第三法）测定	强制性，药典特定方法	强制性，药典特定方法	强制性，可采用康卫扩散皿法（通则3201乙醇残留量测定法）测定	强制性，药典特定方法	强制性，药典特定方法

续表

来源/检测项目	蛋白质含量*	纯度*	pH 值*	残余乙醇含量*	无菌检查	热原检查
USP	/	/	/	/	/	/
EP	/	/	/	/	/	/
JP	/	/	/	/	/	/

*为原液检定项目，以上检定项目亦可在半成品检定时进行。

从表2-16可以看出，对于人血白蛋白原液及半成品的质量控制项目方面，《中国药典》比其他药典要求更为严格。《中国药典》强制性的检定项目涵盖基本理化特性（例如pH值）、有效成分测试（蛋白质含量与纯度）、工艺杂质测试（残余乙醇含量）以及安全性指标测试（无菌检查与热原检查）。每个检测项目的检测方法，《中国药典》都给出了要求，其中纯度、pH、无菌及热原都要求为特定的方法，蛋白质含量及残余乙醇含量为推荐的特定方法。

USP、EP及JP对人血白蛋白原液及半成品的质控检定项目没有做出强制性要求。这种特殊性主要是由于USP、EP及JP更倾向于使用通则或总论去描述该种类型产品的制造及检定要求，而在产品各论中，仅描述了与单个产品相关的特定检测要求。如USP在人血白蛋白各论中提到"人血白蛋白须符合FDA关于生物制品的要求，详见通则<1041>生物制品"，而<1041>生物制品中提到"当确定每批生物制剂符合FDA规定的该产品的特定控制要求时，每批已获许可的生物制剂才被批准销售，而每个批次的一系列特定的生产步骤和过程控制测试必须满足要求才能获得许可"。这说明USP对原液及半成品的过程测试均有要求，只是这些要求体现在通则中。

（2）成品的检定项目分析（表2-17）

表2-17　各药典人血白蛋白成品检定项目分析

来源/检测项目	鉴别试验	外观	可见异物	不溶性微粒检查	渗透压摩尔浓度	装量	热稳定性试验	pH	蛋白质含量	纯度	钠离子含量	钾离子含量	吸光度	多聚体含量	辛酸钠含量	乙酰色氨酸含量	铝残留量	激肤释放酶原激活剂含量	乙型肝炎表面抗原（HBsAg）	无菌检查	异常毒性检查	热原检查	氯离子含量	血红素含量	白蛋白含量
《中国药典》	强制性	强制性	强制性	强制性	强制性	强制性	强制性	强制性	强制性	强制性	强制性	强制性	强制性	强制性	强制性	强制性	强制性	强制性	强制性	强制性	强制性	强制性	／	／	／
USP	／	强制性	／	／	／	／	／	强制性	强制性	／	／	／	／	／	／	／	／	／	／	强制性	／	／	／	／	／
EP	强制性	强制性	／	／	／	强制性	强制性	强制性	强制性	强制性	强制性	强制性	／	／	／	／	强制性	强制性	／	强制性	／	强制性	强制性	强制性	／
JP	强制性	强制性	／	／	／	／	／	强制性	／	／	强制性	／	／	／	／	／	／	／	／	强制性	强制性	强制性	强制性	强制性	强制性

在成品的质量控制项目方面，与鉴别、效价、纯度（杂质）及微生物、热原检测相关的检测项目对于确保产品的质量可控、安全性和有效性至关重要。各药典均为强制性要求。《中国药典》比其他药典包括更多的强制性项目。USP在人血白蛋白各论中没有对人血白蛋白的检测作出要求，但提到"人血白蛋白须符合FDA关于生物制品的要求，详见通则<1041>生物制品"。在<1041>生物制品中，产品的效价、无菌、纯度、水分（残余水分）、热原、鉴别及成分、杂质等均被要求检测。因此USP对于人血白蛋白成品的检定项目及检定要求需参考通则<1041>生物制品。EP和JP中人血白蛋白各论，对于成品的检定项目，较《中国药典》少，主要是由于EP、JP更倾向于使用通则或总论去描述该种类型产品的制造及检定要求，而在产品各论中，仅描述了与单个产品相关的特定检测要求。

在具体检测项目方面，①异常毒性：异常毒性检查项目仅在《中国药典》和JP中列出，为强制性。美国相关法规、EP删除了疫苗及部分生物制品各论中异常毒性检测项。2017年，EP决定全面限制异常毒性检测在EP中的应用，并在EP 10.0版正式废除通则中异常毒性检测项。USP的生物制品各论标准未曾收载异常毒性检测项目。美国联邦法规（US Code of Federal Regulations，21 CFR，Part 610）曾对一般性安全性检测有相关规定。但2015年，FDA正式撤销了生物技术产品、血液产品、抗生素和疫苗检测中一般性安全测试的要求。②可见异物：只有《中国药典》收载了可见异物检查项。USP、EP、JP在成品的检定项目中未对可见异物进行强制要求。FDA发布的《注射剂可见异物检查行业指南（草案）》和USP根据可见异物的来源与性质，将可见异物分为以下3类：固有异物（与特定产品或处方相关）、内源性可见异物（指从生产设备、处方或容器密封系统等引入的可见异物）和外源性可见异物（指从生产环境中引入的异物）。

四、小结

通过对《中国药典》、USP-NF、EP、JP生物制品各论标准体系的比较和分析，可以看到：①在收载数量和类型方面，《中国药典》生物制品各论标准收载总数略多于其他药典，治疗类生物制品的主要产品分类与其他药典类似，标准体系整体全面。②在项目设置方面，与其他类型制品不同，各药典生物制品各论标准均设置生产过程项目，规范了需要控制的各阶段性产品，亦引入了与过程依赖性异质性相关的测试。各药典对于不同阶段产品的项目设置、检测方法各不相同。《中国药典》原液和制剂都包含鉴别、纯度、含量测定、微生物学检查等安全性和有效性的重要项目。在部分项目中，USP、EP没有检测方法要求，只有接受标准要求，或规定可使用经监管机构批准的方法和限度。相比于其他药典，JP对终产品前的各阶段产品的质控项目较少。③在执行方式方面，《中国药典》对检测项目的检测方法为药典特定方法，和USP、EP、JP相比，各论的检验项目总体有更为明显的强制性。USP和EP中大部分检测项目没有规定药典特定方法，可使用非药典的多方法灵活选择。

第五节　药用辅料标准体系的比较

药用辅料具有不同的功能类别和用途，如增加药物溶解度、延长保质期、增强感官特性、作为载体、改变释放动力学、提高稳定性、促进配方过程、提供独特的标识、建立品牌价值、降低治疗成本、作为填料和稀释剂、促进药物吸收、促进靶向药物递送、确保治疗效果、提高病人的依从性等。近年来，药用辅料在科学研究、生产技术和质量标准方面都取得了显著的进步。本节对各药典药用辅料标准体系进行比较和分析。

一、药用辅料标准体系概况

（一）《中国药典》药用辅料标准体系概况

1. **体系架构**　《中国药典》药用辅料相关内容分别收载于第三部和第四部。各论、通则和指导原则集中收载在四部，形成由通则、指导原则和各论组成的标准体系。

四部通则0251药用辅料将药用辅料定义为：生产药品和调配处方时使用的辅料和附加剂，是除活性成分或前体以外，在安全性方面已进行了合理的评估，一般包含在药物制剂中的物质。通则0251药用辅料对《中国药典》药用辅料做总体、基本规定；三个指导原则9601药用辅料功能性相关指标指导原则、9602动物来源药用辅料指导原则和9603预混与共处理药用辅料质量控制指导原则从不同侧面对药用辅料质量控制提供指导；四部中还收载药用辅料各论标准。

除四部外，《中国药典》三部生物制品生产用原材料及辅料质量控制通则，根据生物制品的特点，对用于生物制品的辅料质量提出总体性要求。

2. 项目设置 《中国药典》药用辅料各论标准一般包括：①品名（包括中文名、汉语拼音与英文名）；②有机药物的结构式；③分子式、分子量与CAS编号；④来源；⑤制法；⑥性状；⑦鉴别；⑧检查；⑨含量测定；⑩类别；⑪贮藏；⑫标示；⑬附图、附表、附、注等。其中，鉴别项下规定的试验方法，系根据反应药用辅料某些物理、化学或生物学等特性进行的试验，不完全代表对其化学结构的特性；检查项下一般包括反映药用辅料理化性质、安全性和功能性相关指标等的检查；对于杂质检查，系指药用辅料在按照既定工艺进行生产和正常贮藏过程中可能含有或产生并需要控制的杂质（如残留溶剂、有关物质等）。

（二）USP-NF药用辅料标准体系概况

根据FDA的规定，辅料是有意添加到治疗和诊断产品中的非活性成分，但是：①在预定剂量下不发挥治疗作用，尽管它们可能起到改善产品递送的作用，如增强吸收或控制原料药的释放；②在目前建议的暴露水平、暴露持续时间或给药途径方面，现有的安全数据尚未被充分证实安全。USP-NF药用辅料标准体系除各论外，还涉及凡例、通则、辅料章节。

1. USP-NF药用辅料各论标准 USP-NF收载的药用辅料各论标准，原则上选择FDA非活性成分数据库（Inactive Ingredient Database，IID）中收载的非活性物质。

2. USP-NF凡例中的相关内容 USP-NF凡例将添加物（辅料和组分）定义为：除非在产品各论中另有说明，可以将合适的物质和辅料（例如抗菌剂、药物基质、载体、包衣、香料、防腐剂、稳定剂）添加到产品中，以增强其稳定性、有效性等。根据FDA发布的有关着色剂使用的规定，仅用于赋予颜色的添加物质和辅料可以掺入肠胃外或眼科用途的产品之外的正式产品中，前提是此类添加物质或辅料在其他各个方面是适当的。

3. USP-NF通用技术要求中的相关内容 除具有强制性的测试和方法性通则外，USP-NF建立了一系列和药用辅料生命周期相关的指导原则以及药用辅料性能和安全性评价指导原则，包括：<1197>药用辅料良好分销规范（Good Distribution Practices，GDP）、<1078>药用辅料良好生产规范（Good Manufacturing Practices，GMP）、<1080>药用辅料检验报告（Certificate of Analysis，COA）、<1195>药用辅料的变更、<1091>非活性组分的标识、<1083>供应商审计、<1059>药用辅料性能、<1074>药用辅料生物安全性评价指南。

4. **辅料章节**　在这一章节中，按功能类别对药用辅料进行分组，旨在总结药用辅料在制剂中的常见用途。该章节中功能类别与特定剂型的关联不是绝对的，并且不将辅料的使用限制于单一类型的剂型或递送系统。

（三）EP药用辅料标准体系概况

EMA规定，药用辅料的特征是"除活性物质外的任何药品成分"。药用辅料包括填料、润滑剂、着色剂、抗氧化剂、防腐剂、佐剂、稳定剂、增稠剂、乳化剂、增溶剂、渗透增强剂、香料和芳香剂等，以及药品外层的成分，如明胶胶囊。EP除药用辅料各论标准外，还收载了与药用辅料相关的凡例、通则和2034药用物质总论。

1. **EP凡例中的相关内容**　EP凡例中指出，药品的非活性物质成分佐剂、稳定剂、抗菌防腐剂、稀释剂和抗氧化剂都是药用辅料的例子。某些各论可以分为不同的等级（级别），以适合不同的目的。除各论另有说明外，这些要求适用于所有等级的物品。在一些各论中，特别是关于药用辅料的各论中，可能会在各论中附加与该物质使用相关的功能相关特性的列表，以及测定这些特性中的一种或多种的分析方法，以供参考。药用辅料功能性的内容不构成强制性要求，但其特性可能与药用辅料的特定用途有关，并作为指导。药品制造商应在了解使用该药用辅料的药品配方的情况下，决定是否对药用辅料功能性进行控制；分析方法、限度和容忍区间由使用者和药用辅料供应商根据合同确定。

2. **EP总论和通则中的相关内容**　EP总论2034药用物质中给出了有关药用辅料特性的信息，以及与化学结构相关的特性、化学和微生物纯度以及物理特性的要求，例如旋光度。与辅料密切相关的通则是5.15辅料功能性（Functionality-related Characteristics of Excipients，FRCs），该通则以及各论中的功能相关部分均不属于强制性要求，而作为信息性和指导性内容。

3. EP各论标准的功能性内容 EP药用辅料各论标准旨在确保用户可接受的质量。EP未单独列出药用辅料各论标准，而与其他原料药和制剂标准进行混编。EP药用辅料各论标准可能包含一个标题为"功能性"的部分。该部分仅供用户参考，药品制造商有责任根据药用辅料的使用和药品研发数据，决定如何在制造过程中应用FRCs信息。

（四）JP药用辅料标准体系概况

JP药用辅料标准体系由各论、制剂通则、与药用辅料相关的指导原则构成。JP未单独列出辅料各论，而与其他原料药和制剂标准进行混编。JP制剂通则中定义JP中的药用辅料为：制剂中除活性成分以外的物质，用于增加活性物质和制剂的效用、增加原料药和制剂的效用、使配制过程更容易、保持产品质量、提高可用性等。在给药量下必须是药理学上无活性和无害的，并且不得干扰制剂的治疗功效。JP指导原则中提到，当JP中收载药用辅料标准，则该辅料要满足标准中的限度。

二、药用辅料各论标准数量比较

《中国药典》共收载药用辅料各论标准330余个，USP-NF共收载药用辅料各论标准550余个，EP共收载药用辅料各论标准370余个，JP共收载药用辅料各论标准130余个。USP-NF收载药用辅料各论标准多于其他药典，JP收载药用辅料各论标准较少。

三、药用辅料各论标准质量关键要素比较

本部分选取各药典均收载的3个广泛使用的，并经欧美日药典讨论组（Pharmacopeial Discussion Group，PDG）协调后的药用辅料各论标准（表2-18至表2-20），进行质量关键要素比较，可以看到，各药典在质量控制项目设置、检测方法、限度要求方面，均存在一定差异。

表2-18 微晶纤维素质量关键要素比较

	项目	《中国药典》	USP	EP	JP	备注
PDG协调后的标准项目	定义	+	+	+	+	
	红外鉴别	−	+	+	+	《中国药典》无红外鉴别
	化学鉴别-氯化锌碘	+	+	+	+	
	化学鉴别-聚合度	+	+	+	+	
	炽灼残渣	+	+	+	+	≤0.1%
	电导率	+	+	+	+	差值≤75μS/cm
	酸碱度	+	+	+	+	5.0~7.5
	干燥失重	+	+	+	+	≤7.0% JP：≤7.0%或者与标示范围一致
	堆密度	+	+	+	+	与标示值一致
	水中可溶物	+	+	+	+	《中国药典》：≤0.2% USP：≤0.25%
	醚中可溶物	+	+	+	+	≤0.05%
其他项目	性状	+	+	+	+	颜色与溶解度描述存在差异
	淀粉	+				
	溶解性	−	−	+	−	EP独有项目
	粒径分布	+	+	+	+	≤0.03%
	氯化物	+	−	−	−	≤0.5%
	微生物限度		+	+	+	USP：需氧菌总数：10^3 cfu/g，霉菌和酵母菌总数：10^2 cfu/g，不得检出大肠埃希菌和沙门菌 EP、JP：不得检出大肠埃希菌、铜绿假单胞菌、金黄色葡萄球菌、沙门菌
	重金属	+	−	−	+	≤10ppm
	标示/功能性指标	+	+	+	+	《中国药典》：粒径分布与堆密度 USP：平均聚合度、干燥失重、粒径分布（d_{10}，d_{50}和d_{90}，需注明检测方法）与堆密度 EP：粒径分布与粉末流动性 JP：平均聚合度、干燥失重与堆密度
	贮藏	+	−	−	+	《中国药典》：密闭保存 USP：密封保存 JP：密封保存

表2-19　硬脂酸镁质量关键要素比较

项目		《中国药典》	USP	EP	JP	备注
PDG协调后的标准项目	定义	+	+	+	+	Mg：4.0%～5.0%（以干燥品计）
	色谱鉴别	+	+	+	+	
	化学鉴别—镁盐	+	+	+	+	
	酸碱度	+	+	+	+	≤0.05ml 0.1mol/L盐酸或0.1mol/L氢氧化钠
	氯化物	+	+	+	+	≤0.10%
	硫酸盐	+	+	+	+	PDG：≤1.0%《中国药典》：≤0.6%
	干燥失重	+	+	+	+	USP：≤6.0%《中国药典》：≤5.0%
	镉盐	+	+	+	+	≤0.0003%
	铅盐	−	+	+	+	≤0.0010%
	镍盐	+	+	+	+	≤0.0005%
	硬脂酸与棕榈酸相对含量	+	+	+	+	气相色谱法：硬脂酸相对含量不得低于40%，硬脂酸与棕榈酸相对含量的总和不得低于90%
	含量测定	+	+	+	+	滴定法《中国药典》：乙二胺四乙酸二钠滴定液（0.05mol/L）PDG：0.1mol/L 乙二胺四乙酸二钠滴定液
其他项目	性状	+	+	+	+	
	鉴别—酸值	−	−	+	−	EP独有：53℃
	鉴别—凝点	−	−	+	−	EP独有
	铁盐	+	−	−	−	《中国药典》独有：≤0.01%
	微生物限度	−	+	+	+	EP、USP：需氧菌总数：10^3cfu/g霉菌和酵母菌总数：10^2cfu/g沙门菌和大肠埃希菌不得检出
	重金属	+	−	−	+	《中国药典》：≤10ppmJP：≤20ppm
	标示	+	+	+	−	《中国药典》：型号、粒径分布、比表面积USP：比表面积（需注明检测方法）、脂肪酸来自食物来源EP：粒径分布、比表面积、热重
	贮藏	+	+	+	+	《中国药典》：密闭保存USP：密封保存JP：密封保存

表2-20 苯甲醇质量关键要素比较

项目		《中国药典》	USP	EP	JP	备注
PDG协调后的标准项目	定义	+	+	+	+	PDG：98.0%～100.5% 《中国药典》：≥98.0%
	红外鉴别	+	+	+	+	与对照图谱对比（USP注明为未干燥样品）
	折射率	+	+	+	+	1.538～1.541
	酸碱度	+	+	+	+	PDG：不得过0.1ml 0.1mol/L氢氧化钠 《中国药典》：不得过0.2ml 0.1mol/L氢氧化钠
	苯甲醛和其他有关物质	+	+	+	+	PDG：区分了注射用与非注射用 《中国药典》：苯甲醛≤0.1% 其他单杂≤0.02% 其他总杂≤0.1%
	过氧化值	+	+	+	+	≤5
	蒸发残渣	−	+	+	+	≤0.05%
	含量测定	+	+	+	+	PDG：滴定法 《中国药典》：气相色谱法
其他项目	化学鉴别	+	−	−	−	苯甲醛特臭鉴别
	性状	+	+	+	+	
	相对密度	+	+	+	+	1.043～1.050
	馏程	+	−	−	−	《中国药典》独有项目：203～206℃馏出的量不得少于95%
	细菌内毒素（供注射用）	+	−	−	−	≤0.1 EU/ml
	水分	+	−	−	−	《中国药典》独有项目：≤0.5%
	溶液的澄清度与颜色	+	+	+	+	EP：取本品2ml，加水60ml，应澄清无色 USP：澄清度、颜色与水一致，或浊度不得大于参考溶液1； 《中国药典》：取本品2ml，加水58ml，应澄清无色
	氯化物	+	−	−	−	《中国药典》独有项目≤0.003%
	有机氯	−	−	−	−	
	标示	−	+	+	+	其他药典：区分注射用与非注射用
	贮藏	+	+	+	+	其他药典：遮光、密封保存 《中国药典》：遮光、密闭保存

四、小结

通过对《中国药典》、USP-NF、EP、JP药用辅料标准体系的比较和分析，可以看到：①在标准体系的架构上，各药典均建立了以凡例、各论、通则、指导原则为支撑的药典药用辅料标准体系。各药典均在凡例、各论、通则、指导原则中提供药用辅料的定义、标准执行方式、药用辅料性能和安全性评价指南；②从各论标准的收载方式上看，《中国药典》和USP-NF均将药用辅料各论标准单独分类收载，而其他药典药用辅料各论标准与其他各论标准混编；③USP-NF收载的药用辅料各论标准数量最多，并建立了一系列和药用辅料生命周期相关的指导原则，如药用辅料的GDP、GMP、COA、变更管理、供应商审计等；④EP药用辅料各论标准中，会附加药用辅料功能性的列表，还给出测定这些特性中的一种或多种的分析方法，以供参考。药品制造商有责任根据药用辅料的使用和药品研发数据，决定如何在制造过程中应用药用辅料功能性信息；⑤JP明确指出，当JP中收载药用辅料标准，则该辅料要满足标准中的限度。

第六节　药包材标准体系的比较

直接接触药品的包装材料和容器（以下简称药包材）是药品的重要组成部分，伴随药品生产、流通及使用的全过程，其本身的质量、安全性、使用性能以及药包材与药物之间的相容性对药品的质量有非常重要的影响。各国药品监管部门为了保证制剂质量，都对药包材质量提出了相应的要求，制订了一系列标准。本节对各药典药包材标准体系进行比较和分析。

一、《中国药典》药包材标准体系概况

2015年版《中国药典》首次收载了9621药包材通用要求指导原则和9622药用玻璃材料和容器指导原则，开启了药包材标准纳入《中国药典》的序幕，也强化了对药包材及其重要门类玻璃材料的总体要求。

2020年版《中国药典》加强了药包材通用检测方法的收载，形成2个指导原则（9621药包材通用要求指导原则和9622药用玻璃材料和容器指导原则）和16个药包材检测方法的标准体系，进一步扩充了《中国药典》药包材标准

体系，为后续药包材标准体系的整体完善奠定了基础。《中国药典》药包材标准体系详见表2-21。

表2-21 《中国药典》药包材标准体系

类别	标准名称
指导原则	9621 药包材通用要求指导原则
	9622 药用玻璃材料和容器指导原则
4000 药包材检测方法通则	4001 121℃玻璃颗粒耐水性测定法
	4002 包装材料红外光谱测定法
	4003 玻璃内应力测定法
	4004 剥离强度测定法
	4005 拉伸性能测定法
	4006 内表面耐水性测定法
	4007 气体透过量测定法
	4008 热和强度测定法
	4009 三氧化二硼测定法
	4010 水蒸气透过量测定法
	4011 药包材急性全身毒性检查法
	4012 药包材密度测定法
	4013 药包材溶血检查法
	4014 药包材细胞毒性检查法
	4015 注射剂用胶塞、垫片穿刺力测定法
	4016 注射剂用胶塞、垫片穿刺落屑测定法

二、USP药包材标准体系概况

（一）体系框架

USP凡例对药包材的要求是"除各论中另有规定外，USP涉及所有产品都要符合通则<659>包装和储存要求的规定"。USP药包材标准体系中涉及的相关标准，其体系框架如图2-9所示。

按照其分别起到的作用，大致可以分为4类。第1类是产品总论，包括<381><660><661><670>等。第2类是药包材通则，如<659>等。第3类是性能测定标准，包括保护性、功能性、生物反应性性能等的测试方法，如

<87><88><382><671>等。第4类属于指导原则，对涉及不同种类药包材的使用评价、完整性评价、功能性评价、相容性研究评价、规范等内容加以说明，包括<1031><1381><1382><1178><1207><1660><1661><1663><1664>等。此外，值得注意的是，第4类标准是非强制性标准。

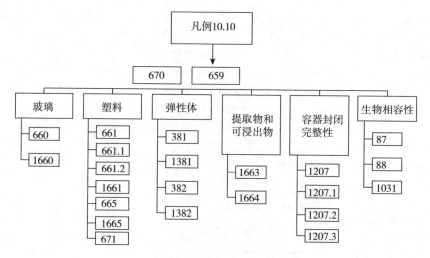

图2-9 USP药包材标准体系框架

（二）标准内容

USP中涉及药包材的内容分布于通用检测方法和指导原则中（表2-22）。通用检测方法具有强制性（除另有规定外），包括对药包材的通用要求，以及塑料材料及包装系统、弹性体密封件、玻璃容器和辅助组件的产品标准，还包括对药包材功能性的测定方法。指导原则主要提供对于药包材生产、使用和评价方面的一些指导性意见，不具有强制性。

表2-22 USP药包材标准内容

分类	编号	标准名称	类型
总体要求	<659>	包装和储存要求	通用检测方法
塑料	<661>	塑料包装系统及其组成材料	通用检测方法
	<661.1>	塑料组成材料	通用检测方法
	<661.2>	药用塑料包装系统	通用检测方法
	<1661>	塑料包装系统及其组件材料对使用人员安全性影响的评价	指导原则

续表

分类	编号	标准名称	类型
玻璃	<660>	玻璃容器	通用检测方法
	<1660>	玻璃容器内表面耐水性评价	指导原则
弹性体	<381>	注射用药品包装/输送系统弹性体组件	通用检测方法
	<382>	肠外产品包装/输送系统弹性体组件功能适用性评价	通用检测方法
	<1381>	注射药品包装/输送系统中使用的弹性成分的评估	指导原则
	<1382>	胃肠外产品包装/输送系统中弹性组件功能适用性评估	指导原则
辅助包装组件	<670>	辅助包装组件	通用检测方法
药品生产用塑料组件系统	<665>	药品和生物制品生产用塑料组件和系统	通用检测方法
	<1665>	用于制造制药产品和生物制药原料药和产品的塑料部件和系统的表征和鉴定	指导原则
可提取物浸出物	<1663>	药用包装/给药系统相关可提取物的评估	指导原则
	<1664>	药用包装/给药系统相关浸出物的评估	指导原则
	<1664.1>	经口鼻吸入药物制剂	指导原则
包材性能	<671>	容器性能检测	通用检测方法
	<1207>	包装完整性评价—无菌产品	指导原则
	<1207.1>	产品生命周期中的包装完整性检测—检测方法选择和验证	指导原则
	<1207.2>	包装完整性泄漏测试技术	指导原则
	<1207.3>	包装密封质量测试技术	指导原则
	<1671>	塑料包装中口服固体制剂的水蒸气透过率的应用	指导原则
生物相容性	<87>	体外生物反应性试验	通用检测方法
	<88>	体内生物反应性试验	通用检测方法
	<1031>	药物容器、医疗器械和植入物中所用材料的生物相容性	指导原则
包装规范	<1178>	良好再包装规范	指导原则

三、EP 药包材标准体系概况

（一）体系框架

EP 的包装标准均属于通用技术要求，收载于第 3 部分容器用材料和容器，包括3.1容器生产用材料，3.2容器和3.3人血和血液组分用容器及其生产用材料、输血装置及其生产材料、注射器，分别包含3大类不同性质和用途的包装标准。其中，除3.2容器类标准采用3层级结构外，3.1项和3.3项所含标准均采用2层级结构。同类标准中，上级标准的相关要求适用于下级标准，非同类标准以及同类同级标准之间相互独立但可以通过引用与其他标准建立关联。

凡例明确3.3项所涉及的容器和材料不属于药品初级包装，未被各论引用，3.2项大部分标准用于提供信息；各论项下可能引用容器定义及规定，制剂通则可能在定义/生产项下要求使用特定容器，部分其他各论可能在储存项下注明推荐使用的容器类型。制剂通则及剂型相关通则中均明确，只要适用，制剂用容器应符合3.1项和3.2项相关通则的要求。EP通则第3部分标准体系见表2-23。

表2-23　EP药包材标准体系

领域与大类标准	特定材料及容器标准
3.1 容器生产用材料	3.1.3 聚烯烃
	3.1.4 肠外给药制剂和眼用制剂容器用无添加剂聚乙烯
	3.1.5 肠外给药制剂和眼用制剂容器用含添加剂聚乙烯
	3.1.6 肠外给药制剂和眼用制剂容器和密封件用聚丙烯
	3.1.7 肠外给药全营养制剂容器和管路用聚乙烯醋酸乙烯酯
	3.1.8 用作润滑的硅油
	3.1.9 密封件和管路用硅橡胶弹性体
	3.1.10 非注射用水基溶液容器用未增塑聚氯乙烯材料
	3.1.11 口服固体制剂容器用未增塑聚氯乙烯材料
	3.1.13 塑料添加剂
	3.1.14 静脉输液用水基溶液容器用增塑聚氯乙烯材料
	3.1.15 非肠外给药制剂容器用聚对苯二甲酸乙二醇酯
3.2 容器	3.2.1 药用玻璃容器
	3.2.2 药用塑料容器及密封件（含3.2.2.1 水基输液用塑料容器）
	3.2.9 肠外给药水基制剂、粉针剂和冻干粉针剂容器用橡胶密封件医疗器械包装

续表

领域与大类标准	特定材料及容器标准
3.3 人血及成分血用容器及其生产用材料、输血装置及其生产用材料、注射器	3.3.1 人血及成分血容器用材料
	3.3.2 人血及成分血容器用增塑聚氯乙烯材料
	3.3.3 人血及成分血输血装置管路用增塑聚氯乙烯
	3.3.4 人血及成分血用无菌塑料容器
	3.3.5 人血及成分血用无菌增塑聚氯乙烯空容器
	3.3.6 人血及成分血用含抗凝剂的无菌增塑聚氯乙烯容器
	3.3.7 人血及成分血用输血装置
	3.3.8 一次性无菌塑料注射器

（二）标准内容

3.1 容器生产用材料根据包装用生产材料的性能及用途，其所涉及材料大致可分为塑料、橡胶和加工助剂。除3.1.13规定的27种塑料添加剂可能由单一化合物、低聚物或规定比例混合物组成外，其余材料主体均为高分子聚合物。塑料添加剂仅设置定义、通用要求及允许添加剂列表，其他特定材料标准一般包括定义、生产、性状、鉴别、检查及附加检查等内容。

3.2 对药用容器的定义、作用、分类及基本要求进行概述，明确密封件是容器的一部分，并说明容器设计需满足功能性、保护性和相容性相关要求。根据药用容器的主体材料及用途，包含玻璃容器、塑料容器和密封件、橡胶密封件等3类容器标准。

3.3 人血及成分血用容器及其生产用材料、输血装置及其生产用材料、注射器涉及人血及成分血用容器及材料以及输血装置和注射器，虽然不属于我国药品包装范畴，但对于药械组合包装以及细胞治疗药品包装的质量控制具有借鉴意义。

四、JP 药包材标准体系概况

JP 药品包装材料和容器相关内容主要分布在制剂通则、通用检测方法和指导原则（表2-24）。

表2-24　JP药包材标准体系

类别	子类别	通则
制剂通则	2制剂包装通则	
通用检测方法	7容器和包装材料试验法	7.01注射剂用玻璃容器试验法
		7.02塑料容器试验法
		7.03输液用橡胶密封件试验
指导原则	G0药品质量的基本概念	G0-5-170药品包装的基本要求及术语
	G7容器和包装	G7-1-171医药产品用玻璃容器
		G7-2-162药用塑料容器和输液容器用橡胶密封件的基本要求
		G7-3-171固体制剂吸塑包装的水蒸气渗透试验
		G7-4-180无菌产品包装完整性评价
		G7-5-180无菌产品包装泄漏试验

（一）制剂包装通则

制剂包装通则包含制剂包装的原则以及制剂和包装适用性要求。制剂包装的原则强调了在制剂开发阶段对包装充分评估的重要性，结合制剂特性开展评估，设定产品质量控制的项目，并通过制剂的稳定性试验最终确认该包装适用于制剂。包装的适用性主要从包装的保护性、相容性、安全性、功能性四个方面进行评估。包装变更后需再次评估。

（二）容器和包装材料试验法

包装材料包含玻璃、塑料、橡胶3种材料，重点是注射剂用包装。试验法内容除了测试项目和方法，还包含了产品要求，采用了产品通则形式。此外在各部分均强调了所列项目的非强制性及对保证药品质量的非充分性，以及关注药包材与药品相容性的研究。

（三）涉及药品包装材料和容器要求的指导原则

JP涉及药品包装材料和容器要求的指导原则有G0和G7两个部分。G0为药品包装的基本要求及术语。G7有5个章节，包括固体泡罩的水蒸气透过量测定方法，玻璃、塑料、橡胶材料要求，以及无菌药品包装密封完整性评估和泄漏测试章节。

五、小结

通过对《中国药典》、USP-NF、EP、JP药包材标准体系的比较和分析，可以看到，各药典均以通用技术要求形式收载药包材标准，标准体系构架有所不同，但共同关注了药包材材料的质量、包材的适用性、相容性与安全性。《中国药典》以收载通用检测方法为主，USP多收载涉及不同种类药包材的使用评价、完整性评价、功能性评价、相容性研究评价等的指导原则。EP收载了较多容器生产用材料通则。JP则在制剂通则、通用检测方法和指导原则中分别收载药包材总体要求、试验方法、基本要求和术语，以及评价方法等内容。

第七节 通用技术要求体系的比较

从药典的功能看，质量控制是最基本的技术功能，此外还应具有对药品全生命周期管理的指导功能，以及对公共卫生领域的导向性功能。因此，国际上各药典均收载了与其功能相适应的通用技术要求。药典中的通用技术要求是药典标准的重要组成部分，发挥着统一性、基础性、通用性和引领性作用。从收载形式上看，药典通用技术要求包括产品总论、通用检测方法、指导原则。其中，产品总论是对某一类产品质量控制的相关技术要求，通用检测方法系为各品种进行相同项目检验时所应采用的统一规定的设备、程序、方法及限度等。指导原则系为规范药典执行，指导药品标准制定和修订，提高药品质量控制水平所规定的非强制性、推荐性技术要求。从收载内容上看，药典通用技术要求包括技术标准和管理标准。近年来，随着科技的飞速发展以及为加深使用者对监管目标的理解，各药典均不断加强对通用技术要求的制定，贯彻质量源于设计的理念，强调对药品源头和全生命周期的质量控制，覆盖影响药品安全和质量的各环节关键要素及其控制所涉及的通用技术要求，形成了系统、科学、合理且可行的有机整体。本节从药品全生命周期管理角度，将各药典通用技术要求按照研发、命名、术语、原料和辅料、生产、制剂、分析方法、分析方法验证、标准物质、实验室质量管理、仪器设备、试剂、包材、标签、运输和贮存、使用、国际协调17个维度进行分类、比较和分析。

一、各药典通用技术要求分类情况

（一）《中国药典》通用技术要求分类

按照上述17个维度，对《中国药典》通用技术要求进行分类，分类情况见表2-25。

表2-25 《中国药典》通用技术要求分类

分类	通用技术要求名称
研发	9011 药物制剂人体生物利用度和生物等效性试验指导原则 9302 中药有害残留物限量制定指导原则 9306 遗传毒性杂质控制指导原则
命名	生物制品通用名称命名原则
术语	无
原料和辅料	生物制品生产检定用菌毒种的管理及质量控制 生物制品生产用原材料及辅料质量控制 生物制品生产检定用动物细胞基质制备及质量控制 血液制品生产用人血浆 3600 特定生物原材料/动物及辅料（3601 生物制品生产及检定用实验动物质量控制、3603 重组胰蛋白酶、3604 新生牛血清、3605 细菌生化反应培养基、3650 氢氧化铝佐剂） 0261 制药用水 0251 药用辅料 9601 药用辅料功能性相关指标指导原则 9602 动物源药用辅料指导原则 9603 预混与共处理药用辅料指导原则
生产	0213 炮制通则
制剂	38个制剂通则 8个生物制品总论 生物制品病毒安全性控制通则 9013 缓释、控释和迟释制剂指导原则 9014 微粒制剂指导原则 9502 锝［^{99m}Tc］放射性药品质量控制指导原则
分析方法	260个通用检测方法通则 0211 药材和饮片取样法 0212 药材和饮片检定通则 9102 药品杂质分析指导原则 9103 药物引湿性试验指导原则 9104 近红外分光光度法指导原则 9105 中药生物活性测定指导原则 9106 基于基因芯片的药物评价技术与方法指导原则 9107 中药材DNA条形码分子鉴定法指导原则

续表

分类	通用技术要求名称
分析方法	9108 DNA 测序技术指导原则
	9202 非无菌产品微生物限度检查指导原则
	9204 微生物鉴定指导原则
	9251 细菌内毒素检查法应用指导原则
	9301 注射剂安全性检查法应用指导原则
	9303 色素测定法指导原则
	9304 中药中铝、铬、铁、钡元素测定指导原则
	9305 中药中真菌毒素测定指导原则
	9015 药品晶型研究及晶型质量控制指导原则
分析方法验证	9099 分析方法确认指导原则
	9100 分析方法转移指导原则
	9101 分析方法验证指导原则
	9012 生物样品定量分析方法验证指导原则
	9201 药品微生物检验替代方法验证指导原则
	9401 生物制品生物活性/效价测定方法验证指导原则
标准物质	生物制品国家标准物质制备和标定通则
	8061 对照品 对照药材 对照提取物
	8062 标准品 对照品
	0291 国家药品标准物质通则
	9109 标准核酸序列建立指导原则
	9901 国家药品标准物质制备指导原则
实验室质量管理	9203 药品微生物实验室质量管理指导原则
	9205 药品洁净实验室微生物监测和控制指导原则
仪器设备	9206 无菌检查用隔离系统验证指导原则
试剂	8001 试药
	8002 试液
	8003 试纸
	8004 缓冲液
	8005 指示剂与指示液
	8006 滴定液
	9207 灭菌用生物指示剂指导原则
	9208 生物指示剂耐受性检查法指导原则
药包材	16 个药包材检测方法通则
	9621 药包材通用要求指导原则
	9622 药用玻璃材料和容器指导原则
标签	无
运输和贮存	生物制品分包装及贮运管理通则
	9001 原料药物与制剂稳定性试验指导原则
	9402 生物制品稳定性试验指导原则
使用	无
国际协调	无

《中国药典》除术语、标签、使用和国际协调方面外，在其余13个方面，即研发、命名、原料和辅料、生产、制剂、分析方法、分析方法验证、标准物质、实验室质量管理、仪器设备、试剂、药包材、运输和贮存均制定了通用技术要求，其收载特点如下。

（1）在研发方面，与USP、BP类似，制定了9011药物制剂人体生物利用度和生物等效性试验指导原则。此外，还收载了9306遗传毒性杂质控制指导原则。

（2）在命名方面，与其他药典不同，《中国药典》专门制定了生物制品通用名称命名原则通则。

（3）在原辅料方面，与EP类似，针对生物制品各类型原辅料，制定了多个通则。与其他药典不同的是，针对不同类型的药用辅料，制定了9602动物源药用辅料指导原则、9603预混与共处理药用辅料指导原则。

（4）在生产方面，与EP类似，《中国药典》只针对中药炮制过程收载相关通用技术要求，未针对其他类型产品收载与生产过程有关的通用技术要求。

（5）在制剂要求方面，《中国药典》与其他药典类似，以制剂通则、产品总论和指导原则形式收载。在制剂通则中一般提供如下规范：单位剂量均匀性、稳定性、安全性和有效性、剂型与给药途径、包装与贮藏、标签与说明书。在生物制品总论中一般提供如下规范：制造、质量控制、标准物质、检定、稳定性评价、包装及密闭容器系统、贮存、运输、有效期、标签、说明书等。与USP类似，《中国药典》还针对特殊的化药和放射药制剂，收载9013缓释、控释和迟释制剂指导原则、9014微粒制剂指导原则、9502锝［^{99m}Tc］放射性药品质量控制指导原则。

（6）在分析方法验证方面，《中国药典》收载指导原则数量较多。与其他药典不同的是，专门收载了9012生物样品定量分析方法验证指导原则、9401生物制品生物活性/效价测定方法验证指导原则。

（7）在标准物质方面，《中国药典》收载的与标准物质有关的指导原则最多，且专门针对生物制品，制定了生物制品国家标准物质制备和标定通则，专门针对制备环节，制定了9901国家药品标准物质制备指导原则。

（8）在实验室质量管理方面，只有《中国药典》和USP在微生物实验室领域收载相关指导原则。《中国药典》收载数量最多，包括9203药品微生物实验室质量管理指导原则、9205药品洁净实验室微生物监测和控制指导原则。

（9）在仪器设备方面，《中国药典》和IP相比于其他药典，收载通用技术要求较少。

（10）在试剂方面，《中国药典》收载试剂标准类型较为全面，但涉及试剂共性要求的内容较少。

（11）在药包材方面，与其他药典相比，《中国药典》收载各类型药包材检测方法数量较多，但收载药包材共性通用技术要求较少。

（12）在运输和贮存方面，与其他药典不同，《中国药典》专门针对生物制品，收载了生物制品分包装及贮运通则，与USP一样，收载了9402生物制品稳定性试验指导原则。

（二）USP通用技术要求分类

按照上述17个维度，对USP通用技术要求进行分类，分类情况见表2-26。

表2-26　USP通用技术要求分类

分类	通用技术要求名称
研发	<1088>口服制剂的体外和体内评价 <1090>药品性能评估生物利用度、生物等效性和溶出度 <1092>溶出度：开发和验证
命名	无
术语	<1030>生物测定章节概述和术语表 <1121>术语
原料和辅料	<89>用作制药辅助材料的酶（<89.1>胶原酶Ⅰ、<89.2>胶原酶Ⅱ） <90>胎牛血清质量属性和功能测试 <1024>牛血清 <1043>细胞、基因和组织工程产品的辅助材料 <1059>辅料功能性 <1072>消毒剂和防腐剂 <1074>辅料生物安全性评价指南
原料和辅料	<1078>散装药用辅料的良好生产规范 <1080>散装药用辅料—分析证书 <1083>供应商资质 <1180>人血浆 <1195>散装药用辅料的重大变化 <1230>血液透析用水 <1231>制药用水 <1240>用于进一步生产的人血浆病毒检测 <1503>合成肽原料药的质量属性 <1504>用于化学合成治疗性肽的起始材料的质量属性 <1901>药用滑石中石棉检测的理论与实践 <602>推进剂

分类	通用技术要求名称
生产	<92>生长因子和细胞因子在细胞治疗生产中的应用
	<825>放射性药物的制备、合成、配制和重新包装
	<1029>良好的文档指南
	<1042>重组生物制品的细胞库实践
	<1115>非无菌药物和产品的生物负载控制
	<1116>无菌生产环境的微生物控制与监测
	<1211>无菌保证
	<1222>最终灭菌药品—参数放行
	<1228>除热原（<1228.1>干热除热原、<1228.3>过滤除热原、<1228.4>冲洗除热原、<1228.5>用于除热原的内毒素指标）
制剂	<1>注射和植入药品（肠外注射）—产品质量测试
	<2>口服药品产品质量测试
	<3>外用和透皮药品产品质量测试
	<4>黏膜药品产品质量测试
	<5>吸入和鼻腔药物产品通用信息和产品质量测试
	<561>植物来源物质
	<603>局部气溶胶
	<607>药用泡沫产品质量测试
	<823>用于配制、试验和研究用途的正电子发射断层扫描药物
	<1004>黏膜药物产品性能测试
	<1025>胰酶
	<1041>生物制品
	<1046>基于细胞的先进疗法和基于组织的产品
	<1047>基因治疗产品
	<1151>药物剂型
	<1153>含有纳米材料的药品
	<1234>人用疫苗—多糖和糖缀合物疫苗
	<1235>人用疫苗——一般注意事项
	<1238>人用疫苗—细菌疫苗
	<1239>人用疫苗—病毒疫苗
	<1601>雾化特性测试产品
制剂	<1664.1>口服吸入和鼻用药品
	<1711>口服制剂性能测试
	<1724>半固体制剂—性能测试
	<1771>眼用制剂性能测试
	<1821>放射性药物理论与实践
	<1823>正电子发射断层扫描药物信息
分析方法	300个通用检测方法通则
	<1001>肠外药物制剂的体外释放试验方法
	<1005>声发射
	<1010>分析数据的解释和处理
	<1034>生物分析试验
	<1039>化学计量学

分类	通用技术要求名称
分析方法	<1048>生物技术产品的质量：用于生产rDNA衍生蛋白产品的细胞中表达构建体的分析
	<1050>源自人类或动物来源的细胞系的生物技术产品的病毒安全性评估（<1050.1>病毒清除程序的设计、评估和表征）
	<1052>生物技术衍生物—氨基酸分析
	<1053>毛细管电泳
	<1054>生物技术衍生物—等电聚焦
	<1055>生物技术衍生物—肽图谱
	<1056>生物技术衍生物—聚丙烯酰胺凝胶电泳
	<1057>生物技术衍生物—总蛋白测定
	<1061>颜色—仪器测定
	<1062>片剂压缩特性
	<1063>用于粉末流动测试的剪切池法
	<1064>高效薄层色谱法鉴定植物来源物质
	<1065>离子色谱法
	<1071>一种基于风险的短效期产品的快速无菌检测方法
	<1084>糖蛋白和甘氨酸分析—通用注意事项
	<1085>内毒素检查指南
	<1086>原料药和药品中的杂质
	<1087>转盘和固定盘的固有溶出试验程序
	<1094>胶囊溶出度测试及相关质量属性
	<1097>散装粉末取样程序
	<1099>评估大样本中含量均匀度时的大偏差数量限值
	<1102>免疫学试验方法一般注意事项
	<1103>免疫学试验方法酶联免疫吸附试验
	<1104>免疫学试验方法免疫印迹分析
	<1105>免疫学试验方法表面等离子体共振
	<1106>免疫原性测定抗药物抗体免疫测定法的设计与验证（<1106.1>免疫原性测定抗药物中和抗体检测方法的设计与验证）
	<1108>评估可结晶片段介导的效应器功能的分析
	<1111>非无菌产品的微生物检验：制剂和原料药的可接受标准
	<1112>水活度测定在非无菌药品中的应用
	<1113>微生物特征、鉴定和菌株分型
	<1125>基于核酸的技术—概述
	<1126>基于核酸的技术—提取、检测和测序
	<1127>基于核酸的技术—扩增
	<1128>基于核酸的技术—微阵列
	<1129>基于核酸的技术—基因分型
	<1130>基于核酸的技术—检测痕量核酸的方法（残留DNA检测）
	<1132>生物制药中残留宿主细胞蛋白的测定
	<1174>粉末流动性
	<1181>扫描电子显微镜
	<1184>致敏试验

分类	通用技术要求名称
分析方法	<1212>探针定位测试
	<1216>片剂脆碎度
	<1217>片剂破碎力
	<1220>分析方法生命周期
	<1229>灭菌（<1229.1>直接接触蒸汽灭菌、<1229.16>朊病毒失活、<1229.17>支原体灭菌、<1229.18>病毒清除方法、<1229.2>水溶液的湿热灭菌、<1229.3>生物负载监测、<1229.4>液体的过滤灭菌、<1229.6>液相灭菌、<1229.7>气体灭菌、<1229.8>干热灭菌、<1229.9>灭菌用理化积分器和指示剂、<1229.10>辐射灭菌、<1229.11>气相灭菌、<1229.12>新的灭菌方法、<1229.13>原位灭菌、<1229.14>灭菌周期开发、<1229.15>气体的过滤灭菌）
	<1236>溶解度测定
	<1237>病毒学试验方法
	<1241>药物系统中的水–固体相互作用
	<1251>在分析天平上称重
	<1285>用于组织学和免疫组织化学分析的生物标本的制备（<1285.1>显微镜检查切片组织的苏木精和曙红染色）
	<1430>基于散射现象的分析方法（<1430.1>静态光散射、<1430.2>粒度的光散射测量、<1430.3>动态光散射、<1430.4>电泳光散射（ζ电位的测定）、<1430.5>小角度X射线散射和小角度中子散射、<1430.6>通过光散射进行粒子计数、<1430.7>散射测浊法和比浊法）
	<1469>亚硝胺杂质
	<1603>良好的级联冲击器实践
	<1644>溶液电导率测定的理论与实践
	<1730>等离子体光谱化学理论与实践
	<1735>X射线荧光光谱分析理论与实践
	<1736>质谱的应用
	<1761>核磁共振波谱的应用
	<1776>制药系统的图像分析
	<1782>振动圆二色光谱理论与实践
	<1787>治疗性蛋白质注射剂中亚可见颗粒物的测量
	<1788>亚可见颗粒物的测定方法（<1788.1>亚可见颗粒物的光散射测定法、<1788.2>膜显微镜法测定亚可见颗粒物、<1788.3>测定亚可见颗粒物的流动成像方法）
	<1790>注射剂的目视检查
	<1850>药品质量评价的筛选技术评价
	<1852>原子吸收光谱理论与实践
	<1853>荧光光谱理论与实践
	<1854>中红外光谱理论与实践
	<1856>近红外光谱理论与实践
	<1857>紫外可见光谱理论与实践
	<1858>拉曼光谱理论与实践
	<1911>流变仪
	<1912>半固体硬度的测量

分类	通用技术要求名称
分析方法验证	<1033>生物测定验证 <1223>微生物替代方法的验证（<1223.1>抗生素微生物检测替代方法的验证） <1224>分析方法转移 <1225>分析方法验证 <1226>分析方法确认 <1227>微生物回收率的验证 <1210>方法验证的统计学工具 <1467>残留溶剂—药典方法确认和替代方法验证
标准物质	<11>USP标准物质
实验室质量管理	<1117>微生物学最佳实验室实践方法
仪器设备	<31>容量仪器 <41>天平 <1051>玻璃仪器清洗 <1058>分析仪器确证 <1079.3>监测设备的时间、温度和湿度 <1176>配制中使用的处方天平和容量仪器 <1208>隔离系统的无菌测试验证
试剂	试剂 试剂标准 指示剂和试纸 试液 <1229.5>灭菌生物指示剂
药包材	<381>注射用药品包装/输送系统弹性体组件 <382>肠外产品包装/输送系统弹性体组件功能适用性评价 <660>玻璃容器 <661>塑料包装系统及其组成材料（<661.1>塑料组成材料、<661.2>药用塑料包装系统） <665>用于制造药品和生物制药原料药和产品的塑料组件和系统 <670>辅助包装组件 <671>容器性能测试 <1031>用于药物容器、医疗器械和植入物的材料的生物相容性 <1178>良好的重新包装实践 <1207>包装完整性评估—无菌产品（<1207.1>产品生命周期中的包装完整性测试方法选择与验证、<1207.2>密封完整性泄漏测试技术、<1207.3>包装密封质量测试技术） <1381>注射药品包装/递送系统中使用的弹性体组件的评估 <1382>胃肠外产品包装/递送系统中弹性体组件功能适用性评估 <1602>具有吸入气溶胶特性的垫片和带阀容纳室 <1660>玻璃容器内表面耐久性评价 <1661>药用塑料包装系统及其结构材料的评价

分类	通用技术要求名称
药包材	<1663>与药物包装/递送系统相关的提取物的评估
	<1664>与药物包装/递送系统相关的药品浸出物的评估
	<1665>用于制造药品和生物制药原料药和制剂的塑料组件和系统的表征和鉴定
	<1671>固体口服制剂的水气透过率在塑料包装系统中的应用
标签	<7>标签
	<17>处方容器标签
	<1091>非活性成分标签
运输和贮存	<659>包装和储存要求
	<800>医疗环境中的危险药物处理
	<1044>细胞的冷冻保存
	<1049>生物技术产品的质量：生物技术/生物产品的稳定性测试
	<1079>成品储存和运输的风险和缓解策略（<1079.1>试验药物产品的储存和运输、<1079.2>评价药品储存和运输过程中温度偏移的平均动力学温度）
	<1149>化学和生物制药原料、中间体和制剂的物理稳定性评估和控制指南
	<1191>配药实践中的稳定性考虑
	<1197>散装药用辅料的良好运输规范
使用	<795>药物配制非无菌制剂
	<797>药物配制无菌制剂
	<1066>促进安全用药的物理环境
	<1160>药学实践中的药学计算
	<1163>药品配制中的质量保证
	<1168>I期临床试验药物的配制
	<1265>处方药书写信息指南
国际协调	无

USP通用技术要求几乎涵盖了药品全生命周期的各个环节。USP除命名和国际协调方面外，在其余15个方面，即研发、术语、原料和辅料、生产、制剂、分析方法、分析方法验证、标准物质、实验室质量管理、仪器设备、试剂、药包材、标签、运输和贮存、使用均制定了通用技术要求，其收载特点如下。

（1）在研发方面，USP收载了<1088>口服制剂的体外和体内评价、<1092>溶出度：开发和验证，以及与《中国药典》、BP类似，收载<1090>药品性能评估生物利用度、生物等效性和溶出度指导原则。

（2）在术语方面，USP除收载总要求<1121>术语外，与EP一样，还收载<1030>生物测定章节概述和术语表。

（3）在原辅料方面，USP收载通用技术要求数量较多，包括生物制品原料通用技术要求、与辅料相关的通用技术要求。

（4）在生产方面，USP收载通用技术要求数量较多，包括<825>放射性药物的制备、合成、配制和重新包装；<1029>良好的文档指南；<1116>无菌生产环境的微生物控制与监测；<1211>无菌保证；<1222>最终灭菌药品—参数放行等。与EP类似，还收载了<1228>除热原相关技术指导原则。

（5）在制剂方面，USP针对植物药、化药和生物制品各类型制品分别制定了通用技术要求，如收载<1>注射和植入药品（肠外注射）—产品质量测试、<2>口服药品产品质量测试、<3>外用和透皮药品产品质量测试、<4>黏膜药品产品质量测试、<5>吸入和鼻腔药物产品通用信息和产品质量测试等，内容包括简介和产品质量检验项目和方法。与EP、JP、BP类似，USP收载了<561>植物来源物质通用技术要求。针对新型制剂和先进治疗药物，制定了<1153>含有纳米材料的药品、<1046>基于细胞的先进疗法和基于组织的产品、<1047>基因治疗产品指导原则。

（6）在分析方法方面，USP收载通用技术要求数量较多，共400余个。USP针对生物技术衍生物检测方法、免疫学试验方法、核酸检测技术、灭菌法、散射分析方法、颗粒物的测定，制定了大类系列指导原则。此外，USP还制定了多个涉及药物研发和生产使用的方法，如<1776>制药系统的图像分析、<1062>片剂压缩特性、<1063>用于粉末流动测试的剪切池法、<1087>转盘和固定盘的固有溶出试验程序、<1174>粉末流动性、<1217>片剂破碎力、<1911>流变仪、<1912>半固体硬度的测量等。与JP类似，USP制定了<1071>一种基于风险的短效期产品的快速无菌检测方法。

（7）在分析方法验证方面，USP收载指导原则数量较多。除总要求<1225>分析方法验证外，与《中国药典》类似，还收载了<1224>分析方法转移、<1226>分析方法确认指导原则。此外，在生物测定和微生物测定方面，与《中国药典》类似，还分别制定了指导原则，如<1033>生物测定验证、<1223>微生物替代方法的验证、<1223.1>抗生素微生物检测替代方法的验证、<1227>微生物回收率的验证。对于方法验证中使用的数据分析工具，USP还专门制定了<1210>方法验证的统计学工具指导原则。针对残留溶剂测定方法，制定了<1467>残留溶剂—药典方法确认和替代方法验证指导原则。

（8）在标准物质方面，USP制定了1个总要求，即<11>USP标准物质。

（9）在实验室质量管理方面，与《中国药典》类似，针对微生物实验室制定了<1117>微生物学最佳实验室实践方法。

（10）在仪器设备方面，USP收载通用技术要求数量较多，包括对容量仪器、天平、玻璃仪器清洗、监测设备、分析仪器确证等的要求。

（11）在标签方面，USP除收载总要求<7>标签外，还收载了<17>处方容器标签、<1091>非活性成分标签指导原则。

（12）在药包材方面，USP收载的通用技术要求数量较多，包括对各类型药包材的通用要求和检测方法。

（13）在运输和贮存方面，USP收载的通用技术要求数量较多。除总要求<659>包装和储存要求、<1079>成品储存和运输的风险及缓解策略外，还针对不同类产品，如细胞、生物制品、试验药物、化学药、辅料等，分别制定了通用技术要求，如<800>医疗环境中的危险药物处理、<1044>细胞的冷冻保存、<1079.1>试验药物产品的储存和运输、<1079.2>评价药品储存和运输过程中温度偏移的平均动力学温度、<1197>散装药用辅料的良好运输规范、<1049>生物技术产品的质量：生物技术/生物制品的稳定性测试、<1149>化学和生物制药原料、中间体和制剂的物理稳定性评估和控制指南、<1191>配药实践中的稳定性考虑等。

（14）在使用方面，USP制定了近10个指导原则，主要涉及药物配制、用药环境和处方药的书写等。

（三）EP通用技术要求分类

按照上述17个维度，对EP通用技术要求进行分类，分类情况见表2-27。

表2-27　EP通用技术要求分类

分类	通用技术要求名称
研发	无
命名	5.22中草药命名
术语	5.2.1生物制品各论中使用的术语
原料和辅料	5.2.2用于疫苗生产和质量控制的不含特定病原体的鸡群
	5.2.3用于生产人用疫苗的细胞基质
	5.2.11用于生产人用共轭多糖疫苗的载体蛋白
	5.2.12用于生产细胞和基因治疗药物产品的生物原料
	5.10药用物质中杂质的控制
	5.15药用辅料的功能相关特性

续表

分类	通用技术要求名称
生产	5.2.8将人用和兽用药品传播动物海绵状脑病病原体的风险降至最低 5.18中药的预处理方法：通用信息 5.19放射性药物的体外制备 5.25过程分析技术 5.1.1无菌产品的制备方法 5.1.5 F概念在热灭菌过程中的应用 5.1.12肠外制剂生产中使用物品的除热原
制剂	21个产品总论 31个剂型通则 5.14人用转基因药品 5.23植物药提取物 5.30精油
分析方法	300个通用检测方法通则 5.2.14用体外方法代替体内方法控制疫苗质量 5.3生物测定和试验结果的统计分析 5.4残留溶剂 5.6干扰素含量测定 5.11各论中的特性项
分析方法	5.16结晶度 5.9多晶型 5.17制剂试验方法建议（5.17.1关于溶出度试验的建议、5.17.2颗粒物污染测试建议：可见颗粒物） 5.20元素杂质 5.21化学计量学方法在分析数据中的应用 5.24化学成像 5.28多元统计过程控制 5.1.3抑菌效力 5.1.4非无菌药物制剂和原料药的微生物质量 5.1.6微生物质量控制的替代方法 5.1.7病毒安全性 5.1.8口服植物药产品及其制剂中使用的提取物的微生物质量 5.1.9无菌检测使用指南 5.1.10细菌内毒素检查使用指南 5.1.11抑菌药品灭菌或抑菌效力的测定
分析方法验证	5.26药典方法的实施
标准物质	5.12标准物质
实验室质量管理	无
仪器设备	2.1.1滴管 2.1.2烧结玻璃过滤器的孔隙率对比表 2.1.3分析用紫外灯 2.1.4滤器 2.1.5比较试验用管 2.1.6气体检测管 2.1.7用于分析目的的天平

分类	通用技术要求名称
试剂	试剂、限度试验用标准溶液、缓冲液 滴定液的基准试剂、滴定液 5.1.2无菌产品生产中使用的生物指示剂和相关微生物制剂
药包材	3.1容器生产用材料（3.1.3聚烯烃、3.1.4肠外给药制剂和眼用制剂容器用无添加剂聚乙烯、3.1.5肠外给药制剂和眼用制剂容器用含添加剂聚乙烯、3.1.6肠外给药制剂和眼用制剂容器和密封件用聚丙烯、3.1.7肠外给药全营养制剂容器和管路用聚乙烯醋酸乙烯酯、3.1.8用作润滑剂的硅油、3.1.9密封件和管路用硅橡胶弹性体、3.1.10非注射用水基溶液容器用未增塑聚氯乙烯材料、3.1.11口服固体制剂容器用未增塑聚氯乙烯材料、3.1.13塑料添加剂、3.1.14静脉输液用水基溶液容器用增塑聚氯乙烯材料、3.1.15非肠外给药制剂容器用聚对苯二甲酸乙二醇酯） 3.2容器［3.2.1药用玻璃容器、3.2.2药用塑料容器及密封件（含3.2.2.1水基输液用塑料容器）、3.2.9肠外给药水基制剂、粉针剂和冻干粉针剂容器用橡胶密封件医疗器械包装］ 3.3人血及成分血用容器及其生产用材料、输血装置及其生产用材料、注射器（3.3.1人血及成分血容器用材料、3.3.2人血及成分血容器用增塑聚氯乙烯材料、3.3.3人血及成分血输血装置管路用增塑聚氯乙烯、3.3.4人血及成分血用无菌塑料容器、3.3.5人血及成分血用无菌增塑聚氯乙烯空容器、3.3.6人血及成分血用含抗凝剂的无菌增塑聚氯乙烯容器、3.3.7人血及成分血用输血装置、3.3.8一次性无菌塑料注射器）
标签	无
运输和贮存	无
使用	无
国际协调	5.8药典协调

EP除研发、实验室质量管理、标签、运输和贮存、使用方面，在其余12个方面，即命名、术语、原料和辅料、生产、制剂、分析方法、分析方法验证、标准物质、仪器设备、试剂、药包材、国际协调均制定了通用技术要求，其收载特点如下。

（1）在命名方面，EP针对中草药制定了命名指导原则。

（2）在术语方面，EP与USP类似，收载了5.2.1生物制品各论中使用的术语。

（3）在原辅料方面，EP针对用于生产不同类型生物制品的原料制定了多个指导原则，此外还制定了5.10药用物质中杂质的控制、5.15药用辅料的功能相关特性指导原则。

（4）在生产方面，相比于其他药典，EP收载指导原则数量较多。其中，与IP类似，收载了5.2.8将人用和兽用药品传播动物海绵状脑病病原体的风险降至最低指导原则。与其他药典不同的是，EP收载了应用于生产的5.25过程分析技术指导原则。针对中药和放射药，收载了5.18中药的预处理方法：通用信息、5.19放射性药物的体外制备指导原则。此外，还收载了5.1.1无菌产品的制备方法、5.1.5 F概念在热灭菌过程中的应用、5.1.12肠外制剂生产中使用物品的除热原指导原则。

（5）在制剂方面，除收载制剂通则外，EP还收载了20余个各类型产品总论。相比于其他药典，EP专门制定了5.14人用转基因药品指导原则，还收载了5.23植物药提取物、5.30精油指导原则。EP制剂通则一般包括定义、生产、测试、贮藏、标签几方面，以及各类型亚剂型的质量控制要点。EP产品总论一般包括定义、生产、鉴别、性状、测试、含量测定、效力、贮藏、标签，以及各类产品中亚类产品的质量控制额外要点。EP在部分制剂通则和产品总论的第一段明确该文本的适用、不适用和不一定适用的范围，并给出了针对不适用和额外要求参考的文本信息。EP指出，在特定条件下，制剂通则和产品总论的要求不一定是全面的，补充或附加要求可以在单独的各论中规定，也可以由主管当局实施。

（6）在分析方法方面，与其他药典相比，EP收载了与过程分析相关的分析方法，包括5.21化学计量方法在分析数据中的应用、5.24化学成像、5.28多元统计过程控制。

（7）在分析方法验证和标准物质方面，EP分别只收载了原则性的5.26药典方法的实施和5.12标准物质指导原则。

（8）在仪器设备方面，EP收载通用技术要求较多，包括对滴管、紫外灯、烧结玻璃过滤器、滤器、比较试验用管、气体检测管和分析天平的要求。

（9）在药包材方面，EP收载通用技术要求数量较多。主要包括3大类：用于制造药包材的材料，药包材，人体血液和血液成分用药包材以及在制造过程中使用的材料、输血器及其制造过程中使用的材料、注射器。

（10）在国际协调方面，EP与JP类似，收载了5.8药典协调指导原则。

（四）JP通用技术要求分类

按照上述17个维度，对JP通用技术要求进行分类，分类情况见表2-28。

表2-28　JP通用技术要求分类

分类	通用技术要求名称
研发	无
命名	G5-1-180关于JP中植物药的科学名称
术语	G0-6-172质量源于设计（QbD）、质量风险管理（QRM）和药品质量体系（PQS）的术语表
原料和辅料	G3-15-141 JP和其他标准中规定的动物来源药品的动物资质 GZ-1-161试验用水 GZ-2-172制药用水的质量控制
生产	无
制剂	生药通则 制剂通则 G3-13-141JP生物技术/生物制品病毒安全性的基本要求
分析方法	93个通用检测方法通则 G2-1-171固体和颗粒密度 G2-2-171粉末细度 G2-3-171粉末流动性 G2-4-161动态光散射法测定分散在液体中的颗粒直径 G1-3-161近红外光谱法 G3-2-171氨基酸分析 G3-3-142肽图分析 G3-4-161肽和蛋白质的质谱分析 G3-5-170单糖分析和低聚糖分析/低聚糖图谱 G3-6-142等电聚焦 G3-7-180毛细管电泳 G3-8-170 SDS-聚丙烯酰胺凝胶电泳 G3-9-172宿主细胞蛋白质测定 G3-10-170表面等离子体共振 G3-11-171酶联免疫吸附试验 G3-12-172总蛋白质含量测定 G3-14-170用于生物技术/生物制品生产的细胞基质的支原体检测 G4-1-170非无菌产品微生物特性 G4-2-180微生物试验用培养基和微生物菌株的控制 G4-3-170抑菌效力测定 G4-4-180细菌内毒素检测和使用重组蛋白试剂进行内毒素检测的替代方法 G4-5-131细菌内毒素限值 G4-6-170微生物快速检测方法 G4-7-160基于分子生物学方法的微生物快速鉴定 G4-8-152荧光染色法快速计数微生物 G4-9-170消毒和灭菌方法 G5-2-170植物药和植物药制剂定量标记物 G5-3-170植物药和植物药制剂的薄层色谱法

续表

分类	通用技术要求名称
分析方法	G5-4-141 马兜铃酸 G5-5-170 核磁共振波谱定量分析技术及其在JP试剂中的应用 G5-6-172 利用遗传信息进行植物药纯度检测 G5-7-170 植物药和植物药制剂中黄曲霉毒素的分析方法 G5-8-180 植物药放射性测定方法 G6-1-171 过程分析技术实时放行测试中含量均匀度的标准 G6-3-171 空气动力学颗粒尺寸测量 G6-4-180 片剂硬度测定 G6-5-150 片剂脆碎度测试 G6-6-131 胃肠道药物pH测试 G6-7-160 全肠外营养液中微量铝的测试
分析方法验证	G1-2-152 系统适应性 G1-1-130 分析方法的验证
标准物质	9.01 标准物质 G8-1-170 JP标准品和标准物质
实验室质量管理	无
仪器设备	9.61 用于波长和传输速率校准的滤光器 9.62 测量仪器、器具 9.63 温度计 G6-2-170 溶出装置机械校正的标准程序
试剂	9.21 容量分析的标准溶液 9.22 标准溶液 9.23 比色液 9.41 试剂试液 9.42 色谱用固体载体/柱填料 9.44 标准粒子 G4-10-162 灭菌和灭菌用生物指示剂
药包材	7.01 注射剂用玻璃容器试验法 7.02 塑料容器试验法 7.03 输液用橡胶密封件试验 G0-5-170 药品包装的基本要求及术语 G7-1-171 医药产品用玻璃容器 G7-2-162 药用塑料容器和输液容器用橡胶密封件的基本要求 G7-3-171 固体制剂吸塑包装的水蒸气渗透试验 G7-4-180 无菌产品包装完整性评价 G7-5-180 无菌产品包装泄漏试验
标签	无
运输和贮存	G0-4-171 植物药和药品的稳定性试验
使用	无
国际协调	GZ-3-180 JP国际协调的实施

续表

分类	通用技术要求名称
其他	G3-1-180生物技术产品质量控制的基本概念（生物制药） G0-1-172植物药和药品质量保证的基本概念 G0-2-170质量风险管理的基本概念 G0-3-172化学合成植物药和药品中杂质的概念

JP除研发、生产、实验室质量管理、标签、使用方面，在其余12个方面，即命名、术语、原料和辅料、制剂、分析方法、分析方法验证、标准物质、仪器设备、试剂、药包材、运输和贮存、国际协调均制定了通用技术要求，其收载特点如下。

（1）在命名方面，JP与EP、BP相同，制定了植物药命名通用技术要求。

（2）在术语方面，与其他药典不同，JP制定了与质量管理概念相关的术语指导原则，即G0-6-172设计质量（Quality by Design，QbD）、质量风险管理（Quality Risk Management，QRM）和药品质量体系（Pharmaceutical Quality System，PQS）的术语表。

（3）在原辅料方面，与其他药典不同，JP针对试验用水制定了指导原则。

（4）在制剂方面，JP与BP一样，制定了植物药通则。植物药通则包括适用范围、性状、产地、鉴定、检测、使用和贮藏等的原则性规定。制剂通则包括一般注意事项、制剂包装的一般注意事项、制剂各论、与生药有关的制剂各论。一般注意事项包括制剂的一般规则。制剂包装的一般注意事项描述了基本项目以及使用容器和包装物制剂的包装适用性。制剂各论描述了剂型、生产方法、试验方法、容器和包装以及储存的定义。制剂通则中对测试方法的描述是基本要求，制造方法代表了常用方法。

（5）在分析方法方面，与USP、EP类似，JP中收载了一些与生产和制造有关的分析方法通用技术要求，如G2-1-171固体和颗粒密度、G2-2-171粉末细度、G2-3-171粉末流动性、G6-1-171过程分析技术实时放行测试中含量均匀度的标准、G6-4-180片剂硬度测定、G4-6-170微生物快速检测方法、G4-7-160基于分子生物学方法的微生物快速鉴定、G4-8-152荧光染色法快速计数微生物。

（6）在分析方法验证方面，收载了一个总的分析方法验证指导原则。与其他药典不同的是，JP收载了G1-2-152系统适应性指导原则。

（7）在仪器设备方面，JP收载了滤光器、测量仪器和温度计相关的指导原则，与其他药典不同的是，JP还收载了G6-2-170溶出装置机械校正方法的指导原则。

（8）在试剂方面，JP收载了近10个相关的指导原则。与其他药典不同的是，JP收载了9.42色谱用固体载体/柱填料、9.44标准粒子两个指导原则。

（9）在药包材方面，与《中国药典》、USP、EP类似，JP制定了不同类型的药包材的检测方法以及通用技术要求。

（10）在运输和贮存方面，JP制定了植物药和药品稳定性指导原则。

（11）在国际协调方面，与EP一样，JP制定了国际协调的指导原则。

值得注意的是，JP专门针对药品质量的基本概念制定了4个指导原则，即G3-1-180生物技术产品质量控制的基本概念（生物制药）、G0-1-172植物药和药品质量保证的基本概念、G0-2-170质量风险管理的基本概念、G0-3-172化学合成植物药和药品中杂质的概念。

（五）BP通用技术要求分类

BP复制了EP全文，为避免重复，仅根据BP独有的通用技术要求，按照上述17个维度进行分类，分类情况见表2-29。

表2-29　BP通用技术要求分类

分类	通用技术要求名称
研发	SC Ⅲ B.各论制定：机制
	SC Ⅲ C.各论制定：制造商指南
	SC Ⅲ D.各论制定：分析方法
	SC Ⅴ A1.各论选择：未经许可的药品
	SC Ⅴ A2.各论制定：未经许可的药品
	SC Ⅴ C.口服溶液的生物等效性
命名	SC Ⅱ.药物和制剂名称
	SC Ⅱ C.天然或半合成来源物质的结构和命名
	SC Ⅶ B.中药名称
术语	无
原料和辅料	药用物质总论
	SC Ⅷ.用于制造顺势疗法制剂的材料
	SC Ⅰ D.辅料
生产	无

分类	通用技术要求名称
制剂	制剂通则 ⅪⅤ K.免疫产品 SC Ⅴ.未经许可的药品 SC Ⅶ A.传统草药 SC Ⅸ.生物类似药 SC Ⅰ F.含量声明 SC Ⅰ O.吸入产品 SC Ⅴ B.不含防腐剂的未经许可药品 SC Ⅴ E.外用制剂 SC Ⅴ F.未经许可药品的无菌制剂
分析方法	196个通用检测方法通则 SC Ⅹ.关于分析方法源于设计概念用于分析方法 SC Ⅰ A.杂质控制 SC Ⅰ B.多晶性 SC Ⅰ C.细菌内毒素检测 SC Ⅰ E.固体口服制剂的溶出度测试 SC Ⅰ H.生物分析和试验 SC Ⅰ J.抑菌效力 SC Ⅰ K.立体化学 SC Ⅰ L.抗生素的微生物学测定 SC Ⅰ M.微生物污染 SC Ⅰ N.颗粒物污染 SC Ⅵ A.药典计算 SC Ⅵ B.滴定分析 SC Ⅵ C.指示剂颜色变化 SC Ⅶ D.DNA条形码作为植物药植物鉴定的工具 流式细胞术的应用（缩写、简介、开发流式细胞测定法时的注意事项、系统选择、确证和可比性、样本知识、面板开发和染色方案、数据采集与分析、方法验证、示例） 矢量拷贝数（缩写，范围，现有指南，矢量拷贝数测定方法，qPCR方法开发、样品制备和一般注意事项，qPCR的验证，dPCR注意事项，方法变更的实施，性能和趋势，简介，方法开发、方法开发的其他注意事项）
分析方法验证	SC Ⅲ F.分析方法验证
标准物质	Ⅰ E.标准物质 SC Ⅲ E. BP化学对照品
实验室质量管理	无
仪器设备	无
试剂	Ⅰ.试剂附加信息 Ⅰ A.一般试剂 Ⅰ B.滴定试剂和滴定液 Ⅰ C.标准溶液 Ⅰ D.缓冲溶液

分类	通用技术要求名称
药包材	无
标签	SC Ⅰ G.标签
运输和贮存	SC Ⅴ D.未经许可药品的储存和稳定性
使用	无
国际协调	无
其他	SC Ⅰ.药典要求基础
	SC Ⅲ.药典机构
	SC Ⅲ A1.联系方式
	SC Ⅲ A2.专家咨询小组
	SC Ⅱ A.各论标题的变更
	SC Ⅱ B.配方制剂的各论标题

BP除术语、生产、实验室质量管理、仪器设备、药包材、使用、国际协调方面，在其余10个方面，即研发、命名、原料和辅料、制剂、分析方法、分析方法验证、标准物质、试剂、标签、运输和贮存均制定了通用技术要求，其收载特点如下。

（1）在研发方面，与其他药典不同，BP专门针对如何制定和遴选药典各论制定了多个指导原则。与《中国药典》、USP类似，还收载了SC Ⅴ C.口服溶液的生物等效性指导原则。

（2）在命名方面，与其他药典不同，BP制定了各类型产品的命名指导原则，包括SC Ⅱ.药物和制剂名称、SC Ⅱ C.天然或半合成来源物质的结构和命名、SC Ⅶ B.中药名称。

（3）在原辅料方面，与EP和《中国药典》类似，BP制定了药用物质总论和SC Ⅰ D.辅料指导原则。针对顺势疗法制剂，制定了SC Ⅷ.用于制造顺势疗法制剂的材料指导原则。

（4）在制剂方面，与EP类似，除BP特有制剂通则外，BP还针对不同类型产品制定了近10个通用技术要求，包括ⅪⅤ K.免疫产品、SC Ⅴ.未经许可的药品、SC Ⅶ A.传统草药、SC Ⅸ.生物类似药、SC Ⅰ F.含量声明、SC Ⅰ O.吸入产品、SC Ⅴ B.不含防腐剂的未经许可药品、SC Ⅴ E.外用制剂、SC Ⅴ F.未经许可药品的无菌制剂。制剂通则包括定义、范围、生产、检测、含量测定、贮藏、标签等。产品总论阐述了各种产品的质量控制方法，并帮助使用者更好地了解各论制定过程和各论制定的考虑。此外，BP指出，对于生物制品各论一般制定剂型总论，以涵盖含有相同活性药物成分（Active Pharmaceutical Ingredient，API）的特定剂型的每种可用药物，尽可能避免编写特定产品的各论。但生物类似药则不同，与其他化学合成生产的原料药不同，结构虽然相似，但可能不完全相同，可能需要单独的各论。BP给出了如何评估制定一个还是多个各论的前提条件。SCⅠF.含量声明指导原则阐述了制剂中原料药含量的申报方式以及表达药物含量的方法。

（5）在分析方法方面，与其他药典不同，BP为促进分析方法新理念和新技术的应用，制定了SCⅩ.关于分析方法源于设计概念用于分析方法，SCⅠK.立体化学、流式细胞术的应用、矢量拷贝数指导原则。还特别针对流式细胞术、实时定量聚合酶链式反应法（quantitative real time polymerase chain reaction, qPCR）、数字聚合酶链式反应法（digital polymerase chain reaction, dPCR）的方法开发制定了指导说明。

（6）在标签方面，BP收载了SCⅠG.标签指导原则。

（7）在运输和贮存方面，针对未经许可的药品，收载了SCⅤD.未经许可药品的储存和稳定性指导原则。

值得注意的是，BP还收载了与药典基础要求、各论标题、药典机构组织相关的指导原则，方便使用者更好理解、执行和联系BP。

（六）IP通用技术要求分类

按照上述17个维度，对IP通用技术要求进行分类，分类情况见表2-30。

表2-30　IP通用技术要求分类

分类	通用技术要求名称
研发	无
命名	无
术语	无
原料和辅料	无
生产	关于通过药品传播动物海绵状脑病风险的建议
制剂	制剂通则 放射性药品总论 根据"剂型各论中的有关物质"对各论进行评估

续表

分类	通用技术要求名称
分析方法	49个通用检测方法通则 片剂和胶囊的溶出度测试 非无菌产品的微生物质量：药物制剂的推荐验收标准 原料药和制剂中有机杂质的指导说明 多晶型 开发或制造过程中使用的测试方法（堆密度和振实密度、透度法测定稠度、片剂抗压性、亲脂性栓剂软化时间的测定、片剂脆碎度、植物来源的青蒿素用作抗疟活性药物成分生产原料时的质量要求建议）
分析方法验证	无
标准物质	标准物质和对照光谱 国际化学对照品发布程序 化学对照品的建立、维护和分配一般原则
实验室质量管理	无
仪器设备	无
试剂	无
药包材	无
标签	无
运输和贮存	无
使用	无
国际协调	无
其他	用于可疑样本调查测试的测试方法（含右美沙芬的药品成品的左美沙芬限量试验） IP各论和其他文本的编制、修订和删减程序

IP在生产、制剂、分析方法、标准物质共4个方面制定了通用技术要求，但在研发、命名、术语、原辅料、分析方法验证、药包材、运输和储存、使用、实验室质量管理、仪器设备、试剂、药包材、标签、运输和贮存、使用、国际协调等方面均未制定指导原则。

IP制剂通则包括各类型制剂的定义、补充信息、生产、标识、检查方法、容器、标签、贮藏，以及亚剂型的特定要求。

IP收载了关于通过药品传播动物海绵状脑病风险的建议指导原则，内容涉及动物来源、起始材料、制造工艺、生产和制备中使用的材料或物质的风险评估、效益/风险评估等。

在分析方法方面，除收载质量检验用一般分析方法通则外，IP还针对部分开发或制造过程中使用的测试方法，制定了分析方法通用技术要求。

IP在标准物质方面制定了较全面的通用技术要求，内容涵盖标准物质和对照光谱、国际化学对照品发布程序，化学对照品的建立、维护和分配一般原则。

值得注意的是，IP在补充检验方法和药典制定程序方面专门制定了通用技术要求，体现了IP对于伪劣药品的控制和药典制定透明度的要求。

二、各药典通用技术要求分类比较

随着近年来国际上对药品全生命周期监管理念的贯彻实施，经过多年的发展，各药典通用技术要求的收载内容已不仅仅局限于质量检验，而是逐步构建形成了贯穿药物研发、生产、过程控制、质量评价、运输、包装、储藏、有效性、稳定性以及生产检验环境的通用技术要求体系。通过对《中国药典》、USP-NF、EP、JP、BP、IP通用技术要求体系的比较和分析，可以看到，在药品生命周期各环节17个维度中，USP覆盖了其中的15项，《中国药典》覆盖14项，EP、JP各覆盖12项，BP覆盖10项，IP覆盖4项。除IP外，其余药典均涉及药品生命周期中的近60%环节的要求，USP覆盖率最高近90%，《中国药典》覆盖超过80%的环节。各药典通用技术要求总数量从多到少依次为：USP、EP、《中国药典》、BP、JP、IP。

各药典在制剂、分析方法、标准物质方面均制定了通用技术要求。各药典通用技术要求中，分析方法通用技术要求占比均最高，均超过75%。尽管随着国际人用药品注册技术协调会（The International Council for Harmonisation of Technical Requirements for Pharmaceuticals for Human Use，ICH）Q4指导原则和PDG协调案的实施和发展，各药典在部分通用的分析检测方法、局部应用产品（如吸入、鼻、眼）和皮肤给药产品的检测方法等方面仍存在差异。《中国药典》虽收载了部分先进的分析技术通则，但在各论标准中的应用还不够广泛。

在制剂通则方面，除USP外，各药典收载方式相似，均提供制剂的定义、生产、测试、包装、贮藏、标签等几方面要求，以及各类型亚剂型的质量控制要点。USP则主要侧重于各类产品的质量控制测试方法。《中国药典》生物制品总论与EP产品总论的收载结构类似，也包括制剂通则中所描述的几大方面，以及特定产品的质量控制额外要点。与其他药典不同，EP在部分制剂通则和产品总论的第一段明确该文本的适用、不适用和不一定适用的范围，并给出了针对不适用和额外要求参考的文本信息。EP指出，在特定条件下，制剂通则和产品总论的要求不一定是全面的，补充或附加要求可以在单独的各论中规定，也可以由主管当局实施。JP指出，制剂通则对测试方法的描述是基本要求，生产方法代表了常用方法。BP产品总论还帮助使用者更好地了解各论制定过程和各论制定的考虑。

在研发方面，《中国药典》、USP、BP收载相关通用技术要求。各药典均收载了药品研发和制造过程中使用的分析方法。在命名方面，《中国药典》、EP、JP、BP收载相关通用技术要求。在术语方面，USP、EP和JP收载相关通用技术要求。在原辅料、分析方法验证、试剂方面，除IP外，其余均收载相关通用技术要求。在生产方面，除JP、BP外，其余均收载相关通用技术要求。在实验室管理方面，《中国药典》、USP收载相关通用技术要求。在仪器设备、药包材方面，除BP、IP外，其余均收载相关通用技术要求。在标签方面，USP、BP收载相关通用技术要求。在运输和贮存方面，除EP和IP外，其余均收载相关通用技术要求。在国际协调方面，EP、JP专门收载了相关通用技术要求。因为药典收载的大部分内容与患者并不直接相关，目前只有USP收载与使用有关的通用技术要求。部分药典虽未专门针对标签、运输和贮运、使用、实验室质量管理制定相关的通用技术要求，但在凡例中对部分原则性要求进行了规定。

第三章　世界主要国家（地区）药典标准体系与其他标准体系关系的比较研究

第一节　药典与其他标准体系互操作性的比较

标准体系是相互配套、相互引用的系统性的标准集合。标准体系中各标准的有效知识间产生的知识相互引用、相互支持的知识互操作效应，将产生超过标准数量的效应。近年来，各国药品监管机构、各国标准和行业组织，以及国际组织颁布的与药品标准相关的各类型标准日益丰富。为了进一步确保药品质量安全，增强药品标准的开放性、协调性和先进性，各药典均不断加大对非药典标准的引用，要求参考或符合相关标准要求。本节对各药典引用本国（地区）法规和指导原则、国际标准化组织（International Organization for Standardization，ISO）标准、ICH指导原则、WHO文件、其他国家（地区）和国际组织标准，以及GMP情况进行比较和分析。

一、各药典与其他标准体系互操作性的基本情况

（一）《中国药典》与其他标准体系的互操作性

《中国药典》共40余项不同类型的标准，包括凡例、生物制品总论、通则、指导原则、品种标准中引用了我国国家标准、ICH指导原则、WHO文件和标准物质，以及国际照明委员会（International Commission on Illumination，CIE）、国际纯粹与应用化学联合会（International Union of Pure and Applied Chemistry，IUPAC）、美国分析化学家协会（Association of Official Analytical Chemists，AOAC）和美国国家标准与技术研究院（National Institute of Standards and Technology，NIST）的指导原则和标准。其中：

1.引用我国国家标准　包括凡例、生物制品总论、通则、指导原则、放射药和药用辅料品种标准。涉及专业领域约12个，包括计量、精确度、试药/试液/指示剂、制药用水原水、分子生物学检测方法、实验室洁净区、隔离

系统和受控环境、灭菌生物指示剂、血浆袋包装材料、中药检测方法和限度、放射药辐射安全、药用辅料检测方法。

2.引用ICH指导原则　包括指导原则和化药品种标准。涉及专业领域约2个，包括稳定性试验和杂质控制，要求符合或参考ICH Q1稳定性、Q2分析方法验证、Q3杂质、M7遗传毒性杂质指导原则的规定。

3.引用WHO文件　包括凡例、生物制品总论、指导原则、生物制品品种标准。涉及专业领域约3个，包括药品命名、中药有害残留物限值、病毒株来源。

4.引用CIE、AOAC、NIST和IUPAC的标准　包括通则、指导原则和原子量表，主要涉及溶液颜色、方法验证、近红外分光光度法和原子量。

可以看出，《中国药典》主要引用我国国家标准，特别是在计量、实验室洁净区、隔离系统和受控环境、灭菌生物指示剂等领域，这些国家标准大多数由ISO相关标准转化而来。近年来，随着我国药品监管部门加入ICH，《中国药典》引用ICH指导原则的数量在逐步增多，特别是在稳定性试验和杂质分析方面。在药品命名、中药有害残留物限值制定、生物制品毒株来源等方面，主要参考WHO相关文件和标准。《中国药典》无明确引用ISO、其他国家（地区）和国际组织标准的内容。

在与GMP的互操作性方面，《中国药典》共有近40个标准，包括凡例、总论、通则、指导原则和化药品种标准引用或按照GMP要求执行。涉及的专业领域约16个，要求在生产用水、标签、生化药生产过程、微生物污染和杂菌污染、药品洁净实验室的洁净级别、生物制品生产用原材料及辅料、细胞库的建立和制备、包装车间的设施及包装材料、贮藏、标准物质分包装、残留溶剂、可见异物、抑菌效力检查、灭菌法等方面符合GMP的要求：①标准符合性（任何违反GMP或有未经批准添加物质所生产的药品，即使符合《中国药典》或按照《中国药典》未检出其添加物质或相关杂质，亦不能认为其符合规定）；②生产用水（制备、贮存、分配和使用及生产用具应符合GMP）；③残留溶剂（除第一、二、三类外的其他溶剂应符合产品标准、GMP等要求）；④可见异物（注射剂、眼用液体制剂应在符合GMP的条件下生产，产品在出厂前应采用适宜的方法逐一检查并同时剔除不合格产品）；⑤非无菌产品微生物限度检查（在药品生产、贮藏和流通各个环节中，药品生产企业应严格遵循GMP的指导原则，以降低产品受微生物污染程度）；⑥药品洁净实验室微生物监测和控制（药品洁净实验室的洁净级别按空气悬浮粒子大小和数量的不同参考GMP的规定）；⑦抑菌效力检查法（在药品生产过程中，抑菌剂不能用于替代药品生产的GMP管理）；⑧灭菌法（无菌物品的无菌保证不能依赖于最终产品的无菌检验，而是取决于生产过程中采用经过验证的灭菌工艺、严格的GMP管理和良好的无菌保证体系）；⑨生化药品种制法要求（生产过程符合GMP，在部分生化药品种标准制法要求项下，有对生产工艺的原则性规定）；⑩生物制品生产用原材料及辅料质量控制（不同风险等级生物制品生产用原材料的质量控制可能要求供应商有药品生产GMP证书）；⑪微生态活菌制品（在药品生产、贮藏各个环节中，应严格遵循GMP的指导原则，以降低产品受杂菌污染的风险）；⑫生物制品生产检定用动物细胞基质制备及质量控制（细胞建库应在符合中国GMP的条件下制备）；⑬生物制品分包装及贮运管理（包装车间的设施及包装材料应符合中国GMP，贮藏按照中国GMP的要求划分区域）；⑭人用疫苗（种子批系统各种子批/细胞库应在符合中国GMP的条件下建立和制备）；⑮标准物质（国家药品标准物质的分包装条件参照药品GMP要求执行）；⑯试验药物（标签遵循GMP规定）。

（二）USP与其他标准体系的互操作性

USP共有470余项标准，包括前言、凡例、通则、指导原则和品种标准中引用了近40个来自非USP的标准和指导原则，包括其他美国标准、法规和指导原则，FDA、ICH、WHO、ISO和其他国家（地区）及国际组织标准。

1. USP引用美国标准、法规和指导原则的情况

（1）USP引用FDA法规的情况　凡例、通则、指导原则（临床研究、标签、说明书、药物调配、植物药、放射药、生物制品、药用辅料、药包材、理化分析、生物检定、微生物控制、分子生物学技术、免疫学技术、医疗器械、膳食补充剂）和品种标准引用了FDA药品、医疗器械和食品法规和指导原则。主要涉及18个领域，包括：①药品名称；②效价单位；③标签；④理化分析（咀嚼片质量、眼用产品颗粒测定、肠外药物制剂的体外释放试验方法，分析数据的解释与处理，消毒剂和防腐剂，杂质分析，口服制剂的体内外评价，生物利用度、生物等效性和溶出度，稳定性，分析方法验证，药物调配，制药用水，合成肽类药物，吡咯里嗪生物碱，吸入制剂微细粒子空气动力学测试，粒子图像分析，颗粒物的控制，不同类型产品的性能评价）；⑤生物检

定（热原检查、内毒素检查、方法验证）；⑥微生物控制（生物负载控制、验证）；⑦免疫学技术（非临床实验室研究良好实验室规范、数据完整性、方法验证）；⑧分子生物学技术（核酸技术设备、提取、样本、数据分析）；⑨生物制品（牛血清的牛海绵状脑病风险评估，外源性传染源的检测和控制，重组生物制品细胞库，用于细胞、基因和组织工程产品的辅助材料，细胞的冷冻保存，基于细胞的先进疗法和基于组织的产品，基因治疗产品，病毒清除程序、免疫原性试验、生物制药中残留宿主细胞蛋白的测量、人血浆、人用疫苗、病毒学检测方法、分析方法验证）；⑩药物调配（调配设备、储存）；⑪植物药制备和农药残留；⑫放射药（放射药的制备、质量控制、配制、标签、分发、包装）；⑬药用辅料（分析证书、运输）；⑭膳食补充剂（质量管理）；⑮药包材（包装和储存、辅助包装组件、可浸出物、重新包装、弹性构件的结构材料）；⑯化药/生物制品/药用辅料品种（性状和其他要求）；⑰临床研究药物（试验药物的储存和运输、用于Ⅰ期试验研究的配制、用于临床研究的大麻和大麻衍生产品的质量）；⑱医疗器械（细菌内毒素和热原检查、生物相容性、外科缝合线着色）。

（2）USP引用美国其他组织标准和指南的情况　引用美国其他组织标准和指南的包括凡例、通则、指导原则、化药和药用辅料品种标准、试剂和滴定液标准，涉及领域多样。

1）美国医疗仪器促进协会（The Association for the Advancement of Medical Instrumentation，AAMI）：通则和指导原则引用。涉及2个专业领域：医疗器械细菌内毒素和热原检查、放射药放射性核素校准仪。

2）美国化学会（American Chemical Society，ACS）：试剂标准引用。可选用ACS等级的试剂。

3）美国国家标准学会（American National Standards Institute，ANSI）：通则、指导原则引用（理化分析、生物检定、微生物、生物制品、药包材、医疗器械、药物调配、环境）。涉及约8个专业领域：①理化分析（粉末取样、血液透析用水、注射剂不溶性微粒和可见异物检查的抽样方法）；②生物检定［致敏试验（参考医疗器械的生物评价标准）］；③微生物［除热原、辐射灭菌（参考医疗器械灭菌方法）、灭菌生物指示剂、灭菌用理化积分器和指示剂］；④生物制品（朊病毒失活）；⑤药包材［可提取物（参考医疗器械生物学评价标准）］；⑥医疗器械（医疗器械细菌内毒素和热原检查）；⑦药物调配；

⑧环境。

4）AOAC：化药品种和指导原则引用。涉及3个专业领域：水活度测定法、消毒剂测定法、口服和鼻用制剂 $N-$ 亚硝胺测定法。

5）美国公共卫生协会（American Public Health Association，APHA）：指导原则引用。水成分的化学分析方法参考APHA方法。

6）美国材料与试验协会（American Society of Testing Materials，ASTM）：凡例、通则、指导原则（理化分析、生物检定、微生物、放射药、药包材、环境、储存与运输）、品种（化药、药用辅料）引用。涉及约6个专业领域，包括：①理化分析（天平用砝码、温度计、量筒、容量瓶、移液管、滴定管等仪器的标准，水和电导率仪校准标准溶液，准确度，有效数字和修约，紫外－可见光谱测定信噪比，拉曼光谱仪波数校准用常用液体和固体试剂的拉曼光谱位移标准值，透度法测定半固体结构强度，统计过程控制，颜色仪器测定，粉末流动测试剪切池法，探针定位试验，光散射粒子计数，颗粒尺寸和粒度成像分析，方法耐用性，统计方法，半固体硬度测定）；②生物检定［体外生物反应试验（可参考医疗器械相关标准）］；③药包材［辅助包装组件，药包材性能试验，运输集装箱等容器和包装标准，密封完整性测试方法，药包材表征、鉴定和可提取物评估（可参考医疗器械相关标准）］；④放射药（放射性测定）；⑤医疗器械（医用手套）；⑥微生物控制（灭菌过滤器，辐射、气体、支原体灭菌）。

7）美国疾病控制与预防中心（Centers for Disease Control and Prevention，CDC）：通则和指导原则（生物制品、环境、药物调配）引用。主要涉及专业领域3个，包括环境安全、异种移植中传染病问题、对受朊病毒污染的仪器的消毒建议。

8）美国受控环境测试协会（Controlled Environment Testing Association，CETA）：通则引用。药物调配的无菌设施和无菌制剂参考CETA指南。

9）美国国家环境保护局（Environmental Protection Agency，EPA）：通则、指导原则（植物药、药物调配、放射药、理化分析、环境）和品种引用。涉及食品中农残限量、消毒剂、分散染色技术、医院声音水平、汞废物处理、水成分的化学分析、制药用水原水标准、浊度测定法、石棉检测。

10）美国电气与电子工程师协会（Institute of Electrical and Electronics Engineers，IEEE）：指导原则引用。主要涉及监测设备的通信标准。

11）美国军事标准（Military Standard，MIL）：指导原则引用。主要涉及方法耐用性。

12）国家临床实验室标准委员会（National Committee for Clinical Laboratory Standards，NCCLS）：指导原则引用。主要涉及核酸检测的质量保证和质量控制。

13）美国国家环境卫生科学研究所（National Institute of Environmental Health Sciences，NIEHS）：指导原则引用。主要涉及石棉检测。

14）美国国家职业安全卫生研究所（National Institute for Occupational Safety and Health，NIOSH）：通则引用。主要涉及卫生保健和医疗环境、判定调配药物是否具有危险性。

15）NIST：凡例、通则、指导原则（理化分析、分子生物学技术、储存和运输、药物调配）、品种（化药和药用辅料）、滴定液标准和试剂标准引用。主要涉及温度读数装置、容量瓶、移液管、滴定管、电阻、千分尺、天平等称重和测量仪器，玻璃容器校准温度、校准溶液、缓冲溶液、标准溶液、标准物质、标准粒子、滴定液、试剂等可追溯至NIST标准。

16）美国职业安全与健康管理局（Occupational Safety and Health Administration，OSHA）：通则引用。主要涉及标准物质标签的危险和预防声明，危险废物操作、应急响应、员工接触和医疗记录。

17）产品质量研究所（Product Quality Research Institute，PQRI）：指导原则引用。主要涉及药包材的可浸出物安全阈值评估。

2.USP引用ISO标准的情况 引用ISO标准的包括通则、指导原则（理化分析、放射药、药包材、药物调配、生物制品、微生物控制、药用辅料、医疗器械、储藏和运输、环境）和品种标准（化学药品种二噁英、呋喃和多氯联苯的限量、辅料原水标准）。主要涉及领域有10个，包括：①生物制品〔用于细胞、基因和组织工程产品的辅助材料（参考ISO医疗器械生物评估的相关标准），基于细胞的先进疗法和基于组织的产品的质量体系、生物相容性试验（参考ISO医疗器械生物评估的相关标准）、环境条件〕；②微生物（测定微生物对灭菌过程的抗性的方法，微生物污染物试验，无菌检测隔离系统环境条件，微生物鉴定方法的验证，微生物实验室无菌测试环境和操作，无菌产品生产环境条件、微生物控制与监测，终端灭菌药品—参数放行，灭菌生物指示剂，气体灭菌，辐射灭菌，灭菌周期开发）；③理化分析（体积测定仪，溶液电导率，光学显微镜颗粒和样品尺寸及数据分析，颗粒筛分及试验筛，紫外可见光谱的标准物质，分析方法验证，基于散射现象的分析方法，粒度图像分析，不溶性微粒检测的抽样方法，膜显微镜法测定颗粒物的测试环境，评价药品质量的筛选技术、实验设计和方法验证，近红外光谱的定量分析，药用滑石中石棉检测方法）；④放射药（环境条件）；⑤药用辅料（质量管理体系）；⑥药包材〔胃肠外产品包装/递送系统中弹性体组件功能适用性的评估、与药品包装/递送系统相关的药品可浸出物的评估（参考ISO医疗器械生物学评估标准）〕；⑦医疗器械〔用于药物容器、医疗器械和植入物的材料的生物相容性（参考ISO医疗器械生物学评估标准）〕；⑧储藏和运输（成品药储存和运输的质量和风险管理）；⑨环境（促进安全用药的物理环境、监测设备的通信标准）；⑩化学药和药用辅料品种（试验环境条件、杂质限值方法、筛网）。

3. USP引用WHO文件的情况 引用WHO文件的包括通则、指导原则（用药环境、储存与运输、标准物质、植物药、生物制品、药用辅料、理化分析、微生物测定、生物检定）和品种标准（化学药品种二恶英、呋喃和多氯联苯的限量、辅料原水标准）。主要涉及领域有9个，包括：①国际单位；②标准物质；③用药环境；④储存和运输；⑤理化分析（生物利用度、生物等效性和溶出度，稳定性，制药用水，植物药杂质限值）；⑥生物制品（传染性海绵状脑病感染控制、细胞的冷冻保存、基于细胞的先进疗法和基于组织的产品、用于进一步制造的人血浆的病毒检测、标准物质校准）；⑦生物检定（内毒素检查用标准物质）；⑧辅料（生产、运输）；⑨化学药和辅料品种杂质限值和原料标准。

4. USP引用ICH指导原则的情况 引用ICH指导原则的包括通则和指导原则（植物药、生物制品、药用辅料、药包材、理化分析、分子生物学技术、免疫学技术、微生物控制、试验药物、储存和运输、供应商）。主要涉及领域有9个，包括：①理化分析（分析方法开发参考Q6A质量标准：新原料药和新制剂的检测方法和可接受标准：化学药物，分析数据的解释与处理参考Q8药物开发，杂质控制参考Q3A新原料药中的杂质、Q3B新药制剂中的杂质、M7，生物利用度、生物等效性和溶出参考Q2、Q6A，方法验证参考Q2，产品质量测试参考Q6A，药物-辅料相容性研究和控制策略参考Q8，稳定性参考Q1，原料的定义、质量体系参考Q7原料药GMP指南、Q10药品质量体系、Q11原料药开发和生产（化学实体和生物技术/生物实体药物），原料药的标准参考Q6A，鉴别、水分测定参考Q6A，制药用水、颗粒特性的过程监测符合ICH相关指南，注射剂的目视检查参考Q8、Q10）；②生物制品（胰蛋白酶病毒污染的风险评估和病毒清除参考Q5A来源于人或动物细胞系的生物技术产品的病毒安全性评价，生物测定方法验证参考Q2，实验设计参考Q8，生物测定参考Q6B质量标准：生物技术/生物产品的检验程序和可接收标准，重组生物制品的细胞库参考Q5A、Q5B源自重组DNA技术的蛋白质产品的表达载体分析、Q5D用于生产生物技术/生物产品的细胞底物的起源和特征描述，用于细胞、基因和组织工程产品的辅助材料的原料和风险管理参考Q8、Q9、Q11，细胞冷冻保存参考Q3C残留溶剂、Q5D，基于细胞的先进疗法和基于组织的产品参考Q2、Q5A、Q6B、Q9，基因治疗产品参考Q2、Q5A、Q5C生物技术生物制品质量：生物技术/生物制品稳定性试验、Q5D、Q6B，稳定性试验参考Q1，肽图方法验证参考Q2，糖蛋白和聚糖分析参考Q6B、Q5E生物技术产品/生物制品在生产工艺变更前后的可比性，残留宿主细胞蛋白的测定验证参考Q2、控制策略参考Q6B，人用疫苗参考Q2、Q5A、Q8，病毒学检测方法参考Q5A）；③分子生物学技术（核酸检测技术验证参考Q2）；④免疫学技术（流式细胞术样品处理、染色和固定参考Q6B，方法验证参考Q2，免疫原性测定法参考Q2、Q9、S6生物制品的临床前安全性评价）；⑤微生物控制（无菌保证参考Q8，微生物替代方法的验证参考Q2、Q6A）；⑥试验药物的储存和运输的风险评估参考Q9、药用辅料（杂质、GMP参考Q7，替代方法参考Q6A）；⑦药包材（可浸出物设计研究参考Q1、Q3B，加速储存条件参考Q1）；⑧储存和运输（风险评估和风险控制参考Q9、Q10，稳定性参考Q1）；⑨供应商资质（产品关键属性、质量风险管理参考Q8、Q9、Q10、Q12药品生命周期管理的技术和监管考虑）。

5. USP引用其他国家（地区）和国际组织标准情况

（1）引用其他国家（地区）药典的情况　引用EP、JP和《中国药典》标准的包括通则、指导原则（药典协调、理化分析、微生物测定、生物检定、生物制品、药用辅料）。主要涉及领域有6个，包括药典协调、理化分析（颜色色号、渗透压摩尔浓度校正用标准溶液、透度法测定半固体结构强度、黏膜药物性能试验、乳膏质量控制、原水和无菌水标准、合成肽起始原料和杂质、颗粒物的测定方法、注射剂的目视检查、半固体硬度测定）、微生物测定（无菌短期产品放行的快速微生物检测替代抽样计划）、生物检定（生物测定统计分析、内毒素检查标准品）、生物制品（重组生物制品的细胞库实践、人血浆、用于进一步制造的人血浆的病毒检测）、药用辅料（商品名、适用性认证）。其中参考EP的内容最多。

（2）USP引用其他国家（地区）药品法规的情况　主要引用EMA、EDQM法规，以指导原则为主（生物制品、微生物控制、理化分析、药用辅料、药包材）。主要涉及领域有5个，包括生物制品（牛血清、胰蛋白酶、重组生物制品的细胞库实践、基于细胞的先进疗法和基于组织的产品、免疫原性测定法、病毒清除方法、生物制品中残留宿主细胞蛋白的测定、病毒学检测方法、用于进一步制造的人血浆的病毒检测）、微生物控制（无菌保证）、理化分析（生物利用度、生物等效性和溶出度，稳定性，吡咯里嗪生物碱）、药用辅料、药包材（与药品包装/递送系统相关的可提取物、可浸出物评估）。

（3）USP引用其他组织标准和指南的情况　引用国际组织标准和指南的包括凡例、前言、通则和指导原则，涉及领域多样。

1）国际计量局（Bureau International des Poids et Mesures，BIPM）：指导原则引用，涉及天平计量标准、测量不确定度。

2）欧洲标准化委员会（Comité Européen de Normalisation，CEN）：指导原则引用，雾化用产品特性参考CEN标准。

3）CIE：通则和指导原则引用，主要涉及光源三刺激值。

4）德国国家标准（Deutsche Industrie Norm，DIN）：通则引用，可使用符合DIN的合金标准。

5）国际电工委员会（International Electrotechnical Commission，IEC）：通则和指导原则引用，涉及旋光仪的校准、方法耐用性。

6）国际药用辅料协会（International Pharmaceutical Excipients Council，IPEC）：指导原则引用，主要涉及药用辅料的分析证书、确证、稳定性、良好生产规范。

7）IUPAC：凡例、使命和序言、通则和指导原则引用，主要涉及原子量、化学名称、X射线发射线和吸收边的系统表示法。

8）国际制药工程学会（International Society for Pharmaceutical Engineering，ISPE）：指导原则引用，主要涉及非无菌产品生产设施。

9）日本工业标准（Japanese Industrial Standards，JIS）：指导原则引用，主要涉及注射剂目视检查的抽样原则。

10）国际法制计量组织（Organisation Internationale de Métrologie Légale，OIML）：通则引用，主要涉及天平的准确度。

11）注射剂协会（Parenteral Drug Association，PDA）：指导原则引用，主要涉及储存和运输、微生物控制（无菌加工环境的微生物控制和监测、监测设备、无菌保证、除热原和灭菌的干热工艺的验证、过滤除热、液体灭菌过滤、灭菌、气体灭菌、支原体灭菌）、理化分析（颗粒物测定、注射剂目视检查的测定方法）。

12）国际药品认证合作组织（Pharmaceutical Inspection Convention and Pharmaceutical Inspection Co-operation Scheme，PIC/S）：指导原则引用，主要涉及储藏和运输、无菌隔离器标准。

13）国际癌症控制联盟（Union for International Cancer Control，UICC）：指导原则引用，主要涉及石棉检测。

可以看出，USP对引用USP外标准呈开放态度，药品全生命周期的各环节标准广泛引用USP外标准，FDA、ISO、WHO、ICH、ANSI、ASTM、NIST、PDA标准被引用较多。这些USP外的标准也增强了USP标准体系的系统性和互操作性，以及前瞻性和创新性。USP引用的USP外标准的专业领域也呈多元化，涉及医疗器械、食品、环境卫生、军事、临床试验、计量、电子通信、职业卫生、疾病预防等领域。USP收载了较多涉及药品设计阶段早期以及过程控制的质量标准或指导原则，通过引用其他标准，尽早融入质量属性，并通过高度的过程理解来保证患者安全，例如USP大量参考FDA法规和指导原则，特别是在涉及产品或方法的研发的早期阶段以及临床研究阶段的标准中，体现了标准对监管的支持作用。USP在涉及生产制造以及之中所使用的材料、生产设施、数据完整性等方面的标准中，广泛参考了FDA良好生产实践指南（GMP）、WHO良好生产规范（GMP）、NSF/IPEC/ANSI、ISPE、ISO、ASTM等标准。此外，<631>颜色检查法中还收录了《中国药典》色号，体现了对其他药典的包容性，以进一步促进全球化的药品进出口贸易。

6. USP与GMP的互操作性　　USP的部分凡例、通则和指导原则与GMP相关或引用和按照GMP要求执行。涉及的专业领域广泛，共约30余个，包括标准适用性，方法验证，方法使用，批量测试代替成品测试，颗粒物检测，抑菌效力测试，温度和湿度监测装置的校准，残留溶剂，制药用水，微生物污染，非无菌药物和产品的生物负载控制，非无菌产品的微生物检验，灭菌，除热原，微生物实验室，药用辅料，用于细胞、基因和组织工程产品的辅助材料，生物制药中宿主细胞残留蛋白检测，人用疫苗，病毒学检测方法，人血浆，基因治疗产品，来源于人或动物来源细胞系的生物技术产品的病毒安全性评估，细胞的冷冻保存，重组生物制品的细胞库，基于细胞的先进疗法和基于组织的产品，高效薄层色谱法鉴定植物源性物质，制剂储存和运输，重新包装和标签，文档记录，供应商资质，人员培训等方面。

（1）标准适用性　USP产品是根据公认的GMP和符合标准的成分制备的，以确保所得物质符合药典各论的要求。

（2）仪器分析方法标准的验证，包括近红外光谱、等离子体光谱化学、浊度法、原子吸收光谱、拉曼光谱、红外光谱法、紫外－可见光谱、核磁共振波谱、振动圆二色散光谱、质谱法、X射线荧光光谱法（GMP指出如果各论中提供了USP描述的分析方法，则无须对这些方法进行验证，但应验证其在实际使用条件下的适用性）。

（3）药典方法的验证、生物测定验证、替代微生物方法的验证（GMP要求测试方法必须具有适当的准确性和可靠性，用户有责任验证与药典标准不同的方法或程序）。

（4）分析数据的解释与处理（USP中的分析方法应符合GMP监管要求）。

（5）亚可见颗粒物的测定方法（不建议使用在线过滤器来缓解与GMP相关的产品质量问题，如外源性颗粒物的存在），眼科产品质量检验（根据GMP，所有眼科产品都将受益于对有害颗粒物含量的评估）。

（6）残留溶剂（符合GMP等要求）。

（7）抑菌效力测试（抑菌剂不应取代GMP）。

（8）内毒素检查（GMP要求，应对分析师进行实验室培训）。

（9）灭菌（无菌只能通过在适当的GMP下使用经验证的灭菌工艺来实现，而不能仅依靠无菌测试来证明）。

（10）非无菌吸入和鼻腔产品的替代微生物取样方法（如果用批量测试代替成品测试，则必须根据GMP验证批量取样后的制造工艺是否有能力防止微生物污染）。

（11）微生物实验室（合同实验室符合有关实验室资质的GMP规定，微生物数据完整性应符合GMP要求）。

（12）非无菌产品的微生物检验—制剂和原料药的验收标准（制造商必须

在制剂的生产、储存和分销过程中实施GMP，以确保制剂的生物负载较低）。

（13）除热原（包括GMP的环境控制，对于内毒素的过程管理至关重要）。

（14）药物配制—无菌制剂（微生物污染的建议行动水平等参考GMP）。

（15）生物制药中宿主细胞残留蛋白检测（宿主细胞残留蛋白检测是GMP控制系统的一部分，介绍宿主细胞残留蛋白检测在GMP控制系统中的使用）。

（16）人用疫苗（总体生产计划、生产监督、原材料、批放行测试应符合GMP），人用病毒疫苗（新的主病毒种子制剂在GMP条件下建立），人用细菌疫苗（生产需要符合GMP的物理设施要求）。

（17）来源于人或动物来源细胞系的生物技术产品的病毒安全性评估（按照GMP的要求，不应将任何病毒引入生产设施）。

（18）病毒学检测方法（该测试旨在支持GMP流程）。

（19）人血浆（质量体系遵循GMP。介绍了与管理血浆相关的GMP。从全血中采集和释放血浆或正常回收血浆、收集设施等都应遵循GMP要求）。

（20）用于进一步制造的人血浆的病毒检测（在生产过程的各个层面遵守GMP）。

（21）基于细胞的先进疗法和基于组织的产品（基于细胞的先进疗法和基于组织的产品必须符合GMP。理想情况下，每种辅助材料都应在符合GMP的条件下生产。测试方法应适用于GMP生产环境。随着临床研发进展，预计到Ⅲ期临床试验开始时，GMP将完全符合要求）。

（22）基因治疗产品（GMP的一般原则均适用于基因治疗产品的生产。生产设施、设备和工艺、原材料、质量体系和训练有素的人员是GMP的关键要素。GMP应用于整个临床开发过程）。

（23）用于细胞、基因和组织工程产品的辅助材料（辅助材料的质量控制和质量保证需符合GMP，审核供应商实施GMP的能力）。

（24）细胞的冷冻保存（临床细胞治疗产品的冷冻保存、储存和解冻的质量管理必须包含GMP通用的质量体系要素，包括人员资格、设施控制、文件控制、设备和材料控制、标签控制等）。

（25）重组生物制品的细胞库〔本章的内容之一是重组大肠埃希菌菌株和中国仓鼠卵巢细胞（Chinese Hamster Ovary Cells，CHO）细胞系衍生的细胞库的GMP生产和测试〕。

（26）流式细胞仪（GMP需要适当的文件记录，如实验室标准操作规程）。

（27）制药用水（标准、系统设计、组件、功能和操作应符合GMP。水处理的新技术在用于制药用水系统之前，应评估在GMP环境中的适用性）。

（28）药用辅料（药用辅料必须按照适当的GMP生产，仅根据符合药典各论要求的分析结果将技术或工业级材料升级为药品级质量是不可接受的做法。重新包装和标签应符合GMP要求。定期的内部审计和第三方审计确定是否符合GMP）。

（29）植物来源物质（GMP要求控制天然产品仓库的湿度和温度）。

（30）高效薄层色谱法鉴定植物来源物质（对高效薄层色谱技术的各个参数进行组合，以符合GMP环境中对结果的重现性和完整性的要求）。

（31）放射性药物—制备、配制和重新包装（空气中颗粒物的监测参考GMP要求）。

（32）膳食成分的生产（本章节为膳食成分的制造、持有、包装、标签和分销所用的方法、设施和制造控制提供了推荐的最低GMP）。

（33）监测设备—时间、温度和湿度（温度和湿度监测装置的校准应符合GMP）。

（34）制剂储存和运输（该章节的内容不取代供应链各个成员的现有的如GMP等监管标准）。

（35）重新包装（重新包装应遵守GMP）。

（36）文档指南（提供GMP监管行业的良好文件规范指南。描述了GMP操作的适当文件的基本原则，以帮助用户进行GMP活动。这些指南应有助于建立质量体系的基本基础。本章不提供有关所有适用的现行法律要求的信息，也不影响GMP法规下的任何适用的现行要求）。

（37）供应商资质（签署的合同或质量协议应包括GMP要求等）。

（三）EP与其他标准体系的互操作性

EP中的简介、凡例、总论、通则、指导原则和品种标准中引用了13个来源于非EP的标准，包括EMA、欧洲核医学协会（European Association of Nuclear Medicine，EANM）、ISO、ICH、WHO、国际法制计量组织（Organisation Internationale de Métrologie Légale，OIML）、ASTM、CIE、AOAC、NIST、国际药品认证合作组织（Pharmaceutical Inspection Convention and Pharmaceutical Inspection Co-operation Scheme，PIC/S）、联合国粮食及农业组

织（Food and Agriculture Organization of the United Nations，FAO）、DIN、USP 和《中国药典》。

1. EP 引用欧洲法规和指导原则的情况　引用 EMA 和 EANM 文件的包括通则、指导原则和品种标准。涉及的专业领域主要有 6 个，包括人用和兽用药品传播动物海绵状脑病病原体的风险控制、人用转基因药物、病毒安全性、放射性药物的临时制备、残留溶剂和兽用疫苗。其中，5.2.8 将人用和兽用药品传播动物海绵状脑病病原体的风险降至最低指导原则原文复制了 EMA 文件。

2. EP 引用 ISO 标准的情况　引用 ISO 标准的包括凡例、通则和指导原则。涉及的专业领域主要有 12 个，包括玻璃容器、缝合线、烧结玻璃滤器的孔隙率、粒度分析（筛分法、光散射法）、毛细管黏度计法、光学显微镜颗粒分析、电导率、吸入制剂空气动力学评估装置、注射剂橡胶封闭件、可见异物检测抽样量、人用和兽用药品传播动物海绵状脑病病原体的风险控制和测量不确定度。

3. EP 引用 ICH 指导原则的情况　引用 ICH Q2、Q3C、Q3D 元素杂质、Q4 药典、Q5A、Q6A、Q8～11 指导原则的包括简介、凡例、总论、通则和指导原则。涉及的专业领域主要有 8 个，包括药典协调、溶出度和崩解时限、杂质控制、方法验证、多变量统计过程控制、病毒安全性、辅料功能性和放射性药物制备。

4. EP 引用 WHO 文件的情况　引用 WHO 文件的包括通则、指导原则和品种标准。涉及的专业领域主要有 6 个，包括核酸扩增技术，杂质限值计算，生物制品标准品，生物制品菌株来源，人用和兽用药品传播动物海绵状脑病病原体的风险控制，血液制品的采集、处理和质量控制要求。

5. EP 引用其他国家（地区）和国际组织标准的情况　引用 OIML、ASTM、CIE、USP、AOAC、NIST、《中国药典》、PIC/S 和 DIN 相关要求的包括通则、指导原则和品种标准。涉及的专业领域主要有 9 个，包括天平砝码的标准、溶液颜色色差计法模型、筛分法试验筛、水活度测定方法、近红外光谱和拉曼光谱仪器校准用标准物质和方法、粉末流动性、中药前处理、放射性药品生产质量体系、乌式黏度计标准。

可以看出，EP 在各个领域广泛引用 EP 外标准，WHO、ICH、ISO 标准被引用均较多。①中药前处理方面，引用《中国药典》相关内容；②生物制品方面，主要引用 EMA 标准，还引用 ISO、ICH Q5、WHO 标准；③放射药方面，引用EMA、EANM、ICH Q9和PIC/S标准；④药用辅料功能性方面，引用ICH Q8；⑤药包材、医疗器械领域，引用ISO标准；⑥理化分析中的分析仪器和装置，粒度分析，可见异物检查的抽样方法，电导率、水活度、溶液颜色和粉末流动性测定方面，主要引用ISO标准，还引用DIN、AOAC、CIE和ASTM标准；⑦溶出度标准制定方面，引用ICH Q6；⑧杂质控制领域，引用EMA，ICH Q3、M7，FAO，WHO标准；⑨国际标准品应用方面，采用WHO标准品、菌株和病毒并参考相关指导原则；⑩仪器校准方面，引用NIST标准物质和ASTM、OIML标准；⑪分析方法验证方面，引用ICH Q2；⑫测量不确定度方面，引用ISO标准；⑬多变量统计过程控制方面，引用ICH Q8 ~ 11；⑭药典协调方面，引用ICH Q4。

6. EP与GMP的互操作性 EP中的总论和指导原则引用或按照GMP要求执行。涉及的专业领域主要有8个，要求在原材料、制造工艺、生物负载、残留溶剂、可见异物、质量体系等方面要求符合GMP的要求。①人用和兽用药品传播动物海绵状脑病病原体的风险控制（使用的原材料要求在日常检查中验证是否符合GMP；制造工艺要求必须建立质量保证体系如 GMP，以监控生产过程和批次划分）；②抑菌效力检查（抑菌剂不得作为GMP的替代品）；③非处方药制剂和原料药的微生物质量（要求制造商必须在制剂的生产、储存和分销过程中实施GMP，以确保制剂的生物负载处于较低水平）；④残留溶剂（尽可能去除所有残留溶剂，以满足GMP等的要求）；⑤颗粒污染测试建议：可见颗粒（应结合GMP相关内容使用）；⑥放射性药物的临时制备（质量体系的例子可以参考欧盟GMP人用和兽用药品）；⑦原料药（生产必须在GMP条件下进行）；⑧用于分馏的人血浆（每单位血浆的总蛋白和人凝血因子Ⅷ在GMP中介绍）。

（四）JP与其他标准体系的互操作性

JP中的部分通则、指导原则引用了非JP的标准，包括JIS、MHLW法规，日本食品检测官方方法，日本放射性同位素协会标准，日本教育、文化、体育、科学和技术部标准，日本商业学会标准，日本农业标准，日本化学会原子量小组委员会标准，ISO标准，WHO文件，ICH指导原则，AOAC指导原则，国际癌症研究机构（International Agency for Research on Cancer，IARC）指导原则，FAO指导原则，FDA文件，以及USP、EP和《中国药典》标准。

1. JP引用日本其他标准、法规和指导原则的情况　JP中的部分通则、指导原则和原子量表引用了JIS、MHLW和日本其他部门法规和组织标准。其中：

（1）引用JIS标准的包括通则和指导原则。涉及专业领域约10个，包括吸入制剂空气动力学测试、试剂试液、近红外光谱、动态光散射法测量粒径、溶出装置校准方法、灭菌法、药包材基本要求和术语、玻璃容器、无菌产品包装泄漏试验、标准物质。

（2）引用MHLW法规的全部为指导原则。涉及专业领域有4个，包括生药马兜铃酸的控制、生药黄曲霉毒素分析方法、药包材的基本要求和术语、制药用塑料容器和溶液型输液容器用橡胶盖的基本要求。

（3）部分指导原则和原子量表引用了日本食品检测官方方法，日本放射性同位素协会，日本教育、文化、体育、科学和技术部，日本商业学会，日本农业，日本化学会原子量小组委员会的标准。涉及专业领域有5个，包括生药黄曲霉毒素分析方法、生药放射性测定方法、肠外营养液中微量铝的测试、利用遗传信息进行原材料的纯度测试、原子量。

2. JP引用ISO标准的情况　引用ISO标准的包括通则和指导原则。涉及专业领域有5个，包括粒度的测定（光散射法）、吸入制剂微细粒子空气动力学特性测定法、质量风险管理概念、稳定性试验、灭菌和灭菌指示剂。

3. JP引用WHO文件情况　引用WHO标准的包括通则和指导原则。涉及专业领域有3个，包括细菌内毒素检查、微生物试验用培养基和微生物菌株的控制、生药黄曲霉毒素分析方法。

4. JP引用ICH指导原则情况　引用ICH指导原则的包括通则和指导原则。涉及专业领域有3个，包括杂质控制、质量控制和风险管理，要求符合或参考ICH Q3A、Q3B、Q3D、Q5A、Q5B、Q5C、Q5D、Q5E、Q6A、Q6B、Q8、Q9质量风险管理、Q10、Q11的要求。

5. JP引用其他国家（地区）和国际组织标准情况　引用其他国家（地区）和国际组织标准的包括通则和指导原则。涉及专业领域有13个，包括水–固体相互作用，药典协调，生药薄层色谱法、黄曲霉毒素分析方法，近红外光谱，实时放行时的含量均匀度标准，溶出装置机械校准的标准程序，微生物试验用培养基和微生物菌株的控制，抑菌效力测定，消毒和灭菌方法，灭菌和灭菌指示剂，药包材的基本要求和术语，玻璃容器，无菌产品包装泄漏试验，要求参考AOAC、IARC、FAO、FDA、USP、EP和《中国药典》的相关要求。

可以看出，JP主要引用本国标准，且在各个领域广泛引用JP外标准：①质量风险和质量体系管理方面，引用ISO、ICH Q8～11相关标准和指导原则；②理化分析的粒度分析、稳定性试验、溶出装置机械校准、近红外光谱、含量均匀度检查、水活度测定等方面，引用JIS、ISO、AOAC、USP、EP、FDA标准和指导原则；③杂质分析、生物制品质量控制和标准制定领域，引用ICH Q3、Q5、Q6指导原则；④分子生物学检测方面，引用日本农业标准；⑤微生物控制领域如灭菌法、生物指示剂、实验室实践、培养基和菌株控制、抑菌效力测定等方面，引用JIS医疗器械灭菌标准，以及ISO、WHO、USP、EP相关标准；⑥生药有害残留物检测方面，引用MHLW、日本食品标准、WHO、FAO、IARC、USP、EP、《中国药典》相关内容；⑦放射药领域，引用日本本国相关行业协会标准；⑧药包材领域，引用日本本国JIS、MHLW，以及FDA、USP标准；⑨标准物质、试剂试药方面，引用JIS、日本国家计量院、日本商业学会等本国标准和标准物质，使用WHO国际标准品校准JP标准品；⑩原子量标准方面，JP是唯一一个直接引用本国原子量机构标准的药典；⑪药典协调方面，JP有20余个标准提及与USP、EP相协调。

6. JP与GMP的互操作性 JP中的部分通则和指导原则引用或按照GMP要求执行。涉及的专业领域主要有7个，要求在残留溶剂、质量保证、生物制品安全性、仪器装置校准和生物负载等方面符合GMP的要求：①残留溶剂（尽可能去除所有残留溶剂，以满足GMP等的要求）；②原料药和药品质量保证的基本概念（遵守GMP是确保JP产品在实际生产中质量所需的基本因素）；③JP生物技术/生物制品病毒安全性基本要求（按照GMP要求，不应将任何不用于制造的病毒引入生产设施）；④JP动物来源药品的确认（只要引入适当的灭活或去除工艺，难以阐明传染源污染风险或被病毒等污染的原材料也可用于生产药物，通过对GMP下的生产过程进行适当的控制，可以确认其有效性并确保其安全性）；⑤抑菌效力检查（抑菌剂不得作为GMP的替代品）；⑥溶出度装置机械校准方法（参考FDA工业指南：溶出装置1和2的机械校准的使用—GMP）；⑦非无菌药品的微生物特性（要求制造商必须在制剂的生产、储存和分销过程中实施GMP，以确保制剂的生物负载处于较低水平）。

（五）BP与其他标准体系的互操作性

除BP收载的EP标准外，BP中的凡例、通则、指导原则、先进治疗药品指导原则和品种标准中引用了13个来自非BP的标准，包括EMA、ISO、ICH、WHO、英国国家生物标准与控制研究所（National Institute for Biological Standards and Control，NIBSC）、英国认证协会（United Kingdom Conformity Assessed，UKCA）、英国药品和健康产品管理局（Medicines and Healthcare Products Regulatory Agency，MHRA）、欧洲认证（Conformité Européene，CE）、BIPM、FDA、USP、EMA和IUPAC。

1. BP引用英国其他标准、法规的情况　引用NIBSC、UKCA、CE和MHRA标准的包括通则、指导原则和先进治疗药品指导原则。涉及的专业领域主要有3个，包括标准物质，未经许可的无菌制剂起始材料、组件、耗材和标签，先进治疗产品分析方法开发的数据完整性、使用的试剂和标准品。

2. BP引用ISO标准的情况　引用ISO标准的包括先进治疗药品指导原则和品种标准。涉及的专业领域主要有2个，包括核酸靶序列定量方法性能评估要求和分析器具。

3. BP引用WHO标准的情况　部分通则要求使用WHO TNF-α国际标准。

4. BP引用ICH指导原则的情况　部分指导原则和先进治疗药品指导原则引用了ICH Q2、Q3A、Q3B、Q6A、Q6B、Q8、Q10、Q11指导原则。涉及的专业领域主要有5个，包括杂质控制、溶出度测定、分析方法开发、分析方法验证、分析方法源于设计。

5. BP引用其他国家（地区）药品标准、法规的情况　凡例、部分指导原则和先进治疗药品指导原则引用了BIPM、FDA、USP、EMA、IUPAC标准。涉及的专业领域主要有4个，包括国际单位、未经许可药品的无菌制剂、流式细胞术方法开发和验证、qPCR的实验要求和验证。

可以看出，BP主要引用本国和ICH标准。①生物类似药方面，引用EMA标准；②标准物质、标签、试剂、无菌要求、数据完整性方面，主要引用本国标准，还引用WHO标准；③在分析器具方面，引用ISO标准；④在杂质分析方面，引用ICH Q3；⑤先进治疗药品分子生物学分析方法方面，引用ISO标准，在流式细胞术方面，引用EMA、FDA和USP标准；⑥分析方法验证方面，主要引用ICH Q2，还引用FDA、IUPAC相关指导原则；⑦在分析方法开发方面，引用ICH Q8～10；⑧溶出度标准制定方面，引用ICH Q6；⑨国际单位引用BIPM标准。

6. BP与GMP的互操作性　BP中的部分通则、指导原则和先进治疗药品指导原则引用或按照GMP要求执行。涉及的专业领域主要有9个，在颗粒物污染、抑菌效力检查、人用和兽用药品传播动物海绵状脑病的风险控制、微生物检测、流式细胞测定法和qPCR法的开发、质量体系等方面要求符合GMP的要求：①颗粒物污染（制造商不将这些标准用于批量放行目的。制造商根据GMP，通过100%检查或其他适当手段，确保其产品的可见颗粒物质量）；②非无菌制剂和原料药的微生物质量（在制剂的生产、储存和分销过程中实施GMP，确保制剂的生物负载较低）；③微生物污染（药典中包含的建议限量并不意味着需要逐批进行终产品微生物测试。这种测试不符合GMP原则，而且这种测试所施加的分析负担对大多数产品来说是不合理的）；④流式细胞测定法的开发（方法支持在GMP环境中使用更简单的设备。在先进治疗药物开发的背景下，流式细胞术分析被用作过程控制和产品表征的分析工具。因此，当处于监管环境中时，应根据GMP要求进行流式细胞术分析）；⑤qPCR方法开发、样品制备和一般注意事项［GMP环境中的设备控制和数据分析需要使用经过验证的计算机系统，应符合GMP要求。载体拷贝数（Vector Copy Number，VCN）的量化应根据GMP的要求进行］；⑥人用和兽用药品传播动物海绵状脑病的风险控制（鉴定中使用的材料应在日常检查中验证是否符合GMP。建立质量保证体系如GMP，以监控生产过程和批次划分）；⑦抑菌效力检查（抑菌剂不得用作GMP的替代品）；⑧放射药的体外制备（质量体系可参考欧盟GMP）；⑨未经许可的产品（生产和制备应符合GMP）。

（六）IP与其他标准体系的互操作性

IP中的凡例、总论、通则、指导原则和品种标准引用了ISO、ICH、IUPAC、BIPM、ASTM标准。其中：

（1）引用ISO标准的包括通则、品种、总论和指导原则。涉及专业领域有6个，包括玻璃容器质量、药品标签、测量不确定度、筛网孔径、标准物质制备/标签/分发/认证、测试和校准实验室要求，要求符合相应ISO标准。

（2）引用ICH指导原则的包括通则和指导原则。涉及专业领域有5个，包括重金属检查、溶出度测定、杂质控制、晶型、植物来源青蒿素原料质量要求，要求参考和符合Q3C、Q3D、Q6A、Q7。

（3）引用其他国际组织标准的包括凡例、通则和指导原则。涉及专业领域有5个，包括化学名称、术语、单位、溶出度测定、粉末堆密度和振实密度，要求符合IUPAC、BIPM、ASTM相关标准。

可以看出，IP主要引用ISO标准，特别是在计量要求和标准物质领域。在杂质分析、药品溶出度和晶型的质量标准制定、药品生产领域，主要引用ICH指导原则。此外，在化学命名、单位、术语等方面主要参考IUPAC指南，在标准方法的校准方法、仪器规格方面主要符合ASTM标准。除上述之外，IP无明确引用其他国家（地区）和国际组织标准的内容。

在IP与GMP的互操作性方面，IP中的部分前言、凡例、通则、指导原则、制剂通则、放射性药品总论引用或按照GMP要求执行。涉及的专业领域主要有8个，要求在原料药和制剂中的外来污染物（如颗粒物污染）、灭菌、生产设施和生产工艺、标签、标准物质的制备和包装等方面符合GMP的要求：①颗粒物质污染试验方法（根据GMP规定进行）；②灭菌法（生产和灭菌的所有阶段均应遵守GMP）；③生产设施和生产工艺（IP各论药物的生产设施和生产工艺必须符合WHO发布的GMP）；④标准物质的制备和包装（应符合GMP要求）；⑤非无菌产品的微生物学质量：制剂的推荐验收标准（要求制造商必须在制剂的生产、储存和分销过程中实施GMP，以确保制剂的生物负载处于较低水平）；⑥原料药和制剂中的有机杂质（原料药和制剂中不应出现的外来污染物，更适合作为GMP问题处理）；⑦植物来源的青蒿素用作抗疟活性药物成分生产原料时的质量要求（阐明原料药 GMP 的重点是供现场检查员使用，而不是用于营销授权申请）；⑧制剂通则如口服液体制剂、口服粉末、注射剂、吸入用粉末、直肠给药制剂、片剂、局部半固体制剂、放射药通则中指出，生产工艺和标签均应符合GMP的规定，部分制剂通则中给出了生产过程中应遵循的指导原则。

二、各药典与其他标准体系互操作性比较

通过对《中国药典》、USP-NF、EP、JP、BP、IP与其他标准体系的互操作性的比较和分析，可以看到，USP对引用其他非USP的各类标准持开放态度，在涉及药品全生命周期的各环节标准中，引用其他非USP标准的种类、数量和领域远超过其他药典。EP、JP、BP在各个领域也广泛引用其他标准。IP作为国际药典，主要引用ISO标准。《中国药典》主要引用我国国家标准（表3-1）。

表3-1 各药典与其他标准体系互操作性的比较

类型	中国药典	USP-NF	EP	JP	BP	IP
引用标准数量	40余项标准引用7个非《中国药典》标准	470余项标准引用近40个非USP标准	70余项标准引用13个非EP标准	60余项标准引用近20个非JP标准	近40项标准引用13个非BP标准	10余项标准引用5个非IP标准
引用本国法规或其他标准	我国国家标准	FDA、CDC、EPA、MIL、OSHA	EMA	MHLW、JIS、日本食品检测官方方法，日本教育、文化、体育、科学和技术部，日本农业标准	MHRA、NIBSC	/
引用国际标准和国外非药典标准	ICH、WHO、CIE、IUPAC、AOAC、NIST	ICH、WHO、ISO、BIPM、CIE、IEC、IPEC、IUPAC、ISPE、OIML、PDA、PIC/S、UICC、CEN、DIN、JIS	ISO、ICH、WHO、OIML、ASTM、CIE、AOAC、NIST、PIC/S、FAO	ISO、WHO、ICH、AOAC、IARC、FAO	ISO、WHO、ICH、BIPM、IUPAC、CE	ISO、ICH、IUPAC、BIPM、ASTM
引用本国团体标准	/	AAMI、ACS、ANSI、AOAC、APHA、ASTM、CETA、IEEE、NCCLS、NIEHS、NIOSH、NIST、PQRI	DIN、EANM	日本商业学会、日本放射性同位素协会、日本化学会原子量小组委员会	UKCA	/
引用其他国家（地区）药品法规、药典	/	EMA、EDQM、EP、JP、《中国药典》	USP、《中国药典》	FDA、USP、EP和《中国药典》	FDA、USP、EMA	/

在与本国其他标准、法规或指导原则的互操作性上，USP在18个专业领域大量参考FDA法规和指导原则制定USP标准，例如药品名称、效价单位、标签、理化分析、生物检定、微生物控制、免疫学技术、分子生物学技术、生物制品、药物调配、植物药制备和农药残留、放射药、药用辅料、膳食补充剂、药包材、化学药品/生物制品/药用辅料品种、临床研究药物、医疗器械。JP在植物药、药包材方面，EP在生物制品方面，引用本国药品监管部门的法规和指导原则。《中国药典》更多作为中国药品注册审评的依据使用，没有直接引用药品监管部门的法规和指导原则。USP在各专业领域的标准中广泛引

用本国其他标准，《中国药典》、JP、BP在部分专业领域中也均引用了本国其他标准。

在与ISO标准的互操作性上，USP在10个专业领域，包括生物制品、微生物、理化分析、放射药、药用辅料、药包材、医疗器械、储藏和运输、环境、化学药品和药用辅料品种方面广泛引用ISO标准。EP、JP、BP在理化分析方法、微生物检测、测量不确定度和药包材方面引用了ISO标准。对于IP，ISO标准则是其主要引用的非IP标准，特别是在计量要求方面。《中国药典》没有明确引用ISO标准。

在与WHO标准的互操作性上，《中国药典》、USP、EP、JP和BP在生物制品、杂质限值和生物检定等方面引用WHO标准或指南。此外，USP还在国际单位、标准物质、用药环境、储存和运输、理化分析和药用辅料等领域引用WHO标准或指南。

在与ICH标准的互操作性上，在分析方法验证方面，《中国药典》、USP、EP、BP均引用了Q2指导原则，在杂质控制要求上，各药典均引用了Q3指导原则。ICH在杂质控制要求和分析方法验证要求上已覆盖几乎所有药典。在生物制品方面，USP、EP、JP、BP均引用Q5指导原则，Q5指导原则已逐渐渗透各药典的控制要求中。除《中国药典》外，其他药典均引用了Q6指导原则，体现了ICH对制定药典有关药品研发质量标准的指导作用。USP、EP、JP、BP均引用Q8~11指导原则，ICH的质量控制体系、风险管理、全生命周期管理等理念已逐渐融入各药典中。

在与其他国家（地区）药品标准、法规的互操作性上，《中国药典》、USP、JP、EP、BP、IP在理化分析、微生物、药包材、术语、单位和命名等方面引用了IUPAC、BIPM、ASTM、AOAC、CIE等其他国家（地区）和国际组织标准。其中，USP、JP、EP、BP均引用了其他国家（地区）药典标准，JP、USP、EP还在植物药检测方法、溶液颜色检查法方面引用了《中国药典》相关标准。但《中国药典》没有明确引用其他国家（地区）药典标准的内容。

在与GMP的互操作性上，各药典均引用了本国（地区）或组织的GMP。USP和《中国药典》与GMP的互操作性较其他药典强，EP和JP与GMP的互操作性较其他药典弱。各药典在原材料、生产工艺和设施、灭菌、微生物控制、生物制品病毒安全性、抑菌效力检查、颗粒污染测试、残留溶剂和质量体系方面，均引用GMP要求。《中国药典》、USP和IP在标签和包装方面；USP和

JP在仪器校准方面;《中国药典》和USP在制药用水、辅料、细胞库的建立和制备方面要求符合GMP规定。此外,《中国药典》在生化药品种项下制法要求项要求生产过程符合GMP;USP还在方法验证、分析方法使用、人用疫苗、基于细胞的先进疗法和基于组织的产品和辅助材料、基因治疗产品、人血浆、细胞的冷冻保存、生物制药中宿主细胞残留蛋白检测、文档记录、供应商资质和人员培训等方面要求符合GMP规定。

各药典均强调遵守GMP是确保药典产品在实际生产中质量所需的基本因素。各药典收载的原料药和制剂均应按照GMP要求生产。原料药和产品的质量通过在GMP条件下的生产和测试来保证,这些条件包括从设计、开发以及生产阶段获得的关于原材料和其他材料管理、生产过程控制、标准等的知识。药典标准仅代表药品质量保证的一个要素。此外,USP在<1029>良好的文档指南、<1079>制剂储存和运输的风险和缓解策略、<2740>膳食成分的生产实践和<1042>重组生物制品的细胞库实践指导原则中,重点描述了GMP相关操作的原则,以帮助用户进行GMP活动,这些内容有助于建立质量体系基础。但同时指出,这些内容不影响也不取代GMP中任何适用的现行要求。USP认为药典中的分析方法是GMP控制系统的一部分,USP中的分析方法应符合GMP监管要求,使用前应评估在GMP环境中的适用性,用户也有责任验证与药典不同的方法或程序。此外,USP指出,无菌只能通过在适当的GMP下使用经验证的灭菌工艺来实现,而不能仅依靠无菌测试来证明。BP指出,BP中没有关于生产的章节并不意味着不需要关注生产环节。IP指出,原料药和制剂中不应出现的外来污染物,更适合作为GMP问题处理。

第二节　药典机构和药品监管机构指导原则（通用技术要求）体系的比较

近年来,随着医药产业全球化日益加深,药品领域新理念、新技术、新产品层出不穷,医药行业对各类型药品标准的需求不断增加,各国（地区）药品监管机构和药典机构均发布了有关药品研发和质量控制的指导原则（通用技术要求）,药品标准的供给显著增强。本节从制定目的、适用范围和具体内容上的相同点、区别点、相互引用情况,对各国（地区）药典机构和药品监管机构发布的内容相近的指导原则（通用技术要求）进行比较和分析。

一、各药典机构和药品监管机构发布的相近内容指导原则（通用技术要求）比较

（一）《中国药典》与我国药品监督管理局发布的相近内容指导原则（通用技术要求）比较

《中国药典》与我国药品监督管理局发布的内容相似的指导原则（通用技术要求）（表3-2），主要分布在生物制品总论、生物制品通则、制剂通则、与制剂有关的指导原则、分析方法验证指导原则、杂质指导原则，以及个别生物制品和微生物检查法。两者的区别与联系存在以下特点。

（1）我国药品监督管理局发布的指导原则与《中国药典》通用技术要求有部分相似的药学内容，但我国药品监督管理局发布的指导原则侧重于研发、临床前研究、临床研究到上市不同阶段提出技术要求考虑，以及对申报资料要求和技术审评考量等，以指导企业研究开发。对于涉及的常规检测项目通常可采用现行版《中国药典》收载的方法。《中国药典》通用技术要求通常具有更全面的药学内容，对生产和质量控制、检定及采用的方法都有详细要求，更侧重上市要求及上市后的一般技术要求。

（2）两者在部分指导原则（通用技术要求）的内容上有所重复，在少数指导原则（通用技术要求）的内容上有所不同，不同多存在于具体的要求以及参数，如化学药品、生物制品分析方法验证的验证参数，原料药与制剂稳定性试验条件要求，咀嚼片崩解时间研究等。如我国药品监督管理局发布的"化学药物质量控制分析方法验证技术指导原则"含量测定范围应为测试浓度的80%～100%或更宽；而《中国药典》9101分析方法验证指导原则规定原料药和制剂含量测定范围一般为测定浓度的80%～120%。我国药品监督管理局发布的"咀嚼片（化学药品）质量属性研究技术指导原则（试行）"中规定"应对咀嚼片的崩解时限进行研究"，而《中国药典》通则0101片剂中规定"咀嚼片不进行崩解时限检查"等。

（3）在相互引用情况方面，18个我国药品监督管理局发布的指导原则均参考或引用了《中国药典》，但是引用的内容是基于发布日期。《中国药典》通用技术要求中尚无明确引用我国药品监督管理局发布的指导原则。两者均有参考ICH指导原则的情况。

表3-2 《中国药典》与我国药品监督管理局发布的内容相近的指导原则（通用技术要求）比较

序号	《中国药典》通用技术要求表名称	我国药品监督管理局技术指导原则	相同点	区别点	相互引用情况
1	人用重组DNA蛋白质品总论	人用重组DNA制品质量控制技术指导原则	药学总体要求相似。两者均对表达载体和宿主细胞、工程细胞（主细胞库和工作细胞库）的控制、有限代次生产、生产过程的控制，产品放行的控制做了具体要求	（1）适用范围：《人用重组DNA蛋白质品总论》是对治疗用人用重组DNA蛋白制品生产的通用性技术要求；而《人用重组DNA制品质量控制技术指导原则》适用于所有rDNA技术生产并在人体内应用的蛋白质、肽类制品（含治疗类和预防类） （2）主体内容：《人用重组DNA制品质量控制技术指导原则》关注原材料的控制、生产的控制、最终产品的控制及临床前安全性评价（如长期毒性试验、药代动力学试验、药理学试验、毒理学试验等）。《人用重组DNA蛋白质品总论》关注更全面的药学部分，如生产工艺验证、生产工艺变更、产品病毒去除/灭活工艺验证、工程细胞的控制、贮存、有效期和标签 （3）标准物质：《人用重组DNA蛋白质品总论》对分析过程中使用的标准物质的选择、建立及要求进行了描述。《人用重组DNA制品质量控制技术指导原则》无相关要求的描述 （4）生产操作层面的要求：《人用重组DNA制品质量控制技术指导原则》明确要求含表达载体的宿主细胞应经过克隆而建立主细胞库。在此过程中，在同一实验室工作区内，不得同时操作两种不同细胞（菌种）；一个工作人员亦不得同时操作两种不同细胞或菌种。《人用重组DNA蛋白质品总论》无相关要求的描述，但要求制剂生产应符合本版药典现行《药品生产质量管理规范》的相关要求	《人用重组DNA制品质量控制技术指导原则》中要求：凡与生物制品有关的质量控制，一般均按现行版《中国药典》有关规定执行

续表

序号	《中国药典》通用技术要求名称	我国药品监督管理局技术指导原则	相同点	区别点	相互引用情况
2	人用重组单克隆抗体制品总论	人用单克隆抗体质量控制技术指导原则	适用范围相似。两者涵盖了杂交瘤技术制备的单克隆抗体、基因工程抗体及经修饰的单克隆抗体（如抗体偶联药物）	（1）基本要求：《人用重组单克隆抗体制品总论》是对人用重组单克隆抗体制品生产和质量控制技术要求，涵盖了重组单克隆抗体的制造、检定、保存、运输及有效期和标签等方面的要求。《人用单克隆抗体质量控制技术指导原则》涵盖了抗体的构建、生产、产品稳定性、临床前研究等要求 （2）主体内容侧重点不同：《人用重组单克隆抗体制品总论》对制品的制造过程包括工程细胞库的建立、发酵或细胞培养及收获、目的蛋白的提取、纯化和制剂等包括工艺验证、工艺变更都有详细的描述。对制品的每一项检定及采用的方法都有较详细要求。《人用单克隆抗体质量控制技术指导原则》对抗体研发阶段的构建包括药物的免疫结合物的构建、纯度及稳定性、效力及免疫反应性，检定生产，但是对生产、检定生产的要求较简略 （3）临床前研究：《人用单克隆抗体质量控制技术指导原则》对交叉反应性试验、临床前药理学和毒性试验、药效学和动物药代动力学及临床内研究等都有详细要求。《人用重组单克隆抗体制品总论》不涉及这部分内容	《人用单克隆抗体质量控制技术指导原则》中要求：无菌、支原体、热原等检项均按现行版《中国药典》有关规定执行
3	人用基因治疗制品总论	人基因治疗研究和制剂质量控制技术指导原则	药学总体要求相似。两者均对生产用起始原材料（细胞库、菌种库等）、载体的制备，目标成分的制备、纯化和制剂生产，质量控制等过程有相关要求	因法规规定目的不同，总体差异异较大。《人基因治疗研制和制剂质量控制技术指导原则》偏向于规范注册申报基因治疗类产品的安全性、有效性及伦理要求，临床研究过程中的安全性、有效性及伦理要求，制剂质量控制要求等。《人用基因治疗制品总论》是人用基因治疗制品生产和质量控制制的通用性技术要求	《人基因治疗研究和制剂质量控制技术指导原则》中规定：工程菌主种子库和工作种子库的建立按现行《中国药典》相关要求建立

续表

序号	《中国药典》通用技术要求名称	我国药品监督管理局技术指导原则	相同点	区别点	相互引用情况
4	人用基因治疗制品总论	体内基因治疗产品药学研究与评价技术指导原则（试行）	（1）《体内基因治疗产品药学研究与评价技术指导原则（试行）》明确体内基因治疗产品的药学研究应符合《人用基因治疗制品总论》的研究 （2）产品类别范围一致：均涵盖病毒载体类产品、核酸类产品、细菌载体类产品 （3）对该类制品质量控制基本相同	（1）内容侧重点：《体内基因治疗产品药学研究与评价技术指导原则（试行）》在符合《中国药典》通用要求的基础上，对于体内基因药物在研发阶段、临床研究阶段和上市阶段一般要求，并参考ICH Q8和Q9的质量风险管理理念，指出该类产品常见的风险因素 （2）对于病毒载体选择性，《体内基因治疗产品药学研究与评价技术指导原则（试行）》提供了更多研究阶段的指导性考虑和建议；《人用基因治疗制品总论》对于病毒载体新型载体构建提出与构建的设计与构建的通用符合的通用需要符合基本要求 （3）《体内基因治疗产品药学研究与评价技术指导原则（试行）》明确了"生产用物料"的范围，要求更加细化（起始原材料、生产过程中使用或添加的物料、辅料、以及生产用耗材等）；《人用基因治疗制品总论》对"起始原材料"、辅料、原材料及辅料质量控制，参考《中国药典》《生物制品生产用原材料及辅料质量控制》的一般要求 （4）《体内基因治疗产品药学研究与评价技术指导原则（试行）》包含了原液制剂工艺开发、优化及验证的技术要求，《人用基因治疗制品总论》侧重于后期建立稳定工艺的总体要求 （5）《体内基因治疗产品药学研究与评价技术指导原则（试行）》细化了"稳定性要求"和"包装容器系统"；《人用基因治疗制品总论》更侧重于一般通用要求	《体内基因治疗产品药学研究与评价技术指导原则（试行）》参考《中国药典2020年版》《人用基因治疗制品总论》

续表

序号	《中国药典》通用技术要求名称	我国药品监督管理局技术指导原则	相同点	区别点	相互引用情况
5	生物制品生产检定用动物细胞基质制备及质量控制	重组制品生产用哺乳动物细胞质量控制技术评价一般原则	两者均有对重组工程细胞全面检定、库细胞传代和扩增培养、稳定性研究、细胞库建立和管理等的规定	《重组制品生产用哺乳动物细胞质量控制技术评价一般原则》参考2005年版《中国药典》《生物制品生产用哺乳动物细胞基质制备及质量控制》的通用要求，针对重组动物细胞的质量控制特点，补充提出更加具体化的技术评价基本原则，以期引导开展全面完整的细胞库试验研究，建立系统规范的重组工程细胞库及实现生产过程细胞质量的有效监控 （1）适用范围　《重组制品生产用哺乳动物细胞》适用治疗用重组制品的哺乳动物细胞，不包括细菌、酵母等重组工程菌，也不包括治疗用体细胞，疫苗生产用重组制品的哺乳动物细胞。《生物制品生产用哺乳动物细胞基质制备及质量控制》适用范围更广，也不包括细菌、酵母等重组工程菌、疫苗生产用哺乳动物细胞、产毒细胞、杂交瘤细胞 （2）《重组制品生产用哺乳动物细胞》早期研究阶段、同步开展库细胞、生产终末细胞、产毒细胞检定和控制以及病毒和（或）致癌性成分的去除/灭活工艺的验证 （3）《重组制品生产用哺乳动物细胞质量控制技术评价一般原则》提出，在载体构建过程和重组工程细胞的筛选的具体内容（目的基因来源、表达载体的具体构建步骤、载体引入宿主细胞详细解释说明，对工程细胞的筛选和初步鉴定），未对过程详细解释说明，没有要求提供具体资料，但研究机构应有对应建档资料备查 （4）《重组制品生产用哺乳动物细胞质量控制技术评价一般原则》对于重组制品细胞检定中"目的基因和表达框架分析"的常用方法进行列举，提出基因序列分析的资料要求 （5）《重组制品生产用哺乳动物细胞质量控制技术评价一般原则》对于"生产过程细胞质量控制"技术审评考量更加具体，《生物制品生产用哺乳动物细胞基质制备及质量控制》侧重细胞培养过程及质量控制的规范要求	《重组制品生产用哺乳动物细胞质量控制技术评价一般原则》参考2005年版《中国药典》《生物制品生产用哺乳动物细胞基质制备及质量控制》，相同的部分以参见的方式直接引用，不再重复有关内容

续表

序号	《中国药典》通用技术要求名称	我国药品监督管理局技术指导原则	相同点	区别点	相互引用情况
6	生物制品生产检定用动物细胞基质制备及质量控制	疫苗生产用细胞基质研究审评一般原则	两者均阐述了对生产用细胞基质进行分类、细胞基质的一般技术要求和评价、新细胞系/株的技术要求	《生物制品生产检定用动物细胞基质制备及质量控制》对于生产检定用细胞基质制备更加全面和系统；《疫苗生产用细胞基质研究审评一般原则》发布时间较早，更多集中在疫苗生产审评一般原则以指导企业研究开发 （1）适用范围 《疫苗生产用细胞基质研究审评一般原则》主要阐述细胞基质的优缺点，方法从科学的角度分析和认识潜在的危险性，以及科学客观评价细胞安全性和有效性提供启示。《生物制品生产检定用动物细胞基质制备及质量控制》适用于人用生物制品生产检定用动物细胞基质，包括各类细胞基质、生产重组制品所用的细胞基质，包括具有细胞株的细胞基质及原代细胞，生产重组制品和生产杂交瘤制品的细胞基质，其适用范围更广 （2）《疫苗生产用细胞基质研究审评一般原则》中细胞基质的分类为相同，即原代细胞、二倍体细胞和传代细胞，并对各类细胞基质提供了技术的考虑描述。《生物制品生产检定用动物细胞基质制备及质量控制》分为原代细胞，二倍体细胞株及原代细胞的连续传代细胞系，二倍体细胞，描述更为严谨 （3）《生物制品生产检定用动物细胞基质制备及质量控制》提出了"细胞基质总体的要求"，包含了"生产用细胞系/株历史资料"的操作要求。其中动物体内接种法检测原病毒因子的个别要求与《疫苗生产用细胞基质研究审评一般原则》有数值上的不同要求 （4）在细胞基质总体要求基础上，《生物制品生产检定用动物细胞基质制备及质量控制》分别列出"连续传代细胞"和"重组细胞"的特殊要求，更具有指导意义 （5）《生物制品生产检定用动物细胞基质检定方法》和"生产检定用细胞系检定的要求"，以规范相关要求 （6）《生物制品生产检定用动物细胞基质检定方法》列出3个附录，收载了3个具体检定用细胞检定方法，分别为"原代细胞法"和"致瘤性检查法"和"逆转录酶活性检查""成瘤性检查法"	《疫苗生产用细胞基质研究审评一般原则》参考2005年版《中国药典》《生物制品生产检定用动物细胞基质制备及质量控制》

续表

序号	《中国药典》通用技术要求名称	我国药品监督管理局技术指导原则	相同点	区别点	相互引用情况
7	生物制品病毒安全性控制	生物组织提取制品和真核细胞表达制品的病毒安全性评价技术审评一般原则	（1）两者均对"微生物或人/动物源的细胞、组织和体液等为起始原材料"生物制品的病毒安全性评价提出的病毒安全性控制要求 （2）两者均强调病毒安全性控制是一个全过程的控制	总体上《生物组织提取制品和真核细胞表达制品的病毒安全性评价技术审评一般原则》更多从临床研究到上市不同阶段提出技术要求考虑；《生物制品病毒安全性控制》更加侧重上市后的一般技术要求 （1）《生物组织提取制品和真核细胞表达制品的病毒安全性评价技术审评一般原则》在"病毒污染的来源及控制"章节更加细化了要求，尤其针对在研究阶段时的考虑 （2）《生物组织提取制品和真核细胞表达制品的病毒安全性评价技术审评一般原则》列举了具体的"病毒检测方法"及病毒清除验证研究的评价。《生物制品病毒安全性控制》提出了病毒检测设置和检测方法选择的一般要求 （3）《生物制品病毒安全性控制》对于病毒清除研究的一般要求，并且列举了常用的病毒清除工艺，指示病毒示例及相关属性表；同时提出了用于病毒清除验证的检测方法的一般要求，但《生物制品病毒安全性控制》描述更加精准并附有专业名词的解释，比如指示病毒的"耐受性" 影响因素清除研究提出了更加清晰的一般要求，并且列举了计算"病毒清除下降因子"的公式及判定原则，同时提出了适宜需要进行适当分析。《生物组织提取制品和真核细胞表达制品的病毒安全性评价技术审评一般原则》中提到生物制品病毒清除验证需参考GMP的相关要求 （4）二者均对"病毒清除验证评价"进行了描述；《生物制品病毒安全性控制》的评价要求更为清晰，并有具体计算的统计及判别定原则，对指示病毒示例进行处理处理分析。《生物组织提取制品和真核细胞表达制品的病毒安全性评价技术审评一般原则》中提到生物制品病毒清除验证需参考GMP的相关要求 （5）在"病毒安全性的追踪观察"章节，《生物组织提取制品和真核细胞表达制品的病毒安全性评价技术审评一般原则》的范围为药品临床研究和上市后追踪观察，对于确认其病毒安全性具有直接的证明作用；《生物组织提取制品和真核细胞表达制品的病毒安全性控制》则侧重观察，对于确认产品上市后的直接观察，可能会对病毒清除步骤进行必要进行的确认或再验证 （6）《生物制品病毒安全性控制》提到对于生产工艺变更，可能会对病毒清除步骤进行必要进行的确认或再验证	《生物组织提取制品和真核细胞表达制品的病毒安全性评价一般原则》参考《中国药典》2005年版《生物制品病毒安全性控制》

续表

序号	《中国药典》通用技术要求名称	我国药品监督管理局技术指导原则	相同点	区别点	相互引用情况
8	0101 片剂	咀嚼片（化学药品）质量属性研究技术指导原则（试行）	两者均指出咀嚼片应具有适宜的硬度、溶出度要求。但《咀嚼片（化学药品）质量属性研究技术指导原则（试行）》进行了详细描述，《0101 片剂》则简单介绍	（1）制定目的 部分药学内容要求类似，但《咀嚼片（化学药品）质量属性研究技术指导原则（试行）》主要提出在咀嚼片药物研发中需对影响患者可接受性和体内行为的质量属性进行研究和评价，并重点对咀嚼片的硬度、崩解时限、溶出度等关键质量属性的研究进行介绍；《0101 片剂》则侧重对各种类型的片剂进行研究的药学技术要求和应开展的研究等 （2）适用范围和收载侧重 《咀嚼片（化学药品）质量属性研究技术指导原则（试行）》仅适用于咀嚼片（包括化学药品和生物制品），《0101 片剂》则适用于包括咀嚼片在内的所有片剂类型（包括化学药品和生物制品） （3）《咀嚼片（化学药品）质量属性研究》，《0101 片剂》规定"应对咀嚼片的崩解时限进行研究"，规定"咀嚼片不进行崩解时限检查"	《咀嚼片（化学药品）质量属性研究技术指导原则（试行）》指出"关于咀嚼片的其他信息，建议参考质量属性，建议参考国家局或者ICH发布的相关指导原则或者国内外药典等要求开展相关研究"
9	0102 注射剂	多组分生化药注射剂基本技术要求（试行）	两者均对注射剂研究进行规范	（1）范围不同 《多组分生化药品管理的多组分生化药注射剂》则主要针对原料药物或与适宜的辅料制成的供注入人体内的无菌制剂；《0102 注射剂》则针对化学药品注射剂 （2）侧重点不同 《多组分生化药注射剂基本技术要求（试行）》：主要包括剂型及规格的合理性、制备工艺研究、质量研究及稳定性研究、药理毒理研究、临床研究，说明书和标签撰写；《0102 注射剂》主要为对注射剂产品的质量控制	《多组分生化药注射剂基本技术要求（试行）》主要针对原料药物或与注射剂（试行）》分析方法项目通常可采用现行版《中国药典》收载的方法

续表

序号	《中国药典》通用技术要求名称	我国药品监督管理局技术指导原则	相同点	区别点	相互引用情况
10	0105 眼用制剂	化学药品仿制药溶液型滴眼剂药学研究技术指导原则	（1）两者均描述了眼用制剂的定义和分类；均指出"多剂量滴眼剂一般应加适当抑菌剂，处方中的抑菌效力应符合《中国药典》抑菌效力检查法的规定"（2）两者在质量研究与控制技术要求部分有所重复	（1）制定目的和收载侧重《化学药品仿制药溶液型滴眼剂药学研究技术指导原则》旨在为化学药品仿制药溶液型滴眼剂的研发（包括处方工艺研究、原辅料质量控制与研究技术要求等）提供技术指导，质量研究与控制技术要求；《0105 眼用制剂》则规范了眼用制剂的分类、生产和贮藏期间的规定，应开展的检查项等（2）适用范围《化学药品仿制药溶液型滴眼剂药学研究技术指导原则》适用于化学药品仿制药溶液型滴眼剂；《0105 眼用制剂》则适用于含滴眼剂在内的所有眼用制剂	《化学药品仿制药溶液型滴眼剂药学研究技术指导原则》中眼用制剂的定义和分类引用了《0105 眼用制剂》的描述
11	0111 吸入制剂	吸入制剂研究质量控制研究技术指导原则	（1）两者的制定目的类似，均旨在吸入制剂的质量控制研究等提供技术指导（2）两者均适用于吸入制剂（3）两者在吸入制剂的定义、部分质量控制研究的内容有所重复	两者对于质量研究的项目介绍不尽相同，如《吸入制剂质量控制研究原则》描述了处方设计、稳定性研究等内容，《0111 吸入制剂》对均一性研究做了粗略描述等	《吸入制剂质量控制研究技术指导原则》对部分检查项做了粗略描述，注明具体可参考药典相应内容

续表

序号	《中国药典》通用技术要求名称	我国药品监督管理局技术指导原则	相同点	区别点	相互引用情况
12	0111 吸入制剂 0951 吸入制剂微细粒子空气动力学特性测定法	化学药品吸入液体制剂药学研究技术要求	两者在雾化装置部分有重叠,如需考虑患相容性	(1)《化学药品吸入液体制剂药学研究技术要求》提供化学药品吸入液体制剂药学研究技术指导;《0111 吸入制剂》提供吸入剂包括吸入气雾剂、吸入粉雾剂、吸入喷雾剂,吸入液体制剂和可转变成蒸气的制剂的相关要求;《0951 吸入制剂微细粒子空气动力学特性测定法》提供吸入液体制剂微细粒子空气动力学特性测定方法 (2)《化学药品吸入液体制剂药学研究技术要求》除了化学药品吸入液体制剂的质量控制,还包括了处方工艺、物化装置、原辅包等方面;《0111 吸入制剂》中主要侧重吸入制剂的质量控制;《0951 吸入制剂微细粒子空气动力学特性测定法》主要侧重吸入制剂微细粒子空气动力学特性测定方法的描述 (3)《0111 吸入制剂》对于吸入液体制剂药学研究技术要求》中对于吸入制剂量,无菌的检测项只规定了需要进行递送速率和递送总量、微细粒子剂量、无菌剂量等;《化学药品吸入液体制剂药学研究除了吸入液体制剂关键质量属性的规定,除了药典中规定的检测项目,还包括了性状、溶液的澄清度和颜色、有关物质、pH值、渗透压、有关物质、装置、装量差异、含量等	《化学药品吸入液体制剂药学研究技术要求》参考 2020 年版《中国药典》《0111 吸入制剂》
13	3411 牛血清白蛋白残留量测定法 3604 新生牛血清	细胞培养用牛血清生产和质量控制技术指导原则	无	总体差异较大,法规目的不同。《细胞培养用牛血清生产和质量控制技术指导原则》为规范细胞培养用牛血清的生产、质量控制,促进我国牛血清质量的提高而制定,内容上为概述类及体系上的要求,如质量管理及企业管理等。《3411 牛血清白蛋白残留量测定法》系采用酶联免疫吸附法测定供试品中残余牛血清白蛋白(Albumin from bovine serum, BSA)含量。《3604 新生牛血清》则描述了对于新生牛血清应进行哪些检查,符合规定后方可使用	《细胞培养用牛血清生产和质量控制技术指导原则》规定牛血清生产用原材料应符合水及其他相关材料《中国药典》的要求

续表

序号	《中国药典》通用技术要求名称	我国药品监督管理局技术指导原则	相同点	区别点	相互引用情况
14	9001 原料药与制剂稳定性试验指导原则	化学药物稳定性研究技术指导原则	两者均是对原料药与制剂稳定性研究的要求	稳定性试验条件要求不同	《化学药物稳定性研究技术指导原则》在制定时参考同《中国药典》《药物稳定性试验指导原则》
15	9013 缓释、控释和迟释制剂指导原则	化学药物口服缓释制剂药学研究技术指导原则	两者在缓释制剂的处方工艺研究的基本原则、常用的调释技术介绍、质量控制研究等项目有所重复	（1）《化学药物口服缓释制剂药学研究技术指导原则》旨在阐述化学药物口服缓释制剂药学研究工作的基本思路、制备口服缓释制剂技术、释放度研究、处方与制备工艺研究、质量标准制定、稳定性研究等；《9013 缓释、控释和迟释制剂指导原则》阐述了缓释、控释和迟释制剂的定义、制备（包括处方工艺研究、质量控制研究、稳定性研究）、评价（体外释放度试验、体内试验、体内-体外相关性）等（2）《化学药物口服缓释制剂药学研究技术指导原则》适用于化学药物口服缓释、控释和迟释制剂；《9013 缓释、控释和迟释制剂指导原则》则适用于缓释、控释和迟释制剂	《化学药物口服缓释制剂药学研究技术指导原则》参考了 2005 年版《缓释、控释和迟释制剂指导原则》
16	9015 药品晶型研究及晶型质量控制指导原则	化学仿制药晶型研究及晶型质量控制技术指导原则（试行）	（1）两者均旨在规范药品晶型研究和晶型质量控制的技术内容（2）两者均规定了晶型稳定性、晶型的表征和控制相关内容	（1）《化学仿制药晶型研究技术指导原则（试行）》、《9015 药品晶型研究及晶型质量控制指导原则（试行）》侧重于药品晶型质量控制研究开发（2）《9015 药品晶型研究及晶型质量控制指导原则（试行）》侧重于仿制药晶型质量控制的订制方法，《化学仿制药晶型研究技术指导原则（试行）》侧重描述仿制药晶型选择、仿制药晶型研究思路、仿制药研发中晶型问题的关注点、仿制药晶型制备、晶型与生物利用度/生物等效性、化学仿制药中晶型控制中晶型的生物学评价、晶型药物的溶解性或溶出度评价进行介绍，并就药品晶型质量控制方法进行详细描述（3）《化学仿制药晶型研究技术指导原则（试行）》适用于我国的仿制药晶型生物研究，仿制药研发中晶型研究；则不限定于仿制药	《化学仿制药晶型研究技术指导原则（试行）》在制定时参考了《9015 药品晶型研究及晶型质量控制指导原则》

续表

序号	《中国药典》通用技术要求名称	我国药品监督管理局技术指导原则	相同点	区别点	相互引用情况
17	9101 分析方法验证指导原则	化学药物质量控制分析方法验证技术指导原则	（1）两者的制定目的相似，建立的方法适合于相应检测要求，判断采用的分析方法是否科学、合理，是否能有效控制药品的内在质量 （2）两者的验证内容均包含方法的专属性、范围、准确度、精密度、检测限、定量限、线性、耐用性	（1）《化学药物质量控制分析方法验证技术指导原则》主要适用于化学药品；《9101 分析方法验证技术指导原则》不涉及生物学测定方法验证的内容 （2）《化学药物质量控制分析方法验证技术指导原则》分为鉴别、杂质检查、定量测定（含量测定、溶出度、释放度等）、其他特定（限度检测项目等四类；《分析方法验证指导原则》分为鉴别试验、杂质测定（限度或定量分析）、含量测定（包括特性参数和含量/效价测定、其中特性参数如溶出度、释放度等）中包含了其他特定检测项目外，《化学药物质量控制分析方法验证技术指导原则》除了这些检测项目的要求与鉴别、杂质检查、定量测定等有所不同，对于这些项目的分析方法验证应有不同的要求 （3）《9101 分析方法验证技术指导原则》还收载了系统适用性项目 （4）《9101 分析方法指导原则》中每个检测项目下都有数据要求项，但是《化学药物质量控制分析方法验证技术指导原则》中没有 （5）《化学药物质量控制分析方法验证技术指导原则》中含量测定范围应为测试浓度的 80%～100% 或更宽。溶出度或释放度对于溶出度，范围应为限度的±20%。对于释放的±20%；如规定限度范围，则应为下限后为20%至上限后+20%。对于释放度，如规定限度范围，从1小时后为20%至24小时后为90%，则验证范围应为0%～110%《9101 分析方法验证指导原则》原料药或释放度的80%～120%；溶出度测定含量测定范围一般为限度的±30%；溶出度测定范围，则应为下限范围一般为限度范围，如规定了限度范围，则应为下限的+20%	《化学药物质量控制分析方法验证技术指导原则》中多次提及参考《中国药典》。从参考文献来看，《化学药物质量控制分析方法验证技术指导原则》参考了FDA指南，ICH Q2A、Q2B以及2000年版《中国药典》《药品质量标准分析方法验证》

序号	《中国药典》通用技术要求名称	我国药品监督管理局技术指导原则	相同点	区别点	相互引用情况
17				（6）《化学药物质量控制分析方法验证技术指导原则》准确度应在规定的范围内建立，对于制剂一般以回收率试验来进行验证。试验设计需考虑考虑在规定范围内，制备3个不同浓度的试样，各测定3次，即测定9次。报告已知加入量的回收率（％）或测定结果平均值与真实值之差及其可信限。《9101 分析方法验证指导原则》则取同一浓度（相当于100％浓度水平）的供试品，用至少6份样品的测定结果进行评价；或设计至少3种不同浓度，每种浓度分别制备至少3份供试品溶液进行测定，用至少9份样品的测定结果进行评价，且浓度的设定应考虑考虑样品的浓度范围。两种方法的选定应考虑分析的目的和样品的浓度范围 （7）除了直观法和信噪比法，《9101 分析方法验证指导原则》详细描述了基于响应值标准偏差和标准曲线斜率法 （8）《9101 分析方法验证指导原则》没有提到方法再验证	《化学药物杂质研究技术指导原则》提到杂质的具体检测方法可参考《中国药典》0800 限量检查法等内容
18	9306 遗传毒性杂质控制指导原则 9102 药品杂质分析指导原则 0800 限量检查法	化学药物杂质研究技术指导原则	原则性要求一致	《0800 限量检查法》是对具体的待检物质及其检测方法的论述	

续表

序号	《中国药典》通用技术要求名称	我国药品监督管理局技术指导原则	相同点	区别点	相互引用情况
19	9202 非无菌产品微生物限度检查指导原则 1105 非无菌产品微生物限度检查：微生物计数法 1106 非无菌产品微生物限度检查：控制菌检查法 1107 非无菌药品微生物限度标准	非无菌化学药品及原辅料微生物限度研究技术指导原则（试行）	无	《9202 非无菌产品微生物限度检查指导原则》是对微生物限度检查方法和标准中的特定内容及应用做进一步的说明，并提及到了微生物检验生物检验替代方法的认可 《1105 非无菌产品微生物限度检查：微生物计数法》详细阐述了非无菌产品微生物计数法的分析方法 《1106 非无菌产品微生物限度检查：控制菌检查法》详细阐述了非无菌产品微生物限度检查法：控制菌检查法的分析方法 《1107 非无菌药品微生物限度标准》提供对于非无菌药品微生物限度标准制定依据 《非无菌化学药品及原辅料微生物限度研究技术指导原则（试行）》重点对非无菌化学药品及原辅料微生物限度研究中的控制策略、检测方法及限度及限度申报资料要求进行了系统阐述，对微生物限度申报资料要求进行了明确	《非无菌化学药品及原辅料微生物限度研究技术指导原则（试行）》参考了2020年版《中国药典》《1105 非无菌产品微生物计数法》《1106 非无菌产品微生物限度检查：微生物计数法》《1107 非无菌产品微生物限度检查：控制菌检查法》《1121 抑菌效力检查法》《9201 药品微生物检验替代方法验证指导原则》《9202 非无菌产品微生物限度检查标准》《9203 药品无菌实验室质量管理指导原则》《9204 微生物鉴定指导原则》《0251 药用辅料》

（二）USP与FDA发布的相近内容指导原则（通用技术要求）比较

USP与FDA内容相似的指导原则（通用技术要求）见表3-3，主要分布在制剂、生物制品、杂质、溶出度、近红外光谱、微生物检测方法、稳定性、无菌包装系统方面。USP与FDA指导原则（通用技术要求）的内容互相补充，各有侧重。USP通用技术要求侧重于技术原理、设备和测试要求等技术方面的阐述；FDA指南则侧重于药品研发、监管法规、执行要求和注册申请相关要求的阐述。FDA相关指南与USP通用技术要求互为补充。两者的区别与联系存在以下特点。

（1）FDA指南总体协调USP和其他通用技术要求，USP通用技术要求支撑了FDA指南。FDA指南为相关USP通用技术要求存在的潜在误读或未覆盖的部分提供指导，协助生产商更好的执行USP通用技术要求。USP也为FDA进行了补充说明，协助申请人了解药品研究、质量控制和注册申请的要求。表3-3中的16个内容相近的指导原则（通用技术要求）中，12个FDA指南引用了USP通用技术要求，4个USP通用技术要求（基因治疗产品，含有纳米材料的制剂，亚硝胺杂质，化学和生物制药原料、中间体和制剂的物理稳定性评估和控制）引用了FDA指南。在元素杂质、微生物检测领域，FDA指南总体协调USP和其他通用技术要求。在残留溶剂、溶出度领域，FDA指南是对USP通用技术要求的补充。此外，USP在"重组生物制品的细胞库规范"通用技术要求中明确其为对FDA细胞库的建立和表征原则的进一步说明。在USP基因治疗产品通用技术要求中也罗列了FDA指南。

（2）对于相对成熟的主题，一般在FDA指南中引用USP相关通用技术要求。对于元素杂质主题，FDA"制剂中元素杂质"指南中引用了USP<232>元素杂质限度、<233>元素杂质测定；对于无菌检测主题，FDA相关指南引用了USP<1047>基因治疗产品、<71>无菌检查法；对于残留溶剂主题，FDA指南引用了USP<467>残留溶剂的分析方法等。对于这些主题，FDA指南和USP通用技术要求也引用了相同的国际标准，比如杂质章节均引用了ICH Q3A指导原则。

（3）对于相对前沿的主题，USP通用技术要求中引用了FDA相关指南，如亚硝胺等。此外，对于USP通用技术要求内容不全面的部分主题，FDA指南补充了USP，如FDA发布了"溶出装置1和2的机械校准的使用—现行良好生产规范（cGMP）"。

（4）FDA指南与USP存在部分重复内容。在稳定性研究，包装系统的质量要求，元素杂质的限度和方法，近红外分析方法的开发和验证，基因治疗产品生产、质量和控制要求，纳米制剂的粒度分布和溶出，无菌保障、灭菌的场地和人员，亚硝胺杂质信息等存在部分重复内容。相同主题的USP通用技术要求和FDA指南一般引用相同的国际标准，如ICH。

（5）部分USP通用技术要求中提到其仅适用于USP物质。

表3-3　USP与FDA发布的内容相近的指导原则（通用技术要求）比较

序号	USP通用技术要求名称	FDA指南名称	相同点	区别点	相互引用情况
1	<1>注射剂和植入制剂（经肠胃）一产品质量测试 <51>抗菌剂有效性测试 <61>非无菌产品微生物检查法：微生物技术检测 <71>无菌检查法 <87>体外生物反应性检查法 <88>体内生物反应性检查法 <161>医疗器械—细胞内毒素和热原检测 <381>注射产品包装和递送系统的弹性密封件 <601>吸入和鼻用制剂：气雾剂、喷雾剂、粉雾剂—性能质量测试 <661>塑料包装系统及其材料构成 <671>容器—性能测试 <771>眼用软膏—质量测试 <1041>生物制剂 <1151>药物剂型	人用药物和生物制品的容器封闭系统—工业指南	两者均涉及包装系统的质量要求	（1）《人用药物和生物制品的容器封闭系统—工业指南》主要用于指导工业界注册申请中包含的包装系统相关的信息。指南中引用了USP所有与包装有关的通则 （2）USP通用技术要求为各种相关剂型和包装系统的技术要求	USP通用技术要求支撑了FDA指南

续表

序号	USP通用技术要求名称	FDA指南名称	相同点	区别点	相互引用情况
2	<5>吸入和鼻腔用药品一般信息和产品质量检验	鼻腔喷雾和吸入溶液、悬浮液和喷雾药品—化学、制造和控制文件：工业指南	(1)两者均针对对吸入和鼻用给药制剂制定和鼻用给药品—化学方面的考量 (2)两者均包含质量方面的考量 (3)两者对产品的特殊性质量方面的阐述有所重复	《鼻腔喷雾和吸入溶液、悬浮液和喷雾药品—化学、制造和控制文件：工业指南》侧重工业界在注册申请中需要包含的化学、生产和控制信息。包括标签的考量，不包含抛射剂的特。《<5>吸入和鼻腔用药品一般信息和产品质量检验》提供常规的分析项目和给用所含所有类型的吸入和鼻用给药所含所	两者无相互引用
3	<85>细菌内毒素检查 <151>热原检查法 <161>医疗器械—细菌内毒素和热原	热原和内毒素检测：问题和答案	(1)两者均对热原和内毒素提供相关指导 (2)两者均适用于药品和医疗器械	(1)《热原和内毒素检测：问题和答案》是对《<85>细菌内毒素检查》和《<161>医疗器械—细菌内毒素和热原》的解释说明的情况 (2)《<161>医疗器械—细菌内毒素和热原》适用于无菌且热源的医疗器械组件 (3)《<85>细菌内毒素检查》提供内毒素的分析方法；《<151>热原检查法》提供内毒素的家兔免疫热原试验的分析方法；《<161>医疗器械—细菌内毒素和热原》提供医疗器械和组件的内毒素测定的方法和要求；《热原和内毒素检测：问题和答案》是总体协调相关USP通用通则的关系和补充说明，且还提及了AAMI ST72：2002/R2010《细菌内毒素—日常监控和批量测试的替代方案》，其包含的取样方案并不在<85>中涉及	(1)《热原和内毒素检测：问题和答案》和《<161>细菌内毒素检查》《<85>细菌内毒素检查》《<161>热原和内毒素检测》不涵盖整个热源和内毒素的测试，而是对相关USP通则要求的部分误读或未覆盖的部分提供指导 (2)《热原和内毒素检测：问题和答案》《<85>细菌内毒素检查》《<161>医疗器械—细菌内毒素和热原》《<151>热原检查法》和AAMI ST72的关系和补充说明实际使用中的相关问题

续表

序号	USP通用技术要求名称	FDA指南名称	相同点	区别点	相互引用情况
4	<232>元素杂质—限度 <233>元素杂质—分析方法	制剂中元素杂质	（1）两者均对药物制剂中元素杂质的限度和分析方法提供指导 （2）两者均包括药典收录产品 （3）在限度、方法方面有所重复	（1）《制剂中元素杂质》协助生产商更好地执行《<232>元素杂质—限度》《<233>元素杂质—分析方法》和ICH Q3D （2）《制剂中元素杂质》适用范围更全面（人用药物）；《<232>元素杂质—限度》《<233>元素杂质—分析方法》明确了不适用范围，新药、疫苗等 （3）《<232>元素杂质—限度》《<233>元素杂质—分析方法》侧重技术内容，《制剂中元素杂质》进一步明确ICH Q3D，《<232>元素杂质—限度》和《<233>元素杂质—分析方法》的执行参考建议	（1）《制剂中元素杂质》引用了ICH Q3D，《<232>元素杂质—限度》《<233>元素杂质—分析方法》，并明确了不同的药物类型（新药、仿制药、药典收录药）等具体的参考标准和法规 （2）《制剂中元素杂质》总体协调《<232>元素杂质—限度》《<233>元素杂质—分析方法》和ICH Q3D
5	<467>残留溶剂 <1467>残留溶剂—药典方法的验证和替代方法的验证	美国上市药品中工业残留溶剂指南	（1）两者均对制剂中的残留溶剂控制提供指导 （2）两者均适用于在美国上市的制剂和非处方药	（1）《美国上市药品中工业残留溶剂指南》是对《<467>残留溶剂》的补充，协助制造商满足USP中关于残留溶剂的要求 （2）《<467>残留溶剂》不适用于不符合USP的产品 （3）《<467>残留溶剂》提供残留溶剂的分析方法和限度；《<1467>残留溶剂—药典方法的验证和替代方法的验证》提供残留溶剂的药典方法的验证和确认替代方法的验证；《美国上市药品中工业残留溶剂指南》是对<467>的补充	（1）《美国上市药品中工业残留溶剂指南》说明了生产商对于新药申请或仿制药申请批准的药典申请剂，非新药申请或仿制药制药申请需符合<467>的要求，以及如何符合相关要求 （2）《美国上市药品中工业残留溶剂指南》是对《<467>残留溶剂》的补充

续表

序号	USP通用技术要求名称	FDA指南名称	相同点	区别点	相互引用情况
6	<469>乙氧基化物质中的乙二醇、二甘醇和三甘醇	甘油、丙二醇、麦芽糖醇溶液、氢化淀粉水解液、山梨醇溶液和其他药物成分的二甘醇和乙二醇的高危药物成分的检测	(1) 两者均对二甘醇和乙二醇检测提供相关指导 (2) 两者均适用于含有二甘醇和乙二醇相关物质或产品	(1)《甘油、丙二醇、麦芽糖醇溶液、氢化淀粉水解物、山梨醇溶液和其他药物成分的监管方法以及要求以确保产品不受二甘醇和乙二醇的检测》提供二甘醇和乙二醇成分的检测，《<469>乙氧基化物质中的乙二醇、二甘醇和三甘醇》是提供和乙二醇的安全保证，《<469>乙氧基物质中的乙二醇、二甘醇和三甘醇的分析方法 (2)《甘油、丙二醇、麦芽糖醇溶液、氢化淀粉水解物、山梨醇溶液和其他药物成分的乙二醇、二甘醇和乙二醇的检测》还包括对二甘醇、二甘醇和乙二醇污染的高危产品的质量控制《<469>乙氧基化物质中的乙二醇、二甘醇和三甘醇》未收录的二甘醇和乙二醇的高危产品的质量控制	《甘油、丙二醇、麦芽糖醇溶液、氢化淀粉水解物、山梨醇溶液和其他药物成分的二甘醇和乙二醇检测》是由于2022年暴发的二甘醇乙二醇污染事故而制定的，是对所有可能受二甘醇和乙二醇污染的产品给予的指导和规定，包括用了《<469>乙氧基物质中的乙二醇、二甘醇和三甘醇》中的分析方法
7	<711>溶出度 <1092>溶出方法：开发和验证	溶出装置1和2的机械校准的使用—现行良好生产规范（cGMP）	(1) 两者均规定了设备1、2测试前的设备适用性检查 (2) 两者都有对溶出检查的设备要求	(1)《溶出装置1和2的机械校准的使用（cGMP）》为《<711>溶出验证》《<1092>溶出方法：开发和验证》提供指导 (2)《<711>溶出验证》《<1092>溶出度》适用USP收录的各论 (3)《溶出装置1和2的机械校准的使用（cGMP）》侧重溶出度的开发、验证、设备的选择、准备和结果判断	《溶出装置1和2的机械校准的使用—现行良好生产规范（cGMP）》引用和补充了《<1092>溶出度》开发和验证

续表

序号	USP通用技术要求名称	FDA指南名称	相同点	区别点	相互引用情况
8	<856>近红外光谱	近红外分析方法的开发和递交	(1)两者均包括近红外光谱使用的介绍和要求 (2)两者均涉及近红外分析程序的开发和验证	(1)《<856>近红外光谱》额外规定了近红外原理、设备的安装确认、操作确认、性能确认 (2)《近红外分析方法的开发和递交》适用于小分子新药/仿制药申请，新药/仿制药申请的补充申请，II类DMF (3)《<856>近红外光谱》侧重近红外原理、设备的安装确认、操作确认、性能确认，《近红外分析方法的开发和递交》侧重分析方法开发、验证及递交管理	两者无相互引用
9	<1042>重组生物制品的细胞库规范	(1)对通过重组DNA技术生产的新药和测试新药生产和测试中需要考虑的要点的补充：核酸表征和遗传稳定性 (2)在用于生产生物制品的细胞系中需要考虑的要点 (3)在制造和测试人类使用的单克隆抗体产品时需要考虑的要点	两者均为细胞库建立和表征提供指导	(1)《<1042>重组生物制品的细胞库规范》在FDA指南的基础上，整合了ICH Q5指导原则的内容，内容更现代化和全面 (2)FDA指南除了重组细胞库相关内容以外，还包括重组DNA、单抗）的有关讨论，主要目的为指导有关生物制剂的开发提供指导	《<1042>重组生物制品的细胞库规范》引用了FDA指南和ICH Q5指导原则，为FDA和ICH对细胞库的建立和表征提供的原则的进一步说明
10	<1047>基因治疗产品	人类基因治疗研究新药应用的化学、制造和控制（Chemistry, Manufacturing, and Control, CMC）信息—行业指南	(1)两者均针对基因治疗的产品，覆盖临床前阶段和上市阶段 (2)两者均涉及基因治疗产品化学、生产、控制方面的考量 (3)两者均引用相同的参考文献，如ICH和cGMP要求	《人类基因治疗研究新药应用的化学、制造和控制（CMC）信息—行业指南》主要用于阐述申请人申报资料应包含的信息，《<1047>基因治疗产品》总结了基因治疗产品制造、测试和给药方面的同题和当前最佳实践。全面介绍了基因治疗产品质量方面相当前面的考量	《<1047>基因治疗产品》罗列了与基因治疗产品相关的FDA指南，FDA指南也引用了《<1047>基因治疗产品》提到的相关USP章节

续表

序号	USP通用技术要求名称	FDA指南名称	相同点	区别点	相互引用情况
11	<1086>原料药和制剂中的杂质	新药申请：原料药中的杂质	（1）两者均用于新药用物质中的杂质控制 （2）两者均包括对杂质控制的整体考虑	《新药申请：原料药中的杂质》侧重于新药用物质中的杂质及申报杂质的递交，《1086>原料药和制剂中的杂质》侧重于药用物质和药物制剂的杂质考虑	两者无相互引用，但均引用了ICH Q3A指导原则
12	<1153>含有纳米材料的制剂	含纳米材料的药品，包括生物制品—工业指南	（1）两者均针对纳米材料/技术的产品制定 （2）两者均针对纳米材料的特殊性给出质量方面总体考量 （3）两者均对纳米产品的一些特殊的性质如粒度分布、溶出、稳定性等进行了讨论	《<1153>含有纳米材料的制剂》仅针对纳米产品药学方面的分析，并给出各具体分析方法的相应通则。《含有纳米材料的药品，包括生物制品—工业指南》内容全面，除了药学方面的考虑，还包含了非临床和临床方面的内容，以及在申报资料中应体现的内容	《<1153>含有纳米材料的制剂》引用了《含纳米材料的药品，包括生物制品—工业指南》中关于纳米产品的定义和范围
13	<1207>包装完整性评估—无菌产品 <1207.1>产品生命周期中的包装完整性测试—测试方法的选择与验证 <1207.2>包装完整性泄漏测试技术 <1207.3>包装密封质量测试技术	容器和封闭系统完整性测试代替无菌测试作为无菌产品稳定性研究的组成部分：行业指南	（1）两者均是对无菌制剂的包装完整性考察 （2）两者均适用于无菌制剂 （3）两者在上市前后无菌产品稳定性研究中包装完整性代替无菌测试方面有所重复	（1）USP相关通用技术要求完整叙述了无菌产品的包装完整性保证，包括测试方法选择和验证，泄漏及速率测试和类型和机理 （2）《容器和封闭系统完整性测试代替无菌测试作为无菌产品稳定性研究中行业指南》重点描述无菌产品稳定性研究中包装完整性代替无菌测试	两者无相互引用

续表

序号	USP通用技术要求名称	FDA指南名称	相同点	区别点	相互引用情况
14	<1211>无菌保障 <1229>药典物质的灭菌	（1）无菌加工生产的无菌药品—现行良好生产规范 （2）人类和兽药产品应用于无菌中灭菌过程验证的提交文件	（1）两者均对无菌生产提供相关指导 （2）两者均适用于无菌产品 （3）《<1211>无菌保障》中涵盖部分FDA指南中的相关要求，如场地、人员等	（1）FDA指南是对无菌工艺生产的相关GMP要求的给予指导；是对无菌药品申报文件的要求；《<1211>无菌保障》是对所有无菌生产的产品理念和原则的基本信息，有关无菌生产的产品理念和原则的灭菌，《<1229>药物物质的灭菌》是关于产品必须灭菌的药典物质的灭菌相关概念和原则，列举了所有药典灭菌方法 （2）FDA指南只涵盖使用无菌工艺的无菌药化，适用于采用灭菌过程的人和兽用药物，《<1211>无菌保障》涵盖所有无菌生产的产品；《<1229>药物物质的灭菌》仅关注无菌生产的物质的灭菌，《<1229>药物物质的灭菌》仅关注USP需灭菌的物质 （3）FDA指南侧重于无菌工艺的生产GMP保证，以及需要递交文件的内容；USP通用技术要求侧重于概念和原理的介绍	FDA指南相关章节中引用USP通用技术要求
15	<1469>亚硝胺杂质	人用药物中亚硝胺杂质的控制	（1）两者均是对制剂中亚硝胺杂质控制的指导 （2）两者在亚硝胺技术来源、原料药和制剂中潜在亚硝胺杂质的信息方面有所重复	（1）《<1469>亚硝胺杂质》全面阐述了亚硝胺杂质的介绍、定义、来源、控制策略和分析方法 （2）《人用药物中亚硝胺杂质的控制》描述了亚硝胺杂质的来源，指导业界如何降低亚硝胺杂质污染，以及不同产品（新药、已上市产品）对法规的执行方式	《<1469>亚硝胺杂质》引用《人用药物中亚硝胺杂质的控制》

序号	USP 通用技术要求名称	FDA指南名称	相同点	区别点	相互引用情况
16	<1149>化学和生物制剂原料、中间体和制剂的物理稳定性评估和控制指南	（1）定量吸入器（Metered Dose Inhaler，MDI）和干粉吸入器（Dry Powder Inhaler，DPI）产品—质量考量 （2）鼻腔喷雾和吸入溶液、悬浮液和喷雾药品—药学文件 （3）脂质体药物产品—药学；人体药代动力学和生物利用度；标签文件 （4）仿制药申请：原料药和产品的稳定性试验 （5）仿制药申请：原料药及其制品的稳定性试验—问答 （6）仿制药申请：固体药物多晶性—药学	两者均涉及物理稳定性的考量和分析	USP指南涵盖了物理稳定性的定义、类型、风险因素，分析方法和控制策略的考量。列出了所有需要考虑物理稳定性的情况/剂型。FDA指南以制剂、给药方式、申报类型为主题。物理稳定性的相关讨论仅为该指南的一部分	《<1149>化学和生物制药原料、中间体和制剂的物理稳定性评估和控制指南》引用了FDA指南/问答文件

（三）EP与EMA发布的相近内容指导原则（通用技术要求）比较

共有17个EP与EMA内容相似的指导原则（通用技术要求），见表3-4。主要分布在生物制品总论、制剂通则、生物制品分析方法、溶出度测定、杂质分析、晶型分析、统计学方法、微生物检查法。EP通用技术要求与EMA指南在适用范围上部分相同，但侧重点不同：EP通用技术要求通常为制剂通则、特定一类产品的总论、基本质量要求（接受标准）和检验方法。EMA指南则针对临床和上市申请的考量，提供监管机构在质量、安全、有效、风险评估和预防等方面的要求。EP通用技术要求与EMA指南基本没有内容重复。两者的区别与联系存在以下特点。

（1）EMA指南的正文开始部分一般会直接指出需要与本指南一同阅读的EP通用技术要求和其他相关指南（比如ICH、ISO等）。例如在EMA"透皮贴剂的质量"指导原则中，第三部分"法律依据"就指出，应当与指令2001/82/EC、相关药典各论和ICH指导原则一同阅读，包括EP 1011，ICH Q1、Q2、Q8等。

（2）相比于EMA指南引用EP的情况，EP引用EMA指南较少。EMA指南促进了EP通用技术要求的符合性。

（3）在人用疫苗、人用免疫血清、口服固体制剂的溶出度测试、最大限度降低通过人用和兽用药品传播动物海绵状脑病病原体的风险、贴剂方面，EMA指南是对相应EP通用技术要求的补充。

表3-4 EP与EMA发布的内容相近的指导原则(通用技术要求)比较

序号	EP通用技术要求名称	EMA指南名称	相同点	区别点	相互引用情况
1	动物免疫球蛋白和人用免疫血清的生产和质量控制	人用免疫血清和人用免疫球蛋白的生产和质量控制	两者均是对人用免疫血清的生产和质量控制	《人用免疫血清》对血清进行分类并进行了定义，是生产和质量控制的总体规范/基本要求。《动物免疫球蛋白和人用免疫血清的生产和质量控制》概述了用于人类治疗用途的动物免疫球蛋白/免疫血清的生产的要求。具体规定了动物免疫球蛋白来源的动物种属以及生产过程的考量、散装产品和终产品的放行检测	无相互引用
2	1063 过敏原产品	(1)中低规模研究人群过敏原产品开发指南概念文件 (2)过敏原产品：生产和质量问题	两者均涉及过敏原产品	(1)《1063 过敏原产品》定义了该类制剂一般来源于自然提取物包含过敏原物质，多为蛋白质来源。生产、过程控制到内部参比制剂的质量要求 (2)《中低规模研究人群过敏原产品开发指南概念文件》由于小规模人群过敏原药品的开发特殊性，制定本指南给予质量和临床方面的指导 (3)《过敏原产品：生产和质量问题》提供了生物源性过敏原产品。过敏原或重组 DNA 技术制造的过敏原提取物、变态共轭物使用重组 DNA 技术制造的过敏原，其用于特异性免疫治疗(Specific Immunotherapy, SIT)或免疫球蛋白E(IgE)介导的过敏性疾病体内诊断	(1)《1063 过敏原产品》没有对EMA指南的引用 (2)《中低规模研究人群过敏原产品开发概念文件》没有对EP的引用 (3)《过敏原产品：生产和质量问题》引用了《1063 过敏原产品》

续表

序号	EP通用技术要求名称	EMA指南名称	相同点	区别点	相互引用情况
3	2031 人用单克隆抗体	1.单克隆抗体及相关产品的开发、生产、表征和规范　2.用于体内临床的单克隆抗体的免疫原性评估	两者均涉及人用单克隆抗体的质量要求	（1）《2031 人用单克隆抗体》为人用单克隆抗体的制剂通则，定义了单抗产品及种类，规定了抗体的表征、细胞库、培养收获纯化、过程控制、工艺验证的质量要求，制定了检验项目的一般要求　（2）《单克隆抗体及相关产品的开发、生产、表征和规范》解答源自单克隆抗体细胞系、用于治疗和预防（包括体外应用）以及体内作试剂的单克隆抗体以及单克隆抗体相关产品，适用于用作试剂的单克隆抗体的上市许可质量要求，如用于体内诊断的单克隆抗体融合蛋白、共轭物和融合蛋白　（3）《用于体内临床的单克隆抗体免疫原性评估》指导治疗性或体内诊断性单克隆抗体受体的意外免疫反应评估。与单克隆抗体或新的单克隆抗体衍生物相关。（如抗原结合片段、单链抗体、纳米体、小抗体）相关。在某些情况下，免疫原性会导致临床反应需求或减损某些药的罕见严重不良反应。指南考虑了主要的质量和临床方面的问题	《2031 人用单克隆抗体》没有对EMA指南的引用　《单克隆抗体及相关规范》引发、生产、表征和规范》引用了EP《2031 人用单克隆抗体》《0338 用于肌内注射的人正常免疫球蛋白》和《0520 肠外制剂》《用于体内临床的单克隆抗体的免疫原性评估》引用了《2031 人用单克隆抗体》
4	0523 加压药物制剂	关于口服加压计量吸入剂中氢氟烷经替代抛射剂的数据要求问答	两者均涉及鼻用或吸入制剂，涉及抛射剂的使用	（1）《0523 加压药物制剂》是使用抛射剂制剂的一般质量要求。活性成分由抛射剂产生的压力释放出来，形成气态/泡沫状作用在人体内的制剂，包括吸入剂、鼻用、耳用及外用制剂等　（2）《关于口服加压吸入剂中氢氟烷经替代抛射剂的研究原则和注册申请的数据要求问答》为针对抛射剂替换时的研究原则和注册申请的数据要求，阐述具体质量、安全方面的研究要求。引用辅料变更管理要求	无相互引用

续表

序号	EP通用技术要求名称	EMA指南名称	相同点	区别点	相互引用情况
5	0676 鼻用制剂 0671 吸入制剂	吸入和鼻用制剂的质量要求 定量吸入剂中氯氟烃的替代	两者均指向鼻用或吸入制剂	EMA指南提供了吸入和鼻用制剂上市申请药学研究的基本要求，EP是已上市制剂的质量要求。(1)《0676鼻用制剂》陈述了鼻用制剂的一般质量要求 (2)《0671吸入制剂》陈述了吸入制剂的一般质量要求 (3)《吸入和鼻用制剂的质量研究要求》为新的吸入和鼻用制剂上市申请的药学质量研究要求，适用于各种吸入和鼻用制剂 (4)《定量吸入剂中氯氟烃的替代》旨在帮助企业编制替换已上市的药品中抛射剂氯氟氯化碳的注册资料，表述了官方在质量、安全性和有效性方面的考虑。特别注意替换后的吸入制剂有效治疗的一致性研究，全球禁用氯氟化烃背景下的抛射剂的选择及药学研究。其基本原则与EP一致	无相互引用
6	0520 肠外制剂	关于纳米涂层制剂肠外给药的一般性考量的思考性文件	两者均为肠外制剂相关	(1)《0520肠外制剂》介绍了肠外制剂的定义、生产、检测（不溶性微粒、无菌、细菌内毒素）、储藏、标签等 (2)《关于纳米涂层制剂肠外给药的一般性考量的思考性文件》介绍了使用涂层技术的纳米药物在产品开发时的总体考量、产品表征、质量控制等	无相互引用

续表

序号	EP通用技术要求名称	EMA指南名称	相同点	区别点	相互引用情况
7	1011 贴剂	透皮贴剂的质量	均为贴剂相关	（1）《1011 贴剂》介绍了贴剂的定义、生产、检测储存和标签的要求。将贴剂分为两类：经皮和透皮，在贴剂的生产、包装、储存和分销中，采取适当和措施以确保其微生物质量。 （2）《透皮贴剂的质量》介绍了关于透皮贴剂新上市申请或者变更时的质量要求，提供了关于透皮贴剂的性状、开发、生产、辅料表征、制剂质量控制、包装和稳定性的质量要求的指导	《透皮贴剂的质量》引用了《1011 贴剂》，例如在体外释放/溶出评价时需参照EP方法
8	2.2.61.微量热法和溶液量热法表征结晶性固体 2.9.33. X射线粉末衍射表征结晶性和部分结晶性固体 5.9.多晶型 5.16.晶型	关于药品中原料药共晶的应用的思考性文件	两者均为晶型相关	（1）《2.2.61.微量热法和溶液量热法表征结晶性固体》介绍了微量热法（测定无定型含量）和溶液量热法（仪器校验，方法灵敏度，样品操作，分析方法等方面。 （2）《2.9.33. X射线粉末衍射表征结晶性和部分结晶性固体》系统介绍了X射线粉末衍射法测定药物晶型的原理、仪器、辐射防护、供试品准备、仪器性能监控、定性定量分析、无定型及结晶占比评估、单晶结构解析 （3）《5.9.多晶型》介绍了多晶型现象以及研究多晶型的技术和手段，如X射线粉末衍射、热分析法、溶解度和溶解速率的测定等 （4）《5.16.晶型》提供了关于晶型的一般性信息，如晶型的概念、用于测定晶型的各种方法，引用了EP中的方法通则，如X射线粉末衍射、热分析法、微量热法、溶液量热法、近红外光谱法、红外吸收光谱法、拉曼光谱法、固态核磁共振和偏光显微镜法 （5）《关于药品中原料药共晶的应用的思考性文件》介绍了共晶技术在药品中的应用以及使用共晶技术时的法规要求，如简略申请、共晶后原料药是否为新原料药，GMP要求、活性物质主文件，共晶包含多个治疗实体分子的可接受性等	《关于药品中原料药共晶的应用的思考性文件》参考了《5.9.多晶型》

续表

序号	EP通用技术要求名称	EMA指南名称	相同点	区别点	相互引用情况
9	2.6.27. 细胞制剂的微生物学检验 2.7.26. 细胞法测定TNF-α拮抗剂的效价 5.2.12. 用于生产细胞和基因治疗药物产品的生物来源原料	（1）用于癌症治疗的细胞免疫疗法药物的效价测定 （2）以干细胞为基础的药品 （3）异种细胞类药物 （4）人体细胞类药物	两者在检验、质量要求方面部分范围相同。《5.2.12.用于生产细胞和基因治疗药物产品的生物来源原料》范围覆盖EMA指南的起始物料部分	（1）EP侧重检验方法和质量控制 《2.6.27.细胞制剂的微生物学检验》提供基于细胞制剂的微生物检验的特殊性和限制条件而无法执行EP《2.6.1.无菌检验》规定时的方案 《2.7.26.细胞法测定TNF-α拮抗剂的效价》描述了通过可溶性TNF-α介导的TNF-α拮抗剂的主要作用机制的生物效价检定。提供了四种常用于评估此类产品抑制作用的测定程序 《5.2.12.用于生产细胞和基因治疗药物产品的生物来源原料》是对人源、动物源原料的一般质量要求 （2）EMA指南针对研究、注册申请方官方相关科学指引 《用于癌症治疗的细胞免疫疗法药物》提供细胞免疫疗法产品效价测定的开发和验证相关的具体要求 《以干细胞为基础的药品》提供官方对干细胞疗法在质量、非临床和临床方面的一般观点 《异种细胞类药物》说明人类使用的异种细胞药品的科学要求 《人体细胞类药物》提供所有原料的标准和测试、制造工艺的设计和验证、人体细胞药物的特性、质量控制方面、开发计划、可追溯性、药物警戒和可比性的指引。提供对组合产品中基质/支架组件的指导。阐述了哪些非临床研究是必要的，以证明原理，并确定预测人类反应的药理学和毒理学效果。描述了应特别考虑药物警戒方面以及这些产品的风险管理计划	无相互引用

序号	EP通用技术要求名称	EMA指南名称	相同点	区别点	相互引用情况
10	2.6.16.人用病毒疫苗中外来物质的检测 5.1.7.病毒安全性 5.2.3.用于生产人用疫苗的细胞底物 0153人用疫苗	（1）血浆衍生药品对戊型肝炎病毒的病毒安全性 （2）活重组病毒载体疫苗的质量、非临床和临床方面 （3）与重组腺相关病毒载体相关的质量、非临床和临床问题 （4）口服脊髓灰质炎病毒疫苗（Oral Polio-virus Vaccine, OPV）的病毒安全性 （5）人用疫苗中的佐剂 （6）疫苗临床评估指导原则 （7）流感疫苗—质量模块 （8）脱氧核糖核酸疫苗 （9）为潜在的大流行病毒制备的流感疫苗，旨在核心档案背景之外使用 （10）牛痘病毒的天花疫苗的开发 （11）CPMP关于疫苗注射剂生产中使用的水的质量的立场声明	两者均为对人用病毒（病毒疫苗和DNA疫苗）的质量和安全性的控制要求	（1）EP通用技术要求按照疫苗的种类进行了分类，提供了疫苗生产和质量控制的基本要求 《2.6.16.人用病毒疫苗中外来物质的检测》是分析方法，具体规定了对在不同生产阶段需要对外来物质进行的检验 《5.1.7.病毒安全性》为生产《病毒安全性》的病毒安全性的一般要求，以及病毒的风险评估 《5.2.3.用于生产人用疫苗的细胞底物》给出了使用不同细胞系的检验方法的一般要求 《0153人用疫苗》为总论 （2）EMA指南为特定种类疫苗的安全和质量提供具体技术指导，对具体分类的病毒疫苗提供了更具体的指导，旨在为药物开发者准备人用药物的上市许可申请提供指导	（1）《血浆衍生药品对戊型肝炎病毒的病毒安全性》引用了EP《人血浆总论》（合并进行病毒灭活处理） （2）《活重组病毒载体疫苗的质量、非临床和临床方面》引用了EP《5.14人用转基因产品》《5.1.7.病毒安全性》《2.6.16.人用病毒疫苗中外来物质的检测》《5.2.3.用于生产人用疫苗的细胞底物》《2.6.1灭菌》《5.2.2用于疫苗生产和质量控制的不含特定病原体的鸡胚》《2.6.7支原体》《0513人用疫苗》《5.1.3抑菌效力》 （3）《与重组腺相关病毒载体相关的质量、非临床和临床问题》引用了《5.2.3.用于疫苗的细胞底物》 （4）《口服脊髓灰质炎疫苗（OPV）的病毒安全性》引用了《5.2.3.用于生产人用疫苗的细胞底物》 （5）《CPMP关于疫苗注射剂生产中使用的水的质量的立场声明》引用《0153人用疫苗》

续表

序号	EP通用技术要求名称	EMA指南名称	相同点	区别点	相互引用情况
11	2.9.3. 口服固体制剂的溶出度测试 2.9.4. 贴剂的释放度测试 2.9.25. 药用咀嚼胶的溶出度测试 2.9.29. 固有溶出 2.9.42. 亲脂性固体剂型的溶出度测试 2.9.43. 表观溶出 5.17.1. 溶出度测定的推荐	(1) 马氏距离用于评估药品溶出曲线相似性的适用性问答 (2) 全身作用口服制剂仿制药的溶出度标准的思考性文件	两者均为溶出相关的要求	(1) EP 所涉及的为溶出测试的通则 《2.9.3. 口服固体制剂的溶出度测试》介绍了溶出度测试的4种装置（篮法、桨法、往复筒法、流通池法）、测定方法以及结果判定 《2.9.4. 贴剂的释放度测试》介绍了贴剂释放度测试的三种方法以及结果评估 《2.9.25. 药用咀嚼胶的溶出度测试》介绍了药用咀嚼胶溶出度测试的两种装置、测定方法以及结果评估 《2.9.29. 固有溶出》介绍了纯药物压实后固有溶出率测试的原理、装置、方法以及结果评估 《2.9.42. 亲脂性固体剂型的溶出度测试》介绍了亲脂性固体剂型（如栓剂、软胶囊）溶出度测试的装置、测定方法、取样及结果评估 《2.9.43. 表观溶出》介绍了纯药粉（也可用于粉末或颗粒）表观溶出速率测定的装置、测定方法、取样及结果评估 《5.17.1. 溶出度测定的推荐》为非强制性通则，提供了口服剂型溶出度测定方法、溶出介质、质量标准的解答 (2) EMA 发布的两个指导原则是对溶出相似性的适用性问答 《马氏距离用于评估药品溶出曲线相似性问答》明确了马氏距离不是一个优选的方法，基于f2置信区间的方法是合适的 《全身作用口服速释固体制剂仿制药的溶出度质量标准的思考性文件》系统介绍了全身作用口服速释固体制剂仿制药溶出标准的多方面考量，如溶出度标准的开发、溶出条件及溶出区分力、不同体内行为的批次在药品研发中的应用、溶出质量标准的设定	《全身作用口服速释固体制剂仿制药的溶出度质量标准的思考性文件》引用了《5.17.1. 溶出度测定的通则》等溶出相关的通则

续表

序号	EP通用技术要求名称	EMA指南名称	相同点	区别点	相互引用情况
12	5.1.1.无菌产品的制备方法 5.1.2.无菌产品生产中使用的生物指示剂和相关微生物制剂 5.1.5. F概念在热灭菌过程中的应用 5.1.9.无菌检测应用指南	药品、活性物质、辅料和主容器的灭菌处理	两者目的相同，为无菌制剂的质量控制提供指导，均涉及灭菌范畴	(1) EP侧重于灭菌过程本身，如灭菌设备、条件、术语和重要参数等《5.1.1.无菌产品的制备方法》给予了灭菌过程的条件、验证和控制等方面的指引，适用于细菌、酵母菌和霉菌的杀灭和去除《5.1.2.无菌产品生产中使用的生物指示剂》用于生物指示剂在灭菌过程中的开发和验证《5.1.5. F概念在热灭菌过程中的应用》定义湿热/干热灭菌中F0/FH值的概念《5.1.9.无菌检测应用指南》解读EP《2.6.1无菌检查法》的意义。该法是分析员独立核定特定物料符合EP的唯一用方法，也是监管当局唯一用于如何科学地选择灭菌方法，以及证明灭菌方案的有效性。(2) EMA《药品、活性物质、辅料和主容器的灭菌处理》范围比EP宽，增加了无菌原料药包材的内容，是对研发和注册申请在细节方面的细化。侧重于如何科学地选择适合的灭菌包材，包含了欧盟GMP及相关灭菌规要求得互认解读。例如：无菌原料药的生产需要求其他工厂药、辅料和药包材；无菌药包材引用了ISO的相关标准；灭菌过程验证必须使用生物指示剂，细节参照EP	(1) EP通用技术要求没有对《药品、活性物质、辅料和主容器的灭菌处理》的引用(2)《药品、活性物质、辅料和主容器的灭菌处理》引用了EP《5.1.1.无菌产品的制备方法》《5.1.2.无菌产品生产中使用的生物指示剂和相关微生物制剂》《5.1.5. F概念在热灭菌过程中的应用》《5.1.7病毒安全性》

续表

序号	EP通用技术要求名称	EMA指南名称	相同点	区别点	相互引用情况
13	5.1.3.抑菌效力	（1）抗氧化剂和抑菌剂在药品中的使用 （2）羟苯甲酯、羟苯丙酯在人用药品中的应用	两者均为抑菌剂相关的要求	《5.1.3.抑菌效力》主要描述了抑菌效力测试方法及可接受标准 《抗氧化剂和抑菌剂在药品中的使用》阐述了药品上市许可申请中关于产品中添加的抗氧剂，抑菌剂的资料要求，包括添加原因，效力证明，终产品中的控制方法，产品标签，安全性信息。在涉及抑菌效力检测章节，比如产品开发，稳定性研究时引用了《5.1.3.抑菌效力》 《羟苯甲酯、羟苯丙酯在人用药品中的应用》主要介绍了上述两种防腐剂在人体中的药代动力学，内分泌干扰等安全性信息	《抗氧化剂和抑菌剂在药品中的使用》引用了《5.1.3.抑菌效力》
14	5.2.8.最大限度降低通过人用和兽用药品传播动物海绵状脑病病原体的风险，该指南与EP 5.2.8相同	（1）有关牛海绵状脑病（BSE）和疫苗的问答 （2）关于疫苗生产过程中使用牛源性材料来评估牛海绵状脑病（BSE）风险的公开声明 （3）最大限度降低通过人用和兽用药品传播动物海绵状脑病病原体的风险	两者均为海绵状脑病相关	《5.2.8.最大限度降低通过人用和兽用药品传播动物海绵状脑病病原体的风险》基于风险评估，从多个方面介绍了如何降低可传播海绵状脑病（Bovine Spongiform Encephalopathy, BSE）的风险，如科学原则，动物来源，起始材料，动物年龄，生产工艺，材料风险等 《有关牛海绵状脑病（BSE）和疫苗的问答》提供了疫苗生产过程中牛源性材料使用的指导，对常见问题做了回答，比如牛源性材料在疫苗生产中的安全性，预防BSE传播的措施。其他动物来源材料的风险评估由另外两个指南涵盖，是对EP 5.2.8的补充 《关于疫苗生产过程中使用牛源材料来评估牛海绵状脑病（BSE）风险的公开声明》表明EMA认为疫苗获益大于其潜在的BSE污染风险，基于现有科学证据和采取的防止BSE污染措施，无须采取进一步措施	EMA《最大限度降低通过人用和兽用药品传播动物海绵状脑病（Bovine Spongiform Encephalopathy, BSE）的风险》与EP 5.2.8相同，其余无相互引用

续表

序号	EP通用技术要求名称	EMA指南名称	相同点	区别点	相互引用情况
15	5.3. 生物活性测定结果的统计学分析 5.28.多元统计过程控制	关于统计学方法在药品开发中质量属性对比评估的思考的思考性文件	两者的内容均为统计学分析相关	《5.3. 生物活性测定结果的统计学分析》为EP中生物活性测定的设计及其结果分析提供了指导，指导非统计学背景的人员进行设计、结果分析及解读，其附录中的计算方法非强制，也可以使用其他替代方法《5.28.多元统计过程控制》介绍了多元统计过程控制。具体介绍了统计过程监控生产（Multivariate Statistical Process Control，MSPC）在监控生产工艺中的应用，提供良好实践的指导、具体介绍了统计过程控制（Statistical Process Control，SPC）的定义、控制图的开发、MSPC的定义及多元控制图的开发以及上述工具的统计学原理《关于统计学方法在药品开发中质量属性对比评估的思考性文件》从监管角度确定了药品质量属性特征定量对比评估发挥重要作用的特定领域，重点关注变更前后，生物类似药开发和仿制药开发相关的统计学方法学，是其他现有的监管指南的补充，讨论了在某些情况下质量属性的对比数据评估，也提供了如何根据样本经验数据进行数据对比的更详细的指导	无相互引用
16	5.6.干扰素的含量测定	含干扰素β的生物类似药	两者均为干扰素相关	《5.6.干扰素的含量测定》为分析人员提供在合适的细胞系和细胞病变病毒组合已经确定后，设计、优化和验证此类含量测定的概要性信息《含干扰素β的生物类似药》主要阐明了干扰素β类似药的非临床研究和临床研究要求，也涉及了一些药学研究要求	《含干扰素β的生物类似药》引用了《5.6.干扰素的含量测定》；对于某些产品，引用了EP各论，如干扰素β-1a浓缩溶液

续表

序号	EP通用技术要求名称	EMA指南名称	相同点	区别点	相互引用情况
17	5.10.药用物质杂质的控制 5.20.元素杂质 药用物质	（1）药典物质杂质控制：符合EP总论"药用物质"和通则"药用物质杂质的控制"（2）非遗传毒性杂质的鉴定（3）设定抗生素中相关杂质的质量标准	两者均是对药用物质杂质的控制	（1）EP通用技术要求基于科学、技术和监管方面对质量的考虑，以及在公共卫生保护中的作用，要求各论对杂质进行充分的控制，旨在确保用户可接受的质量 （2）EMA指南对不同的杂质进行了分类，细化了各类杂质的控制要求。旨在促进EP通用技术要求在药典物质杂质控制方面的符合性，也是对目前可用的非遗传毒性杂质鉴定指南的补充，如ICH Q3A和ICH Q3B。同时是对人用药物的上市许可申请中杂质控制的指南	EMA指南引用了《5.10 药用物质杂质的控制》

（四）JP与PMDA发布的相近内容指导原则（通用技术要求）比较

JP与PMDA内容相似的指导原则（通用技术要求）见表3-5。主要分布在制剂通则、生物制品、分析方法验证、稳定性试验、微生物控制。两者的区别与联系存在以下特点。

（1）PMDA指南与JP通用技术要求重复内容较少。内容相似的JP通用技术要求和PMDA指南常引用相同的参考文献，如ICH或ISO标准。仅发布时间较早的PMDA指南与JP通用技术要求有重复的内容，如1991年PMDA发布的"稳定性研究指南"与JP"G0-4-171原料药和药物制剂的稳定性试验"。但目前日本已实施ICH指导原则，稳定性要求按ICH执行。

（2）对于前沿技术相关的主题，如核酸纳米制剂的开发、脂质体药物开发等，只在PMDA指南或观点文章中出现，JP未收载。PMDA指南除了技术方面的要求，如药学、非临床和临床研究外，一般还涉及注册申报的要求。

（3）JP基本无引用PMDA指南，PMDA指南则有引用JP和JP外标准。某些PMDA指南中引用了JP通用技术要求，如"缓释制剂（口服制剂）的设计和评估指南"中引用了JP有关溶出度的通用技术要求。除JP外，日本还存在一些JP外的官方标准，是JP内容的延伸。在PMDA的某些指南中被引用，如《生物制品最低要求》《生物来源物料标准》。JP、JP外标准与PMDA指南以互补的形式共同支撑和完善药品标准体系。

表3-5　JP与PMDA发布的内容相近的指导原则（通用技术要求）比较

序号	JP通用技术要求名称	PMDA指导原则名称	相同点	区别点	相互引用情况
1	3.注射剂 3-1-4.脂质体注射剂	脂质体药物开发指南	两者均涉及脂质体药物的质量控制要求	《脂质体注射剂》定义剂型基本形态、功能和质量要求 《脂质体药物开发指南》旨在明确脂质体制剂在开发时需要考虑的问题，包括质量设计、非临床评价及首次人试验前需要确认的事项。详细介绍脂质体制剂开发过程中，制剂质量属性设置、稳定性考察，非临床研究（药代和毒理）及生物分析方法建立等相关要求	《脂质体药物开发指南》在制剂规格及试验方法项下提及了需参照JP

序号	JP通用技术要求名称	PMDA指导原则名称	相同点	区别点	相互引用情况
2	G0-4-171原料药和药物制剂的稳定性实验	进行稳定性研究的指南	两者均是针对稳定性实验的要求	《G0-4-171原料药和药物制剂的稳定性实验》适用范围更广，内容更详细，包含了从实验设计到数据处理的考量和指导 《进行稳定性研究的指南》发布于1991年，已不适用于当前的申报要求。对于稳定性实验和质量标准，日本遵循ICH Q1、Q6指导原则	无相互引用
3	G1-1-130分析方法的验证	生物样本的生物分析方法验证指南	两者均为方法验证提供指导 两者均涵盖和讨论了方法验证的要素（如专属性、准确度等）及考量	《G1-1-130分析方法的验证》定义准确度、精密度、特异性、检测限、定量限、线性及范围等验证术语，给出分析方法验证的一般要求，适用于所有化学方法，提供一般性指导 《生物产品的生物分析方法验证指南》适用于毒理学研究和临床试验中获取的生物样本中的药物及其代谢物浓度的测量；适用于通过液相色谱法（气相色谱法）等分析方法对低分子量药物（内源性物质除外）进行定量的情况。指南涵盖用于非制药行业良好实践指南和法规（Good x Practices, GxP）的生物分析	无相互引用
4	G3-1-180生物技术产品（生物制药）质量控制的基本概念	抗体药物质量评价指南	两者均涉及生物技术产品的质量控制要求	（1）《G3-1-180生物技术产品（生物制药）质量控制的基本概念》适用于蛋白和多肽，它们的衍生物以及由它们组成的产品；《抗体药物质量评价指南》适用于抗体药物 （2）《G3-1-180生物技术产品（生物制药）质量控制的基本概念》以ICH Q系列指导原则为基础，涵盖了生物制品的质量、控制策略和变更方面的考量；《抗体药物质量评价指南》主要针对抗体药物质量和控制策略相关的要求以及变更方面的考量	无相互引用。但两者均引用了部分相同的ICH指南。《G3-1-180生物技术产品（生物制药）质量控制的基本概念》：引用了ICH Q8~11、Q5A~E、Q6B；《抗体药物质量评价指南》引用了ICH Q2A、Q2B、Q5A~E、Q6B、Q8（R2）

序号	JP通用技术要求名称	PMDA指导原则名称	相同点	区别点	相互引用情况
5	G3-13-141 JP中关于生物技术/生物制品病毒安全性的基本要求 G3-15-141 JP和其他标准中一般公告规定的动物源性医药产品的动物源资质	生物原料标准	两者均涉及乙型肝炎病毒（Hepatitis B Virus，HBV）、丙型肝炎病毒（Hepatitis C Virus，HCV）、艾滋病病毒（Human Immuno-deficiency Virus，HIV）和嗜人T细胞白血病病毒（Human T-cell Leukaemia Virus，HTLV）的检测	《G3-13-141 JP中关于生物技术/生物制品病毒安全性的基本要求》涵盖了从哺乳动物等的活组织和体液（尿液、血液等）中提取的产品，以及来源于人或动物细胞系的蛋白质药物（如重组DNA药物、细胞培养药物）《生物原料标准》仅关注生物来源物料（人或动物的细胞、组织、血液等）。说明血液制品、来源于人体的细胞/组织和来源于动物细胞/组织管理的一般要求，不限于药学技术方面的要求，还包括这些物料记录和储存方面的要求	无相互引用。《生物原料标准》是《G3-13-141 JP中关于生物技术/生物制品病毒安全性的基本要求》的补充，关注人和动物来源的物料标准
6	G4-10-162 灭菌和灭菌用生物指示剂	（1）无菌技术生产无菌药品指南 （2）采用最终灭菌方法生产无菌药品的指南	两者均涉及终端灭菌和无菌产品的灭菌方法和过程，如湿法灭菌、射线灭菌等	（1）《G4-10-162灭菌和灭菌用生物指示剂》对灭菌及无菌产品的生产提供参考。《无菌技术生产无菌药品指南》《采用最终灭菌方法生产无菌药品的指南》适用于无菌药品相关产品，提出了无菌药品无菌保证的基本概念以及生产控制的方式 （2）《G4-10-162灭菌和灭菌用生物指示剂》详述了各种灭菌的方法，如干热、湿热、微波、放射和过滤等灭菌方法，这些方法的控制点及其设备的控制，以及生物指示剂的使用和控制要求。《无菌技术生产无菌药品指南》除了灭菌方法以外，大部分内容涉及生产管理，如物料管理、人员培训等GMP相关内容	无相互引用。但两者均引用了ISO 11137、11138、11139、11140标准

（五）BP与MHRA发布的相近内容指导原则（通用技术要求）比较

英国脱欧后，MHRA发布的指导原则总计约50多个，按不同领域列出，主要有临床试验、医疗器械、进出口、上市许可、药物警戒等，几乎无药学相关的指南。BP涵盖约60个通用技术要求。两者未有内容相近的指导原则（通用技术要求）。

（六）IP与WHO发布的相近内容指导原则（通用技术要求）比较

WHO药学相关的指南共计约150余个，按8个类别收录，分别是：开发、生产、配送、审计、质量控制、法规标准、质量保证、药品预认证的特别要求。WHO指南与IP通用技术要求在范围上基本没有重合。仅"植物源青蒿素用于抗疟药物原料药起始物料的质量要求"同时被WHO指南和IP通用技术要求收载，两者完全一致，IP直接引用WHO发布的指导原则。

二、小结

通过对各国（地区）药品监管机构和药典机构发布的相近内容指导原则（通用技术要求）的比较和分析，可以看到，两者呈现以下特点。

（1）在主题分布方面，在制剂、生物制品、稳定性、杂质、溶出度、微生物检测、分析方法验证等方面，两者存在较多相近内容的指导原则（通用技术要求）。

（2）在内容侧重方面，两者在制定目的和侧重点上有所差异，药典通用技术要求侧重于各项技术、方法的具体要求，药品监管机构发布的指南关注注册申报的要求和研究技术。

（3）在内容重复方面，大部分国家（地区）药品监管机构和药典机构发布的相近内容指导原则（通用技术要求）中重复内容较少。通常情况下，两者内容相似的指导原则（通用技术要求）会引用相同的国际标准，如ICH和ISO标准。

（4）在互操作性方面，相比于监管机构发布的指南引用药典通用技术要求的情况，药典通用技术要求引用监管机构发布的指南较少。监管机构发布的指南促进了药典通用技术要求的符合性。药典通用技术要求和监管机构发布的指南之间往往相互补充，指南里若涉及具体的方法技术一般会引用药典的相关通用技术要求。两者共同支撑药品标准体系。

第四章 世界主要国家（地区）药典标准体系建设方向的比较研究

第一节 新技术标准制定的比较

近年来，全球新的药品生产制造方法持续涌现，复杂疗法和治疗方式不断推陈出新，制药行业由本土化向全球化转变，这些发展环境的变化给现有的药品质量控制和监管框架带来了诸多挑战，并影响着各种用于药品质量控制的方法和技术。这些挑战包括药品标准的现代化、国际协调和对监管的支持性。国际各药典采取积极措施应对这些挑战。本节对各国（地区）药典新技术标准的制定趋势和对监管的支持性进行比较和分析。

一、新技术标准制定趋势比较

（一）《中国药典》新技术标准制定趋势

《中国药典》以科技创新为动力，鼓励质控技术、检测方法创新，加快医药创新成果向标准转化。在中药方面，采用特征图谱、DNA分子鉴定等方法进行鉴别。化药方面，利用先进分析技术，加强有关物质/杂质的研究，增订元素杂质、遗传毒性杂质检查。生物制品方面，制定细胞治疗和基因治疗产品各论和通则、创新疫苗标准。通用技术要求方面，制定动物实验替代方法，制定指导原则促进PAT的应用。

（二）USP新技术标准制定趋势

USP致力于标准与分析、制造和技术进步保持一致。USP认为，目前医疗保健数字化日益发展、制造和分析技术逐渐进步、新分类和新型药品不断涌现。新科学在复杂药品、生物制品、数字治疗和精准医学等领域呈爆炸性增长。USP致力于增加其标准的相关性，以最大程度发挥其影响力并帮助确保在这些领域获得高质量产品。USP侧重于支持数字、生物制品和先进治疗领域的医疗创新。USP要求各论现代化，各论必须反映行业状况的最新分析方法和检测要求；删除过时的技术，为制造创新提供基础；确保最基本的杂质鉴别和从工艺中去除。USP主要在以下方面开展工作。①质量标准：确定新出现的技术趋势，与分析、制造和其他技术进步保持一致，开发创新和灵活的方法来满足行业、监管机构、医疗从业人员、消费者和患者的当前和未来需求。②生物制品的可及性：制定标准和其他解决方案，以支持高质量生物制品和先进疗法的高效开发和制造方面的创新，提高产品的可及性。③标准的数字化转换：创建可互操作的核心数字化解决方案，通过利用USP的数据和标准获取全球高质量的药品以改善公共卫生。

在生物制品方面，支持新的制造模式和治疗方法，制定单克隆抗体质量标准、mRNA疫苗、病毒载体疫苗分析方法等。化学药品方面，制定亚硝胺杂质通则。在通则方面，制定支持连续制造的分析方法。

（三）EP新技术标准制定趋势

EP认为其下一个挑战是药品质量控制的新方法和新技术。从收载被动方法转变为收载主动方法，以跟上技术和监管环境的发展。EP致力于分析方法的现代化，收载最新的分析技术通则供未来应用，制定科学先进的药典。包括化学计量学、PAT、MSPC、试验设计（Design of Experiments，DoE）、分析方法源于设计（Analytical Quality by Design，AQbD）、替代分析方法的比较、光谱和数据分析、高通量测序技术（High-throughput Sequencing，HTS）等。化学药品方面，制定纳米药物、非生物复合物（Non-biological Complex Drugs，NBCDs）的质量标准，杂质如遗传毒性杂质、吡咯里西定生物碱、复杂基质中杂质的分析方法。生物制品方面，制定基因治疗药物、细胞类制品、mRNA疫苗、噬菌体疗法药物、单克隆抗体的质量标准。在动物实验的替代方面，制定新的热原检测策略。

（四）JP新技术标准制定趋势

JP收载最新科学技术来提高产品质量。在通用技术要求方面，推广过程控制和清洁分析。积极收载USP、EP收载且未被JP收载的分析方法。现有与分析方法相关的指导原则向通则方法转变。制定反映最新科学技术的分析方法，收载应用于各论质量评价所需的先进技术相关的指导原则。在各论方面，收载先进技术药物的新各论。积极收载与鉴定、杂质和定量分析等相关的最新分析方法。根据需要灵活应用"制造要求"及"有意混入的有害物质"等项目，明确依赖于生产工艺的杂质标准、在过程中受控的关键质量属性的标准，制定动物实验替代方法。生物制品方面，增修订各论和通用技术要求。在收载尖端生物制品各论的同时，完善反映最新科学技术的通用分析方法和指导原则。

（五）BP新技术标准制定趋势

在生物制品方面，BP认识到标准在确保生物药品质量和科学创新方面的重要性。研究生物制品标准的替代方法，制定支持和促进创新的先进治疗产品（Advanced Therapy Medicinal Product，ATMP）标准，制定细胞和基因治疗产品指导原则。该指导原则通过提供最佳实践框架来确保产品质量在整个生命周期内得到保证，从而使患者受益，为GMP监管环境、研发、学术界和临床试验的利益相关者提供帮助。此外，制定关于细胞效价测定和空衣壳分析的指导原则，以支持创新药物的开发。

在分析方法方面，BP将AQbD原则应用于药典标准，选择阿托伐他汀片测定方法的开发作为案例研究，以探索在BP中实施AQbD的益处和潜在挑战。BP启动了进一步的实际案例研究，探索AQbD在不同关键质量属性中的应用。

（六）IP新技术标准制定趋势

IP更多关注发展中国家的应用实际。2022年出版的IP 11版新增了6个原料药和辅料各论、6个制剂各论和1个制剂通则，新增的制剂通则为吸入用粉末通则。

二、对监管支持性的比较

（一）《中国药典》对监管的支持性

《中国药典》的制定宗旨之一就是服务药品监管，适应药品监督管理的需要。《中国药典》在计量仪器、药品说明书、药品包装材料和容器、标签、生产和使用、菌种、病毒株等方面要求均符合药品监督管理部门的规定。

（二）USP对监管的支持性

USP主要通过政府联络计划与FDA互动，允许FDA代表参加USP专家会议，实现政府工作人员和专家之间的互动。FDA负责审查药典工作的工作人员提供了具体联系和交换意见的机会。FDA药物评估与研究中心（Center for Drug Evaluation and Research，CDER）的药物质量政策办公室提供了FDA和USP间的联系点。在USP中，有100余个各论和通则提及了FDA的条款，体现了USP对FDA的支持性。

（三）EP对监管的支持性

EP遵循监管实践的发展。EP通过共同资助合作项目支持EMA等欧盟监管机构的工作，同时互派代表以协调监管工作，并与多个监管机构专业委员会和工作组互动，获取专业知识。

EP通过增强标准的灵活性，来增强对监管的适应性和支持性。EP认为，随着监管环境的需求及其发展、制造业和全球化的发展、对仿制药和生物仿制药的需求增加、科学技术的演变、行业的限制以及公共卫生面临的新风险的出现，要应对这些挑战，实现法规遵从性，EP需要增强灵活性。EP增强其灵活性的方法主要体现在以下几个方面。

（1）省略测试　可根据设计和控制策略、工艺知识即制造工艺的验证研究或其他适当的理由省略测试。比如在EP凡例中指出，在某些各论如依那西普聚糖中，"以下方法作为示例"一句表示，示例方法已经过验证，可以按该方法实施，也可以采用合适的、经验证的方法替代，而无须证明其与示例方法等效，但须经主管当局批准。

（2）PAT　PAT、RTRT可以作为终产品检测的替代方法。在监管部门认为适当的情况下，可以采用RTRT，并不需要遵守EP而被排除。FRCs有助于PAT的应用，有助于监管的灵活性。药典中不应阻碍应用完善的PAT分析。

（3）支持实验动物减少、优化和替代的3R（Reduction，Refinement，Replacement）原则。

EP认为其应在质量方面提供要实现的目标，而不一定提供实现的方法。实现的方法取决于制造商。EP凡例中的部分条款体现了灵活性，如"除另有正当理由和授权""使用合适的方法""方法A或B等"。此外，EP通则中的某些方法也并非适用于非EP各论，如EP通则2.2.46色谱参数的调整不适用于EP各论中未描述的色谱方法，除非在申请中注明并经申请人和监管机构同意。EP收载的指导原则是特定于某些主题（例如微生物学、化学技术、监管指南），旨在建立最佳实践，经常发布以获取信息和指导，是一种潜在的方法，而不是唯一的方法。

EP部分各论和通用技术要求引用了药品监管机构发布的文件，例如欧盟指令和指导说明。这些参考资料供EP用户参考。除非在文本中明确说明，列入这种提法并不改变所提及标准的地位。如5.2.8将人用和兽用药品传播动物海绵状脑病的风险降至最低中指出，应遵守相关的监管规定；2.2.55肽图通则提供了在支持监管应用的开发过程中使用肽图的指导。

EP各论旨在确保使用者可接受的质量，所需的质量是基于科学、技术和监管方面的考虑。如果主管当局认为EP各论中描述的标准不足以确保产品或物质的质量，则主管当局可以根据国家或地区法规向制造商要求更合适的标准。在这种情况下，主管当局通过国家药典机构或EP秘书处通知EP，要求制造商向国家药典机构或EP提供详细信息和适用的附加标准，以便EP决定是否需要修订相应各论。这种向药典机构提供市场产品质量和各论适用性信息的机制，可以确保药典各论定期更新，以反映最先进的技术。

（四）JP对监管的支持性

JP中的部分试验方法、操作规范和限值应符合监管部门的要求。如JP有4项指导原则引用了MHLW法规，包括马兜铃酸的控制、黄曲霉毒素分析方法、药包材的基本要求和术语、制药用塑料容器和溶液型输液容器用橡胶盖的基本要求，要求符合监管相关规定。

（五）BP对监管的支持性

BP在有关ATMP等指导原则中指出，应满足监管法规对产品、原材料、杂质、菌株、试验方法、方法验证、数据要求、设施设备、生产、操作、文件、数据完整性、标签、储存、运输等的要求。在进行ATMP方法开发时，研发人员应了解监管要求和期望、熟悉监管指南。如果有疑问，建议联系监管机构寻求指导，以确保相关工作符合监管要求。在有关流式细胞术验证报告一节中指出，本文提供的验证报告的工作示例旨在支持理解监管文件和指南中概述的期望。对于各论的制定，若BP收到MHRA的要求，将考虑将各论收载入BP。

（六）IP对监管的支持性

IP规定，当使用药典标准来确定产品是否符合监管要求时，以下原则适用：一是各论的解释必须符合IP中的所有一般要求和测试方法、文本和与之相关的凡例；二是严格遵守限值的规定。对于原料药和制剂中的有机杂质，当在原料药或制剂中发现未列入杂质清单中的杂质（其水平高于鉴定阈值）时，企业有责任证明其已被鉴定，并根据适用的监管标准设定合格限值，并通知IP。

三、小结

通过对各国（地区）药典机构新技术标准的制定趋势和对监管的支持性的比较和分析，可以看到，各药典均不断加大对新技术标准的制定力度，加强对监管的支持性。①在新技术标准制定方面，各药典不断加强新技术标准的制定，以应对科技的发展、加深使用者对监管目标的理解，体现标准应尽快反映技术进步成果和市场需求的原则。《中国药典》、USP、EP、JP、BP均在生物制品、杂质、连续制造、动物实验替代方法方面布局，制定新技术标准，这些领域也是各药典潜在的合作和竞争领域；②在监管支持性方面，各药典均遵循监管实践的发展，在不同形式和专业领域的标准中均引用监管法规，确保药典与最新的监管政策保持相关性；接受监管当局批准的非药典方法和标准，与不断变化的监管格局保持一致；制定新技术指导原则以支持监管需要，为未来的监管要求提供意见。

第二节　过程分析技术标准的比较

PAT是通过实时测量来设计、分析和控制生产的系统，它在工艺过程中能测量原辅料和中间物料的关键质量属性（Critical Quality Attribute，CQA）及工艺的性能，确保终产品的质量。通过PAT可实时控制产品质量，促进制造技术的持续改进和创新，从而实现先进过程控制和产品的实时放行，最终实现连续制造。PAT是QbD理念的有效工具，越来越多的国际制药企业开始关注和使用PAT，发达国家和地区的药品监管机构也先后出台了相关标准和指导原则指导制药行业使用PAT。2020年以来，EP新增了PAT通则，《中国药典》、USP、JP也在相关标准中提及了PAT的应用。本节对各国（地区）药典中PAT相关内容进行比较和分析。

一、PAT 简介

PAT是制药领域的前沿技术，是实现制药行业数字化、信息化、智能化制造的基础。PAT工具主要包括四类：①用于设计、数据采集和过程分析的多变量分析工具；②现代过程分析仪器和过程分析化学工具；③过程控制工具；④持续的改进和知识管理工具。PAT涉及广泛的技术范围，包括光谱学、成像、声学、统计分析和软件验证、现代微生物学方法、多变量数据分析等。

PAT受到了FDA 21世纪药品生产质量管理规范创新改革的动力支持，且在ICH进程中得以持续发展（表4-1）。2004年，FDA发布了《行业指南：PAT—用于规范创新药研发、生产及质量保证的框架》，鼓励将PAT引入药品生产和质量控制中，加强对药品生产过程的控制和管理，提高生产制造的效率和有效性。ICH Q6A质量标准—新原料药和制剂的检测和可接受标准指导原则允许利用如PAT等现代化的分析测试方法和控制策略制定放行标准和货架期标准。

表4-1 ICH指导原则中对PAT的应用需求

ICH指导原则	PAT相关内容
Q8 药品研发	药品研发和工艺控制中，利用PAT工具实现深入的QbD研发方案
Q9 质量风险管理	使用PAT更好地理解应如何控制风险
Q10 药物质量体系	知识管理、质量风险管理、持续改进等与PAT框架内容相关
Q11 原料药的研发和生产	可用PAT加强过程控制，保证产品质量
Q12 生命周期管理	列举可使用PAT实现过程的持续监控
Q13 原料药和制剂的连续制造	PAT非常适用于连续制造，使用PAT可以实现实时检测。可以通过使用在线（in-line）/线上（on-line）/近线（at-line）监测和控制、软传感器和模型等PAT工具来实现频繁的工艺监测和控制

对于PAT，监管机构要平衡监管的可靠性和灵活性，重新对药品标准进行定义，明确工艺过程中测量和放行测试质量标准之间的相关性。对此，各国药品监管部门和国际组织，如FDA、EMA、PDA、ICH、ASTM发布了一系列PAT指南性文件，阐述产品开发、技术转移、商业化生产等行为中应用PAT的重要性，为产品质量的一致性提供有效的解决方案。各国（地区）药典

也通过描述PAT的应用和益处，为工业界和监管机构提供技术支撑，共同促进PAT在技术、工艺和监管方面的进步，例如USP、EP、JP已在其关于合规性的凡例、分析检测技术和数据分析通用技术要求中考虑了PAT的应用，同时不断减少引入PAT的障碍。

二、各药典中的PAT内容比较

（一）EP中与PAT相关的通用技术要求

1. EP PAT指导原则　EP允许并支持PAT的应用以促进如连续制造等创新方法的使用。PAT遵循了EP的凡例要求"在产品放行前进行药典规定的所有测试并不是制造商评估是否遵循药典的必要条件。一个物料可基于产品设计，结合其控制策略和从生产工艺验证研究中所生成的数据，证明其具备药典质量。可利用PAT和RTRT等增强的质量控制方法替代仅检测终产品的方法"。

2020年，EP收载了全球首个PAT药典指导原则，即编号为5.25的过程分析技术指导原则。5.25侧重于描述分析技术与生产过程的接口，作为加强对过程的理解和控制的一种手段。该指导原则主要包括六部分内容：目的、简介、分析技术与生产过程的对接方式（图4-1）、不同对接方式的比较（表4-2）、统计过程控制（Statistical Process Control，SPC）和EP中支持PAT的其他通用技术要求。

5.25强调，PAT中的"分析"一词是广义的，包括以综合方式进行并结合数据分析的化学、物理和微生物测量。5.25并不包括PAT传感器的具体说明，但提供了一种在PAT中集成分析技术的通用方法，以及应用PAT需要考虑的方面。5.25指出，在应用PAT时，必须考虑获取样品进行测试、分析样品和后续结果之间的时间延迟。可以通过基于传感器的连续测量系统，在特定单元操作期间直接与工艺流进行交互来缩短时间延迟。

分析技术与生产过程的接口模式，如离线（off-line）、近线、线上或在线是PAT应用的核心。使用线上和在线系统的测量是将分析技术转移到工艺流中，通常支持快速和自动化的过程调整，而离线和近线测量则将样品从工艺流转移到分析设备。需要根据检查的规模，确定测量的频率和时间。物料的物理属性可能会干扰测量系统的采集特性，例如在设计和使用方法时要充分考虑固体或悬浮液的散射特性，避免导致显著的光谱差异，确保充分描述工艺和物料。可构建定性模型，如过程轨迹或过程签名，用于表征过程可变性并突出异常的过程行为。需要证明PAT测量、模型和相关质量属性或性能特征之间的因果关系。尽管某些验证方法可能与传统质量控制方法不同，一般的验证原则也适用于线上或在线测量。对于精密度的评价，由于线上或在线方法的测量物料是在过程中快速变化或移动的（如快速干燥过程或反应监测），通常需要将线上或在线测量的结果与参考方法的结果进行比较。

SPC包括一组数据分析方法，用于监控和控制基于过程变异性分析的过程（如CQAs）。根据由PAT仪器收集的实时数据，SPC可在必要时进行过程调整，以保持或达到所需状态，并确保过程保持在受控状态，如质量属性或过程变量的趋势分析。SPC还可用于测量过程可变性和过程能力（即生产符合要求的产品的能力），以增强对过程的理解，从而改进生命周期管理。可以使用MSPC同时分析多个变量，考虑其潜在的相关性。

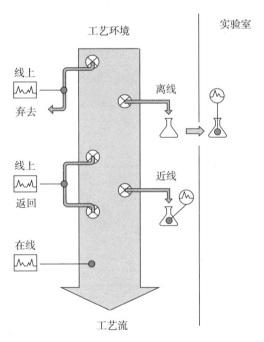

图4-1　分析技术与生产过程的接口模式

表4-2　EP 5.25中PAT接口模式的比较

接口模式	方法	特点
离线测量	应用于传统的分析测试，样品从制造过程环境中取出并在远离生产环境的实验室进行测试。将样品从工艺流中转移出来会导致明显的时间滞后，通常不允许立即进行工艺调整。但如果在与过程动力学兼容的时间范围内获得相关分析数据，则离线测量可以用于PAT目的	对从工艺流或散装物料中取出的离散样品进行分析
近线测量	样品可手动或自动从工艺流中移除进行测试，但测试设备通常位于生产环境中，即在物理上与工艺流非常接近，测试可以以最小延迟方式进行，因此可以根据近线测量的结果进行工艺调整	
线上测量	实时条件下进行的基于传感器的测量。将一部分物料从工艺流直接转移到测量设备中，在最短的时间延迟后即可获得结果。如果转移后的部分对产品无害，则可以返回到工艺流中，否则应弃去	不涉及传统意义上的采样。被测部分可能不会从工艺流中分离出来。数据采集快速，允许高测量频率，从而实现快速连续监测以及立即控制过程
在线测量	将测量设备（通常是传感器）直接与工艺流接触或放入工艺流中，在工艺流中进行在线测量，不会从工艺流中去除任何物料部分。在线测量必须对产品无害	

2. EP其他通用技术要求　EP中所收载的分析技术通用技术要求主要是为离线分析系统设计的方法标准。为推动和促进这些技术与PAT的结合使用，近年来EP在与PAT相关的多个常用技术与数据分析方法通用技术要求中增订相应内容，以支持5.25指导原则的应用（表4-3）。如2021年EP新增了5.28多变量统计过程控制指导原则，是第一部收载关于MSPC指导原则的药典，目的是提供数据分析工具，补充EP 5.21用于数据分析的化学计量学指导原则，帮助分析来自分析方法和制造过程的数据，为将MSPC应用于PAT提供指导。5.28深入阐述了MSPC的原理和多变量控制图的开发和使用，并概述了多变量统计程序的理论背景。

EP在PAT领域开展的主要工作如下。

（1）审查凡例和通则：①修订凡例以考虑RTRT；②修订分析技术通则，如近红外分光光度法（Near-infrared Spectrophotometry，NIR），以适应从工作台到在线测量的变化；③增订支持性的分析技术新通则，如近红外成像、太赫兹光谱、声学、浸透率。

（2）探索样品量和判定标准之间的关系，如含量均匀度（Uniformity of Dosage Units，UDU）。ICH Q8药品研发指导原则指出，与依据药典含量均匀度方法进行成品检测的传统方式相比，在生产过程中进行的含量均匀度检测（如使用质量变化和NIR检测）可实现RTRT，提供更高的质量保证水平。利用PAT可以在线监控更大的样本量（$n=100\sim10\,000$）。因此，EP 2.9.40 含量均匀度通则中传统的$n=20$的判定标准对于大样本量来说太严格而不再适用。EP 2.9.47使用大样本量证明制剂均匀性通则收载了2种适用于大样本量（$n\geq100$）的含量均匀度检测方法，满足任何一种方法的要求都被认为符合EP 2.9.40含量均匀度通则。

表4-3　EP中支持PAT的通用技术要求

编号	名称	PAT相关内容
1.1	凡例	可利用PAT和RTRT等增强的质量控制方法替代仅检测终产品的方法
2.2.24	红外分光光度法	红外分光光度法在生产过程应用广泛，可应用于PAT作为先进控制策略的一部分，如化学合成等的反应监测
2.2.25	紫外-可见分光光度法	介绍了使用现代检测器［如光电二极管阵列（Photo-diode Array，PDA）、电荷耦合器件（Charge Coupled Device，CCD）］在紫外可见范围内应用于PAT。可以通过透射和漫反射测量模式进行离线、近线、线上和在线测量 对于PAT应用，在测量移动的物料或样品时，确保传感器没有结垢（如没有污染或材料堆积）。在某些PAT应用程序中，可能无法移除用于背景数据收集的探针。因此需要考虑各种选择，包括使用内标、使用第二个检测器测量空白等。只有针对具有相同光学特性的空白测量的光谱才能直接相互比较。建议紫外可见光波长范围的允许误差设置为±2nm。但某些PAT应用可能需要更宽的允许误差，在这种情况下，用户必须根据预期目的并使用基于风险的方法来定义所需的波长准确度。如果根据需要测定标准曲线，则不需要测定绝对吸光度准确度
2.2.37	X射线荧光光谱法（X-ray Fluorescence Spectrometry，XRF）	XRF广泛用作产品中有毒元素或元素杂质、质量控制和过程检测的手段。由于XRF是非破坏性的技术，适用于PAT，如分析原料药中不需要的痕量催化剂。小型化和自动化的重大进步使手持式能量色散XRF得以发展，用于快速检测
2.2.40	近红外分光光度法	NIR可以直接在现场进行测量。NIR用于PAT可以离线、近线、线上和在线进行。鉴别需要合适的化学计量学方法。该通则给出了清除样品以及在不同测量模式中使用光纤探头系统。如果转移光纤探头用于背景光谱测量困难，可以使用内置参照用于过程分析。根据仪器的测量模式和使用位点提供了详细的仪器性能控制方法。介绍了限度分析（如用于控制干燥终点）和趋势分析（如混合均匀性监测）

编号	名称	PAT相关内容
2.2.48	拉曼光谱法	拉曼光谱是一种快速且非破坏性的分析方法，应用于PAT可以离线、近线、线上或在线进行。拉曼光谱仪可以位于远离测量点的位置，使用长距离光纤收集拉曼信号。拉曼光谱在过程分析中可用于监测生物和化学反应、合成、结晶、制粒、混合、干燥、冻干、挤出、封装和包衣
2.9.47	使用大样本量证明制剂均匀性	该方法旨在但不限于评估使用PAT生产的药品。允许在PAT环境中确定含量均匀度，其中样本量应大于30个。符合该通则的判定标准则被认为也符合2.9.40含量均匀度的要求
5.1.6	微生物质量控制的替代方法	描述了可用于PAT应用的替代方法，以促进实时或近实时的中间体、原料药、制剂和辅料（尤其是水）的微生物质量控制（如非无菌产品的微生物检验或基于激光诱导荧光的无菌检验），还提供了替代方法的验证方法
5.15	辅料功能性	辅料功能性的知识可促进PAT的应用
5.21	用于数据分析的化学计量学	化学计量学方法已彻底改变了作为PAT组成部分的NIR，用于改进各个领域的过程监控和质量控制。化学计量学非常适合用于PAT，对大型数据表和复杂信号进行调查和处理
5.24	化学成像技术	化学成像技术可用于支持PAT的应用。化学成像技术测定空间分布并有助于了解成品、辅料、原料药和起始物料等的特性，包括检测样品表面的缺陷如片剂包衣中的裂纹和识别异物。作为一种通用工具，用于工艺开发和改进、根本原因分析，也可用于增强对工艺的理解
5.28	多变量统计过程控制	MSPC可定义为应用多元统计技术来分析具有潜在相关变量的复杂过程数据。MSPC与高度自动化相结合可以促进连续制造以及RTRT。根据相关ICH指南，它可以与PAT结合使用。该指导原则描述了MSPC的原理以及多元控制图的开发和使用，并概述了多变量统计方法的理论背景。PAT可在高频下直接测量多种变量。SPC使用随时间变化的变量进行测量，这些测量可以离线、近线、线上或在线进行，目的是表征过程正常运行时变量的时间过程，称为受控状态。通过上述信息可以对进程进行监控，以确保被监控变量的分布不会随着进程的运行而改变。如果变量分布保持不变，则称该过程处于统计控制状态

（二）USP中与PAT相关的通用技术要求

连续制造的快速发展引起了USP对连续生产过程中所涉及的质量标准的关注。2005年起，USP开始增修订与PAT相关的近红外光谱、化学计量学和快速微生物分析方法等通用技术要求，保持这些通用技术要求与时代信息的一致性（表4-4）。2018年11月，USP发布了启动文件，阐述了USP对药品连续制造的观点，认为目前仍然迫切需要制定质量标准来促进连续制造的发展，如标准化物料特性的表征方法（如加强对原材料和中间体物理性质的理解和过程管理，表4-5）、规范设备性能要求、标准化传感技术、标准化控制能力、规范产品/工艺开发方法等方面。特别需要在新的和不熟悉的技术方面制定标准，包括实时PAT、先进的控制系统以及验证和处理系统的方法，因为这些系统产生的数据流可能达到工艺理解和统计评估的新水平。该启动文件提供了2个PAT应用于连续制造的示例，一个是通过在线光谱工具预测含量或均匀度，另一个是非光谱PAT的应用，即从进料器/工艺数据中预测产品的浓度。光谱技术增强了连续制造方法的实施，而非光谱过程数据和相关模型也能以更快的时间获取和分析信息，同时比光谱数据更强大、更易解释。此外，适当地与其他数据聚合，非光谱信息可以提供更广泛、更完整的系统状态的表征。

表4-4　USP中与PAT有关的通用技术要求

编号	名称	PAT相关内容
<643>	总有机碳	总有机碳可用作过程控制属性，以监测包括净化和分配系统在内的单元操作的性能
<645>	水电导率	在线电导率测试为实时过程控制、决策和干预提供实时测量和机会
<823>	用于正电子发射断层造影术的放射性药物	来自过程研究或过程控制的数据可用作省略某些质量控制测试的基础
<922>	水活度	在某些实例中，如使用水活度进行过程分析测量，允许某些仪器随时间漂移而不需要重新校准仪器
<1039>	化学计量学	定量化学计量模型应用于分析离线、在线、线上和近线过程中测试产生的连续变量值
<1071>	用于放行无菌短效期产品的快速微生物测试：基于风险的方法	快速微生物试验（Rapid Microbial Tests，RMT）或其他快速微生物方法（Rapid Microbiological Methods，RMM）可用作终产品放行无菌测试之前的过程控制，能够在微生物控制有效性、严重污染的早期检测和产品灭菌失败的可能性方面获得更快的信息。在合理的情况下，可以使用快速方法的过程测试来代替终产品测试
<1078>	散装药用辅料的良好生产规范	对于通过连续过程生产的辅料，可以通过过程测试的结果或其他过程控制记录来确保辅料符合标准

编号	名称	PAT相关内容
<1080>	散装药用辅料—分析证书	质量控制实验室测试以外的其他测试结果的来源包括过程测试、持续监控属性或变量并应用适当的SPC方法。有适当的科学依据,在判断批次是否符合药典标准时,供应商可以应用与药典各论方法等效或更好(即更准确、更精确等)的分析方法
<1094>	胶囊—溶出度测试和相关质量属性	在明胶的封装过程中,使用SPC监控外壳厚度、接缝质量、胶囊质量和填充质量非常重要 对于液体填充胶囊的处方开发和制造,应采用适当的过程控制来监控和减少批次间的差异
<1115>	非无菌原料药和制剂的生物负载控制	过程中生物负载监测点应建立在过程中紧接在生物负载减少之前或紧随其后的点(如有机溶剂萃取、加热、pH值的显著变化)和紧接在由风险分析确定的最终灌装之前
<1231>	制药用水	可为特定的单元操作实施非药典各论标准中检查项目的过程监测。在线的连续过程的数据有助于实时了解水系统在使用和维护中的状态。可使用数据的合理部分(每日指定的时间或批量制造时)或给定时期内的最高值作为该时期整体水质的最差情况。由于能够掩盖短暂的极端质量事件,通常不使用平均数据
<1238>	人用疫苗—细菌疫苗	蛋白质纯化的过程控制包括监测特定的蛋白质含量和关键工艺步骤,以及监测不需要的发酵和纯化成分的去除 生物负载通常在无菌过滤之前通过过程测试进行。疫苗的质量参数可使用关键过程测试进行初步评估。根据过程测试或放行要求,色谱法和光谱法可对发酵和分离/纯化步骤的残留物进行定量
<1239>	人用疫苗—病毒疫苗	为收集产品和过程知识,评估制造过程中的一致性,可进行过程监控测试,监控中间体纯化过程中各个步骤的总蛋白、特定抗原或辅助材料
<1503>	合成肽原料药的质量属性	紫外光谱可作为过程中线上测定肽含量的快速简单方法。当放行方法不能充分控制杂质时,可使用经验证的过程控制分析程序来确保最终原料药的质量
<1644>	溶液电导率测量的理论与实践	对于过程控制建议使用温度补偿。在线、近线和离线测定时使用连续过程控制、决策和干预条件
<1761>	核磁共振波谱法的理论与实践	大多数台式核磁共振波谱仪与流量兼容,在反应和过程的实时或在线监测方面显示出了巨大的潜力,可用作监测动力学的工具,也可用于优化产率、成本、时间的反应参数

编号	名称	PAT相关内容
<1782>	振动圆二色光谱的理论与实践	振动圆二色光谱可作为PAT用于生产过程中原材料表征的手性测定
<1856>	近红外分光光度法的理论与实践	NIR除了在标准采样和测试过程中的应用外，还可以直接在原位对样品进行测量。定性分析的应用包括原材料鉴定、过程控制测试和成品放行测试。NIR用作PAT时，测量可以离线、在线、线上和近线进行。定量分析的应用涉及开发NIR光谱属性和样品特性之间的预测关系。由于NIR信号的高度协变性，通常使用化学计量学模型根据其光谱属性定量预测样品的化学和物理性质 NIR在过程分析方面具有广泛的应用。对于过程监控和过程控制分析，应用包括监控单元操作，如合成、结晶、混合（如粉末）、制粒、压片、胶囊填充、干燥、制粒、包衣（如薄膜）和包装，以实现过程控制。给出了NIR作为替代方法应用于各论标准时需要满足的最低标准
<1858>	拉曼光谱法的理论与实践	可使用应用于PAT的过程拉曼分析仪

表4-5 USP中支持物料特性表征的分析技术通用技术要求

编号	名称	应用
<267>	水银孔隙仪	①测定表面积评估孔隙率；②测定孔隙体积；③通过液滴渗透、毛细管在垂直平板处上升、毛细管渗透、粉末和颗粒的方法、反相气相色谱法测定接触角
<268>	氮吸附—解吸测定孔隙率	①测定表面积评估孔隙率；②测定孔隙体积
<429>	粒度的光散射测量	测定粒度分布
<430>	动态光散射粒度分析	测定粒度分布
<616>	堆密度和振实密度	①测定堆密度；②测定粉末可压缩性；③测定密度
<695>	结晶性	测定结晶性
<696>	通过溶液量热学测定结晶性	测定结晶性
<699>	固体密度	测定固体密度
<776>	光学显微镜	通过显微和成像测定粒子形态和大小
<786>	分析筛分法评估粒度分布	测定粒度分布
<811>	粉体细度	通过测定粒度分布评估粉末细度
<846>	比表面积	测定比表面积
<941>	X射线粉末衍射法	测定结晶性
<1062>	片剂压缩特性	测定粉末可压缩性

续表

编号	名称	应用
<1063>	剪切池法测定粉体流动性	①通过计算剪切池测定黏附力；②测定内摩擦角；③测定凝聚性；④通过剪切池测定流量系数
<1119>	近红外光谱法	①测定中间体的水分含量；②测定残留水分含量；③测定共混物组成和均匀性
<1120>	拉曼光谱法	①测定残留水分含量；②测定共混物组成和均匀性；③测定结晶性
<1174>	粉体流动性	①测定休止角；②测定粉末可压缩性；③通过测定休止时间评估流动能力；④测定粉末流动性
<1216>	片剂脆碎度	测定脆碎度
<1217>	片剂破碎力	测定破碎力

（三）JP中与PAT相关的通用技术要求

JP在凡例、拉曼光谱法和电导率测定通则中提及了PAT的应用（表4-6）。与EP类似，JP 6.02含量均匀度通则的判定标准基于抽样测试，从大批次中抽取小样本用于产品放行，对产品测试性能的质量评估取决于样本量的大小，样本量越大，评估越准确，但会导致资源的浪费，不适用于超过100的大样本量。近年来，随着PAT的快速发展，大样本量的使用更为普遍，有必要制定基于大样本量的RTRT的含量均匀度新标准。因此，JP收载了G6过程分析技术RTRT中的含量均匀度标准，阐述了对RTRT中超过100个大样本量含量均匀度标准的考虑。G6指出，在制定标准限值时，应平衡保证质量的限值（可接受限值）和实际测试情况之间的关系。当标准过于严格时，尽管产品质量会提高，但实际产品的测试合格率低将导致供应短缺，成本将升高。为了确保产品质量，最合理的做法是比较消费者风险和生产者风险，并确定最合适的限值标准。G6提供了基于最小且最佳的样本量的严格标准，以避免不合格产品的放行。

表4-6　JP中支持PAT的通用技术要求

编号	名称	PAT相关内容
无	凡例	当从生产过程验证研究的数据、适当的生产过程控制记录和质量控制测试结果一致获得产品符合JP要求的药品质量保证时，可根据需要，省略品种各论标准中某些在产品放行时的性能测试项目。此外，在适当的情况下，基于过程数据（包括过程测试结果和过程参数监控数据）的终产品（原料药和制剂）的质量评估可以替代品种各论标准中的限度和测试方法

续表

编号	名称	PAT相关内容
2.26	拉曼光谱法	使用光学探头无须采样即可在远离设备主体的位置测量样品，可用于线上（或在线）进行药品生产过程控制。拉曼光谱法适用于原料药或制剂的过程控制，使用通过化学计量学方法如主成分分析获得的分数和待测物质的特征峰波数作为指标
2.51	电导率测定	对于连续线上或在线测量，将清洁后的传感器安装到管道、罐或其他安全壳中，并在必要时进行冲洗。确保应用正确的安装程序以防止气泡或颗粒聚集在电极之间。确保传感器在管道或罐中的位置不会影响电导率的测量

（四）《中国药典》中与PAT相关的通用技术要求

《中国药典》中收载了0421拉曼光谱法和9104近红外分光光度法，并提及了它们在过程分析中的应用。9104近红外分光光度法中指出，近红外分光光度法具有快速、准确、对样品无破坏的检测特性，不仅能进行离线分析，还能直接进行在线过程控制。0421拉曼光谱法中指出，拉曼光谱可用于过程分析，如生物和化学反应、合成、结晶、制粒、混合、干燥、冻干、压片、装填胶囊和包衣。此外，9201药品微生物检验替代方法验证指导原则为实时或近实时监控等非药典方法能否替代药典方法提供了指导。

三、小结

随着科学与技术的进步，PAT已成为全球药品生产、质量管理和分析领域的前沿技术。随着国内外一系列政策文件的出台，PAT将会成为药品生产过程智能化检测的必然方法。一直以来，药典为新药研发和药品质量管理提供了先进和可持续发展的分析检测技术标准。通过对各药典PAT相关内容的比较和分析，可以看到，各药典已在PAT领域提出了众多新工具、新方法和新标准，减少实施PAT的技术障碍，帮助和鼓励制药行业尽早应用PAT等新技术提高产品质量，推动制药行业向自动化、信息化和智能化发展。一是针对常用的和近年来发展的过程分析仪器技术，如近红外光谱、拉曼光谱、高效液相色谱、核磁共振波谱、X射线荧光光谱、粉末X射线衍射、太赫兹光谱、激光诱导击穿光谱、声发射、扫描电子显微镜，以及近红外光谱成像、拉曼光谱成像、太赫兹脉冲成像等，增修订相关标准，反映其原理、应用目的、检测方式（在线/线上/近线/离线）、系统构成（硬件、软件、分析模型）、影响因素和消除方式、验证项目/方法与标准等。二是针对制药原料、中间体、成品的质量属性和过程参数，增修订与物料物理属性相关的分析方法标准，如粉体流动性、粉体细度、孔隙率和孔隙体积、粒度分布、含量均匀度、片剂破碎力、片剂压缩特性等。三是针对描述质量属性与过程参数间关联关系的数学模型等工具，增订用于数据分析的指导原则。列举PAT方法开发中使用的模型种类，模型建立过程中常用的数据处理方法，各类模型建立流程及注意事项等。四是针对过程控制策略，增订多变量统计过程控制或其他相关指导原则，提供如通过控制图监控质量属性实现工艺性能的提升并减少关键参数变化的方法等。

第三节　化学计量学标准的比较

近年来，随着科学技术的发展，各药典大量收载现代先进的分析技术和方法，以往常规和特定的统计分析方法已经无法满足制药行业日益增长的数据分析需求。化学计量学是将数学和计算机科学应用于化学的一门新兴的交叉学科，经过近50年的发展，已成为各学科和行业领域中信息处理的强有力的科学手段。2016年以来，USP、EP陆续收载了化学计量学及相关通用技术要求，利用化学计量学方法对药品生产工艺和产品质量进行决策，对药典方法产生的数据进行处理和解释，为数据分析技术在药物研发、生产过程控制和质量评价中提供了科学、可接受的应用方向。本节对各药典中化学计量学相关内容进行比较和分析。

一、化学计量学简介

化学计量学最初被定义为使用数学、统计和其他方法的化学学科，这些方法采用形式逻辑来实现两个目标：一是设计或选择最佳测量程序和实验，二是通过分析化学数据提供最大量的相关化学信息。化学计量学方法主要由多变量数据驱动的建模技术组成，这些技术产生用于预测特性的经验数学模型，有助于构建数据集并识别系统中的隐藏关系，用于对感兴趣特性的间接预测。在经典的单变量方法中，系统中已确定的变量被单独分析。但在现实中，系统往往更加复杂，相互作用和组合效应发生在样本变量之间，不能分离。多变量分析使用整个测量响应进行分析，同时处理多个变量，安排数据集（通常是矩阵）内或之间的关系，显示相关信息。由于使用了所有可用信息，多变量方法为各种分析技术提供了新的分析可能性，可同时为多种分析任务提供解决方案，提高方法的性能，节省时间和试剂。

化学计量学可用于分析使用各种分析技术测量的数据，如紫外、红外、NIR 和拉曼光谱等光谱技术，离子色谱等色谱技术，以及滴定或电化学分析等其他技术。许多仪器特别是光谱仪，在操作软件中已包含化学计量学模型，如偏最小二乘回归（Partial Least Squares Regression，PLS）、主成分回归（Principal Component Regression，PCR）、主成分分析（Principal Component Analysis，PCA）和层次聚类分析（Hierarchical Clustering Analysis，HCA）。NIR 和拉曼光谱需要与化学计量学工具结合使用，如果软件不包含多变量分析，则无法成功应用仪器。

应用化学计量学模型开发光谱技术的快速定量方法，增强了如连续制造（Continuous Manufacturing，CM）等先进制造方法的实施。ICH Q8～12 指导原则中体现了对化学计量学的需求，分别表述了多变量模型，涉及多因素分析、DoE 和分析方法的开发，以及 PAT、QbD 和风险管理的实施。ICH Q10 药品质量体系指导原则中将生产过程中控制策略视为质量风险管理策略的一部分，而 MSPC 则是实现生产过程中控制策略的重要手段。基于多变量统计方法的 MSPC 在 ICH 指导原则中被定义为一种用于检测特殊原因引起制药过程异常变动的过程监控模型，它可以与 PAT、QbD 和 DoE 结合使用。

2016 年起，USP、EP 陆续收载了化学计量学及相关的通用技术要求，介绍其方法和技术。化学计量学在各药典中主要应用于部分创新性通则，如光谱法、PAT 和分析方法验证（表4-7）。

表4-7　各药典与化学计量学有关的通用技术要求

类型		USP	EP	JP	《中国药典》
概述通则	化学计量学	<1039>	5.21	/	/
	多变量统计过程控制	/	5.28	/	/
光谱法通则	光谱鉴别测定	<197>	/	/	/
	紫外-可见分光光度法	/	2.2.25	/	/
	红外分光光度法	<854>	2.2.24	/	/

续表

类型		USP	EP	JP	《中国药典》
光谱法通则	近红外分光光度法	<856><1856>	2.2.40	/	9104
	拉曼光谱法	<858><1858>	2.2.48	2.26	0421
	振动圆二色光谱	<782><1782>	/	/	/
	化学成像	/	5.24	/	/
其他通则	分析方法验证	<1225>	/	/	/
	过程分析技术	/	5.25	/	/

二、各药典中与化学计量学相关的通用技术要求比较

（一）化学计量学指导原则

USP和EP均收载了化学计量学指导原则，主要内容见表4-8。

表4-8　USP、EP化学计量学指导原则

项目	USP<1039>化学计量学	EP 5.21用于数据分析的化学计量学
主要内容	定义，模型的建立、验证、监控、更新与转移、再验证，定性和定量分析中的应用	定义及建模的一般步骤，数据和模型的评估和验证方法，监督和非监督建模方法的定性和定量分析模型

1. USP <1039>化学计量学指导原则　USP<1039>是对<1010>分析数据的解释和处理指导原则（主要介绍单变量数据的分析和解释）的补充，为药典和工业应用的典型多变量数据的化学计量学分析和解释提供了科学合理的实践指南。在生命周期方法下，USP <1039>介绍了已建立的化学计量学实践，包括校正和验证等，在不同技术（如光谱、色谱等）和不同目的（如指纹图谱、鉴别、分类、性质预测等）中的定性和定量应用。介绍了应用化学计量学模型进行生命周期管理来确保方法质量和性能的程序，包括选择适当的算法、校正、确认、验证、转移和持续维护步骤。提供了化学计量学技术的优势和局限性、算法选择的建议，为开发和运行化学计量学模型的分析人员提供了有益的参考（图4-2、图4-3）。

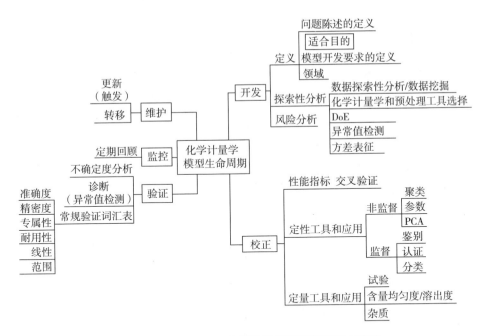

图4-2　USP<1039>化学计量学指导原则内容摘要

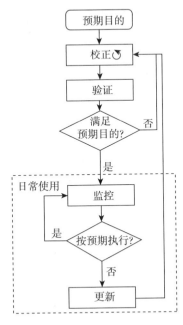

图4-3　化学计量学模型生命周期工作流程的示意图

USP <1039>的内容包括：①适用范围和目的；②化学计量学的概念，包括定义、数据矩阵、监督和非监督方法，如PCA和PLS；③模型的生命周期，包括模型建立（样品收集、光谱预处理、算法选择、变量选择、交叉验证）、方法验证（方法验证的性能指标如准确度、精密度、专属性、线性、范围、耐用性，验证样本和判定标准）、模型监控、更新和方法转移（斜率截距调整、扩展校正集、模型转移）、再验证；④化学计量学的应用，如定性可用于化学鉴别及形态学、样品真实性、样品来源的判断，可应用线性判别分析（Linear Discriminant Analysis，LDA）和二次判别分析（Quadratic Discriminant Analysis，QDA），类类比的软独立建模（Soft Independent Modeling of Class Analogy，SIMCA）、k-最近邻算法（k-nearest Neighbors，kNN）和偏最小二乘回归判别分析（Partial Least Squares Regression-discriminant Analysis，PLS-DA）等建立模型，并重点介绍了PCA、聚类算法和参数化建模工具；定量可用于测定组分含量、杂质水平或性质特征，常用的方法包括多变量线性回归（Multiple Linear Regression，MLR）、PCR和PLS。

2. EP 5.21用于数据分析的化学计量学指导原则　EP 5.21用于数据分析的化学计量学指导原则肯定了化学计量学对药品研发、生产制造和质量控制的重要性，介绍了定性和定量模型的验证和主要统计工具（图4-4），以及应用数据构建化学计量学模型的方法（表4-9）。该指导原则鼓励使用化学计量学方法评估由NIR、拉曼、质谱、其他光谱方法和液相色谱—质谱法产生的数据。

EP 5.21包括简介和化学计量学技术两部分内容。简介中给出了回归模型的评价参数（预测的均方根误差、校正的标准误差和决定系数）、建模需要的步骤、数据考虑（样品质量、数据表和几何表示、数据的首次评估、异常值、数据错误、预处理和变量选择）和化学计量学模型的维护措施。同时介绍了化学计量学模型的评估方法，包括建模期间的验证、模型评估、数据集的大小和分区，以及根据监管框架进行验证的内容，包括定性模型（专属性、耐用性）和定量模型（专属性、线性、范围、准确性、重复性、耐用性）的验证。化学计量学技术中分别介绍了监督和非监督方法定性和定量分析模型的简介、原理、关键点和应用，包括PCA、对象之间的度量［相似性度量、距离度量（欧式距离、马氏距离）、线性和二次判别分析（LDA、QDA）］、SIMCA、聚类、多变量曲线分辨（Multivariate Curve Resolution，MCR）、MLR、PCR、PLS、支持向量机（Support Vector Machines，SVM）和人工神经网络（Artificial Neural Networks，ANN）。

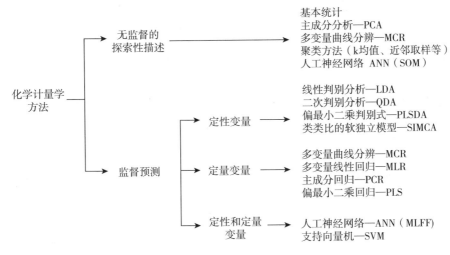

图4-4　EP 5.21收载的化学计量学技术

表4-9　EP 5.21收载的化学计量学技术

类型	简介	关注点	应用
PCA	用于可视化数据中主要变化的投影方法	捕捉数据集中的主要变化，但无法区分相对较小的变化	可作为探索性数据分析工具的一种非监督方法。可用于可视化、数据压缩、检查数据中的组和趋势、检测异常值等。PCA是构成SIMCA等分类技术和PCR等回归方法的基础。PCA用于MSPC，将所有可用数据合并到单个轨迹中，并基于例如Hotelling T^2统计、PCA模型残差或单个分数，为每个单元操作甚至整个制造过程应用特征。除了单变量控制图之外，PCA的一个显著优势是可用于检测多变量异常值
对象之间的度量	衡量一个对象与一组或数据中心之间的相似程度	欧式距离仅在变量严格不相关时表示数据点之间的相似性或差异。马氏距离允许校正相关性，但计算假设方差—协方差矩阵是可逆的	相似性度量：用于比较数据和确定相似程度的最简单的统计工具，需要数据集具有相同的维度（如光谱数据）距离度量：测量点之间的距离表示对象之间的相似程度。测量点到组中心的距离可以得到该对象所属组的信息LDA、QDA：用于简单的分类
SIMCA	用于数据监督分类的方法。可以重叠并共享公共元素	基于PCA原理，应遵循PCA方法验证。必须考虑不同类别的重叠（如一个分子可以有几个化学基团出现在光谱图谱中，将这些数据分组到化学亚组中会导致重叠）	常用于对NIR、质谱、色谱和化学成像等技术的分析数据进行分类。比PCA更适合区分难以分离的类别

类型	简介	关注点	应用
聚类	用于可视化数据点如何"自组织"成不同的组或突出数据对象之间的相似程度。是一种非监督的数据分析方法，用于解释性或验证性分析	对用于初始化数据聚类的起始条件较敏感。在聚类分析之前，可以通过数据预处理来修改聚类形状	一种探索性的分析方法，通过对具有相同特征的对象进行分组来帮助理解数据结构。聚类用于各种领域，特别是用于从大型数据库中检索信息，即数据挖掘，其目标是从大量原始数据中提取隐藏和未利用的信息，以寻找变量之间的关联、趋势和关系
MCR	也称为自建模曲线分辨率（Self Modeling Curve Resolution, SMCR）或端元提取。在优化MCR参数时，通常使用交替最小二乘（Alternating Least Squares, ALS）算法	须为ALS计算选择正确数量的组件，可使用如探索性因子分析（Exploratory Factor Analysis, EFA）或固定尺寸移动窗口EFA来获得良好的估计。约束可以设置为"硬"或"软"，其中硬约束被严格执行，而软约束为偏离限制值留有空间	当分析方法产生多变量数据且响应为线性或可线性化时，可应用MCR。它具有每个分析物只需要一个对照品的优点。当分析物没有纯分析响应时，也可通过将PCA与PCA坐标系的正交旋转一起应用于分析物混合物来估计起始向量。多变量曲线分辨率交替最小二乘法（MCR-ALS）还可以允许由算法自由改变的分析物分布，用于对难以单独估计的分布进行建模（如基线）
MLR	一种经典的多变量方法，使用一组x向量（X数据矩阵）的线性组合，尽可能地与对应的单个y向量拟合	需要自变量才能充分解释数据集，但由于药物样本由复杂的矩阵组成，其中的成分在不同程度上相互作用，因此选择合适的变量并不简单。当使用此方法将变量用作预测变量时，能够独立地改变x变量是一项关键要求	通常用于具有高度特异性和满秩的简单矩阵/数据集。随着矩阵变得更加复杂，需要更合适的方法（如PLS）来提供更准确和稳健的校正。在这种情况下，MLR可以在应用更先进的校正方法之前用作筛选技术
PCR	是PCA的扩展，用于定量应用	模型开发的一个关键点是选择最佳数量的主成分。尽管作为处理共线X数据的重要工具具有价值，但其弱点在于对X和Y矩阵的独立分解。逐步选择主成分有助于提高校正模型的性能	是一种多变量技术，具有许多诊断工具，用于优化定量校正模型和检测错误测量。如在光谱学中，PCR在处理完整光谱或大光谱区域的校正数据时提供了稳定的解决方案。PLS回归已成为光谱数据定量建模的首选方法
PLS	目前较流行的多变量回归算法。PLS与X和Y数据集相关，与共线性无关。PLS同时从X和Y数据块中找到潜变量，同时最大化这些块之间的协方差结构	关键步骤是选择因子的数量。选择太少的因子将不足以解释训练数据集中的可变性，而太多的因子会导致结果校正的过度拟合和不稳定。在校正验证期间估计最佳因子数	已成为定量校正PCR的优选替代方案，因为它结合了Y数据结构的干预来分解校正X矩阵。与PCR相比，这种方法产生的模型更简单，因子更少，还提供了更好的解释可能性和可视化诊断，以优化校正性能。此外，PLS可处理X和Y数据中存在的噪声。PLS-DA是一种半定量方法，可用于化学成像中像素分量的估计

类型	简介	关注点	应用
SVM	为了实现分类，多变量技术降低了数据集的维数和复杂性。该方法将数据投影到更高维的特征空间中	许多算法和不同类型的软件可用于计算SVM，可能会导致不同的结果。SVM对冗余值和异常点很敏感。在执行SVM之前，需要选择或筛选出相关的变量。数据应进行归一化和标准化。性能最佳的模型必须经过充分验证	主要用于二值监督分类。可推广到多类分类或扩展到回归问题。SVM可用于对象类别的分离，但不能识别这些对象。在通过NIR、磁共振、化学成像或过程数据挖掘获得的大型数据集上运行良好。其优势主要在于分离具有高度相关信号的样品，即多晶型物、辅料、掺假产品追踪和假药等
ANN	用于多变量校正和非监督分类，分别通过使用多层前馈（Multilayer Feedforward，MLFF）神经网络或自组织映射（Self-organizing Map，SOM）来实现。通常与非线性关系的映射相关	最常见的问题是过度训练和训练不足。在训练一个好的ANN之前，需要一个具有适当大小的代表性数据集。由于模型是非线性的，因此需要比线性建模的可比数据集更多的观测数据。对于其他多变量校正方法，可能需要对输入进行预处理，以平衡变量的相对影响	MLFF ANN的优势在于它能够对非线性关系进行建模。SOM可用于可视化高维数据，同时保留原始数据中的拓扑结构。ANN通常具有大量系数（权重和偏差），这使其可以对数据集中的任何复杂关系进行建模。当线性建模方法不够灵活，无法提供所需的预测或分类精度时，ANN是一个很好的选择

（二）多变量统计过程控制指导原则

SPC是一种质量管理技术，1924年由Shewhart提出，其原理是用正态分布的3σ理论作为质量控制的评判标准，通过使用Shewhart图表检查单因素的影响来评估药品生产过程，缺点是忽略了变量之间的相互作用。为了克服这个问题，1947年Hotelling提出了可同时关注多个相关变量的MSPC，将多变量统计方法融入传统的统计过程控制，将反应过程正常运行的历史数据收集起来，进行分析并建立模型，然后通过多变量统计量计算控制限，通过观察待测样本是否在控制限内来检查异常样本或异常情况。MSPC主要表现形式多采用控制图和相应的过程能力分析，常用的有平方预测误差（Squared Prediction Error，SPE/Distance to the Model in X-space，DModX）图、Hotelling T^2图、主成分得分图等。MSPC的功能包括统计质量控制、生产数据的分析挖掘等，可以应用于工业生产过程的监控和故障诊断。

2021年EP新增了5.28多变量统计过程控制指导原则，是第一部收载关于MSPC主题章节的药典，目的是提供数据分析工具，补充EP 5.21用于数据分析的化学计量学指导原则，帮助分析来自分析方法和制造过程的数据，为将MSPC应用于CM、PAT和RTRT提供指导。EP 5.28深入阐述了MSPC的原理和多变量控制图的开发和使用，并概述了多变量统计程序的理论背景。内容包括简介、SPC（定义、控制图的开发）、MSPC（简介、定义、多变量控制图的开发、维护）、理论背景［多变量控制图的基本原理，包括Hotelling T^2、Q统计量（SPE或平方残差）、线性和非线性方法，故障诊断的基本原理］。

EP 5.28将MSPC定义为应用多变量统计方法提高过程质量和生产率的技术。通过控制图监控质量属性实现工艺性能的提升并减少关键参数的变化。MSPC与自动数据收集和分析相结合，可用于生成基于多变量模型的控制图，这些控制图可用于监控制药过程或通过反馈或前馈回路对其进行调整。控制图由基线（或中心线）组成，当制药过程处于统计控制状态时，基线（或中心线）等于变量的总平均值（如产品的平均含量）。MSPC常用分析方法包括PCA、PLS等，这些方法通过将原始输入数据投影到较低维度的子空间来降低维度。在低维空间中监测的信号被称为潜变量，即过程的源信号。由于潜变量的数量很少事先知道，MSPC的另一个关键技术是数据驱动的潜变量数量的选择，通常通过交叉验证等重采样技术来完成。此外，中心线上下方还有两个阈值，分别称为控制上限和控制下限。如果变量平均值超出限值，则表明变量的分布发生了变化，提示制药过程可能发生了异常。EP 5.28指出，控制限值可设置为中心线上方和下方标准偏差的 ±L倍。当L=3时，误报警的风险非常低。由于多变量统计过程控制需要根据具体应用场景设置符合实际的标准，因此EP 5.28仅给出了方法限度的建议和几种常用的统计量（如Hotelling T^2、SPE、Q统计量）。

（三）光谱法通用技术要求

1. 紫外–可见分光光度法和红外分光光度法通则　　USP和EP对化学计量学技术在紫外–可见分光光度法和红外分光光度法中的应用进行了描述（表4–10）。

表4–10　各药典紫外–可见分光光度法和红外分光光度法通则涉及化学计量学的内容

药典通则	项目	内容
EP 2.2.25紫外–可见分光光度法	光谱数据的数学处理	可以单独或组合应用如缩放、平滑、归一化和衍生化等处理方法，其中涉及化学计量学技术

药典通则	项目	内容
USP <854>红外分光光度法	验证和确认	如果红外光谱法采用根据另一种分析技术（如高效液相色谱法）的响应计算得出的化学计量学模型，则应注意方法的验证
EP 2.2.24红外分光光度法	鉴别	可以通过叠加光谱（在整个光谱范围内或在各论指定的感兴趣区域）或使用软件的数学计算来比较光谱。如可以使用化学计量学方法（如欧氏距离、马氏距离、分类方法）进行评估，这些方法包括对化学计量学模型的建立、评估和验证

2. 近红外分光光度法通用技术要求　　NIR光谱由广泛重叠的吸收带组成，吸收带包含所有样品成分的化学和物理信息，因此分析信息是多变量的，几乎没有选择性。为了进行定性或定量NIR分析，即将光谱变量与分析物的特性相关联，需要化学计量学技术提取相关信息并减少干扰信息。NIR光谱使用的典型多变量分析技术有PCA和PLS。这些方法将高度共线的光谱数据的维数从数百个变量（波长）减少到降维空间中的一组新变量。PCA允许对光谱数据集进行探索性数据分析和定性分析。PLS是有偏回归方法，产生一组新的潜变量，使光谱数据和一组参考数据之间的协方差最大化。使用这两种潜变量技术，光谱数据可以进行各种预处理转换，并确定它们对产生的定性和定量模型的影响。各药典对化学计量学技术在近红外分光光度法中的应用进行了描述（表4-11）。

表4-11　各药典近红外分光光度法通用技术要求涉及化学计量学的内容

药典通用技术要求	项目	内容
USP<856>近红外分光光度法、<1856>近红外分光光度法—理论与实践	近红外光谱仪的性能确证	可以通过使用预验证的化学计量学模型从样本光谱中进行可靠测量，证明仪器在较长时间内的稳定性能
	验证和确认	数据预处理通常是近红外光谱数据化学计量学分析中的关键步骤。数据预处理的选择应基于合理的科学判断和对预期用途的适用性
	专属性	可使用化学计量学模型将样品光谱与一个或多个参考光谱进行比较实现定性鉴别。由于近红外光谱信号的高度协变性，通常使用化学计量学模型，根据其光谱属性，定量预测样品的化学和物理特性
EP 2.2.40近红外分光光度法	前言	应用近红外光谱法进行鉴别时需要采用合适的化学计量学方法

续表

药典通用技术要求	项目	内容
《中国药典》9104 近红外分光光度法	定性和定量分析	近红外分光光度法系通过测定物质在近红外光谱区的特征光谱并利用化学计量学方法提取相关信息，对物质进行定性、定量分析的一种光谱分析技术。定性分析的主要步骤包括：收集代表性样品、测定光谱、选择化学计量学方法对图谱进行预处理和降维处理、建立定性分析模型、对模型进行验证；定量分析的主要步骤包括：收集样品并进行检验、选择代表性样品、测定光谱、选择化学计量学方法对图谱进行预处理和降维处理、建立定量分析模型、对模型进行验证

尽管 USP、EP 和《中国药典》近红外分光光度法通用技术要求中均提及了化学计量学的应用，但目前只有少数定量 NIR 方法获得了监管部门的批准。主要原因是非分离的多变量 NIR 方法与目前一些与分析方法验证相关的监管法规和指南中所基于的分离的单变量色谱方法有着显著不同。但随着监管法规和指南的不断修订，软硬件设计的持续改进，以及 QbD 和 RTRT 理念对分析提出的要求，相信在不久的将来，近红外光谱将会逐渐成为用于制药过程监控和过程控制的常规方法。

3. 拉曼光谱法通则　拉曼光谱可测定药品中复杂的成分混合物。拉曼光谱中包含样品中各种拉曼活性化合物的多个峰，这些峰相互重叠形成复杂、信息丰富的分析起点。化学计量学能够对这种复杂的数据类型进行解卷积和分析。各药典对化学计量学技术在拉曼光谱法中的应用进行了描述（表4-12）。

表4-12　各药典拉曼光谱法通则涉及化学计量学的内容

药典通则	项目	内容
USP <858> 拉曼光谱法	验证和确认	数据预处理是拉曼光谱化学计量学分析中的关键步骤。许多化学计量学算法适用于数据预处理和校正。算法的选择应基于合理的科学判断和预期应用的适用性
	专属性	可使用化学计量学模型将样品光谱与一个或多个参考光谱进行比较实现定性鉴别
	定量应用	通常首先在拉曼光谱响应和感兴趣的物理或化学性质之间建立化学计量学模型

药典通则	项目	内容
EP 2.2.48拉曼光谱法	定性分析	当使用对照品或光谱参考库进行定性鉴别时，可以通过叠加光谱（在整个光谱范围内或在各论指定的感兴趣区域）或使用软件的数学计算来比较光谱。如可以使用化学计量学方法（如相似性和距离度量、分类方法）进行评估，这些方法涉及参考光谱库的建立以及化学计量学模型的详细说明、评估和验证
	定量分析	介绍了建立光谱库构建校正模型的方法，并给出了化学计量学中常用的统计技术。虽然朗伯-比尔定律对拉曼光谱不适用，但拉曼强度与拉曼散射分析物的浓度成正比，校正可以基于单变量和多变量化学计量学方法
JP 2.26拉曼光谱法	定性分析	适用于原料药或制剂的过程控制，使用通过化学计量学方法（如PCA）从拉曼光谱中获得的分数和待测物质的特征峰波数作为指标
	定量分析	在样品成分组成复杂的情况下，可以通过使用现有对照品经化学计量学方法测量的光谱校正模型，并将该模型应用于待测样品的光谱，来计算样品中组分的含量。用于获得校正模型的化学计量学方法包括多变量回归分析方法等
《中国药典》0421拉曼光谱法	简介	提到了多变量方法的应用，即拉曼光谱与其他分析技术联用比其他光谱联用技术从某种意义上说更加简便（可以使用单变量和多变量方法以及校正）

4. **振动圆二色光谱法（ Vibrational Circular Dichroism，VCD ）通用技术要求**　USP <782>振动圆二色光谱法通则、<1782>振动圆二色光谱法—理论与实践指导原则中指出，在对手性样品进行对映体过量（Enantiomeric Excess，EE）值的测定中，需要使用化学计量学软件包提高准确度，该软件包使用VCD光谱的整个范围，而不是单个波段或频率。在验证和确认部分指出，应用于EE值测定的VCD化学计量学分析方法应具有专属性。可以通过对VCD预测的EE值进行化学计量学分析确定EE值的定量限，以及使用化学计量学（如PLS）评估标准曲线的线性关系。

5. **化学成像技术指导原则**　化学成像（Chemical Imaging，CI）概念最早于1992年提出，其在传统光谱法基础上与数字图像处理技术相结合，不但能够提供形态学的图像信息，还能提供化学分析的成分（或含量）的定位定量信息，从而更加准确地反映待测样品的整体性质。由于化学成像技术生成的数据量大，并非总可以直接解释所获取的图像，因此需要预先应用化学计量学工具。近年来，随着仪器硬件技术的发展和化学计量学方法引入到光谱图像数据的识别和处理，该技术有望成为理想的高效在线检测手段。

EP 5.24化学成像技术指导原则指出，化学成像通常通过化学计量学建模进行处理，以达到定性或定量目的。图像分析部分中提到，图像分析包含可视化探索、图像特征提取、量化成分、图像特征的空间分析、测定维度、结构化数据提取以及统计学分析。可视化探索中指出，化学成像的光谱分析和空间分析同等重要，可根据研究目的决定光谱信息和空间信息分析的优先权，其目标是降低数据维度，提取尽可能多的特征。例如PCA可优先于特征提取用于描述图像中包含的信息，促进图像中目标区域的鉴别，以便进一步处理。如果混合物的成分是已知的并且可用于测量数据的参考，通过使用监督回归方法，如MCR-ALS、独立成分分析（Independent Component Analysis，ICA）和PLS，相应的数据使超立方体中的光谱层级减少为几个化学或物理上有意义的层级。在特征提取中指出，样品化学或形态特征的提取采用监督技术进行降维，集中在对分析有意义的特征参数上。由于多数情况下光谱重叠显著，单变量方法不能胜任。通过引入更大比例的光谱信息，并应用多变量方法，可以改进特征提取，如聚类、分类、PLS-DA、LDA等。在组分定量分析中指出，可以使用回归方法来测量样品组分变化，可以通过使用平均光谱或样本表面感兴趣区域合并计算定量模型。当存在的成分对所使用的分析方法的响应有变化时，可以使用已知的体积浓度，通过单一波长的峰积分或替代化学计量方法来实现。当单个像素光谱混合程度变得越来越高时，采取与单点光谱法数据分析策略相似的化学计量学工具。在图像特征的空间分析中指出，可以根据形状分布、区域大小和位置等进行，形状和分布的分析依赖于各种数值方法和算法。在测定维度中指出，图像可以用来确定面积、尺寸、周长、长宽比和圆度。在统计中指出，对区域大小、形状、分布和域间距进行统计，在图像中进行可变性估计。提供图像域之间关系的简明描述，得到性能评估。

（四）过程分析技术指导原则

近年来，欧美等发达国家已开始实施基于PAT和RTRT的连续生产模式，使用信息学手段分析质量属性和工艺参数的关键程度，根据持续工艺验证中基于风险评估的工艺控制程度，挖掘获得新的指标信息，评估生产工艺，控制终产品的质量。其中，化学计量学已作为PAT重要和关键的组成部分推广和应用。EP 5.25过程分析技术指导原则中指出，化学计量学非常适合应用于PAT。在PAT测量过程中积累的数据，需要使用多变量化学计量学方法对大型数据表进行调查并对复杂信号进行处理。

（五）分析方法验证指导原则

USP <1225>分析方法验证指导原则中指出，物理性能方法的验证可涉及化学计量学模型的评估。然而，典型的用于方法学验证的分析性能参数应适用于源于使用化学计量学模型的方法学。

三、小结

2016年以来，各药典陆续收载与化学计量学相关的指导原则，并在光谱法、PAT和分析方法验证等通则中应用或涉及化学计量学技术。药典化学计量学相关通用技术要求的制定，促进了制药行业使用结构化的数据、预定义的规则和算法以及计算机辅助分析，以更加系统的方式评估风险和识别目标机会，以数字技术加速赋能药品的研发、生产和质量控制。

第四节　核磁共振波谱标准的比较

核磁共振波谱法（Nuclear Magnetic Resonance Spectroscopy，NMR）是一种基于特定原子核在外磁场中吸收了与其裂分能级间能量差相对应的射频场能量而产生共振现象的分析方法。核磁共振波谱法作为一种通用的检测技术，在从液体核磁共振到固体核磁共振（Solid-state Nuclear Magnetic Resonance，SSNMR）、从一维核磁共振（One Dimensional Nuclear Magnetic Resonance，1D NMR）到二维核磁共振（Two Dimensional Nuclear Magnetic Resonance，2D NMR）、从^{1}H NMR到杂原子NMR应用等诸多方面都具有显著优势，在药品质量控制如组分鉴定、杂质鉴定、药物含量分析中应用广泛，已用于多种药品的质量标准中。1975年，USP第19版、BP 1975年增补版收载了NMR方法，JP第12版和EP 4.0版分别于1991年和2002年收载了该法，2010年版《中国药典》也收载了该法。近年来，随着NMR技术的发展和对药品质量控制的更高要求，USP、EP和JP对NMR通则进行了修订，并扩大了其在生药、化学药品、生物制品、药用辅料和药包材等通则和品种标准中的应用。本节对各药典中核磁共振波谱法相关内容进行比较和分析。

一、各药典 NMR 通用技术要求比较

（一）USP <761>核磁共振波谱法、<1761>核磁共振波谱法的理论和应用

FDA批准的大多数NMR方法是基于USP<761>核磁共振波谱法通则和<1761>核磁共振波谱法的理论与应用指导原则开发的。2022年，在系统性地参考了USP <1058>分析仪器确证、<1010>分析数据的解释与处理、<1039>化学计量学、<1210>方法验证的统计学工具、<1220>分析方法的生命周期、<1225>分析方法验证、<1226>分析方法确认等指导原则的基础上，USP修订了<761>核磁共振波谱法通则、<1761>核磁共振波谱法的理论与实践指导原则，两个章节互为补充。

1. <761>核磁共振波谱法　<761>包括简介、核磁共振波谱仪的确证、定性和定量分析、验证和确认四部分。其中，核磁共振波谱仪的确证、验证和确认是USP特有的内容。

在核磁共振仪器的确证部分中指出，NMR仪器和分析方法作为一个集成系统发挥作用，产生波谱数据或其他测定结果，并且必须符合预期目的。由于分析方法的有效性依赖于仪器控制关键过程参数，仪器必须通过设计、确证和持续确认进行验证。核磁共振波谱仪的确证是根据预先批准的协议，作为质量管理体系的一部分进行记录的过程，通常在设计确证（Design Qualification，DQ）、安装确证（Installation Qualification，IQ）、操作确证（Operational Qualification，OQ）和性能确证（Performance Qualification，PQ）不同的阶段进行。

对于NMR的验证和确认，<761>提出可采用生命周期方法（首选）或传统方法。定量核磁（Quantitative Nuclear Magnetic Resonance，qNMR）的生命周期方法与<1220>分析方法生命周期指导原则中阐述的一致，考虑了分析方法整个生命周期中发生的验证活动。方法的生命周期包括分析目标概况（Analytical Target Profile，ATP），以及方法设计、分析方法性能确证（Analytical Procedure Performance Qualification，APPQ）、持续方法性能验证（Continued Procedure Performance Verification，CPPV）三个阶段。对于定量和半定量应用，应指定

ATP报告值可接受的最大测量不确定度。第一阶段方法设计中，要进行分析方法的开发、质量风险管理（Quality Risk Management，QRM）、建立方法可操作设计区间（Method Operable Design Region，MODR）。第二阶段APPQ中，要记录APPQ规程、评估测量不确定度、记录APPQ结果形成文档，并最终确定分析控制策略（Analytical Control Strategy，ACS）和复制策略。第三阶段CPPV中，要进行分析方法性能的常规监控和变更后方法性能的评估，以确定分析方法是否持续符合预期目的。

2. <1761>核磁共振波谱法的理论和应用 <1761>对<761>中的内容进行了补充，提供了NMR在药典和制药工业中的实践和应用，包括简介、原理、定义、核磁共振波谱的特性、核磁共振波谱仪、仪器准备、采集参数、其他实验考虑、采集后数据处理、溶液核磁共振应用、2D NMR和台式核磁共振12个部分内容。<1761>的内容概要如图4-5所示。

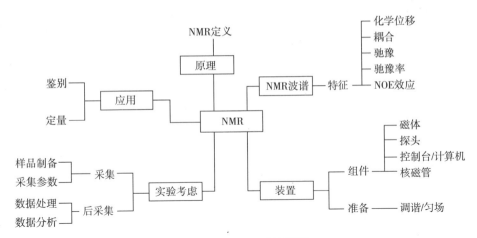

图4-5 <1761>内容概要

<1761>指出，NMR是化学定量分析中最有用和最通用的技术之一。qNMR可通过直接与标准物质比较确定溶液中特定物质的含量，也可确定样品中两种或多种物质的相对量，如药用盐中活性药物成分与其有机抗衡离子之间的摩尔比，确定嵌段共聚物的平均链长，或计算每种单体的平均相对分子质量。1D ^{1}H qNMR是最常用的NMR定量方法。根据分析物性质，^{19}F、^{13}C、^{31}P和^{35}Cl等定量方法也具有优势。2D NMR的定量测定可采取2D NMR信号校准策略和使用本质上定量的特定2D NMR实验策略，如时间零HSQC（Time-zero Heteronuclear Single Quantum Coherence，$HSQC_0$）、定量异核单量子

相干（Quantitative-HSQC，Q-HSQC）、定量完善和纯移位HSQC（Quantitative Perfected and Pure Shifted HSQC，QUIPU-HSQC）。qNMR方法的准确性取决于各种采集和处理参数，如脉冲角、采集时间、弛豫延迟、光谱宽度、自由感性衰减信号（Free Induction Decay，FID）中的点数、扫描次数、数据处理期间用于零填充的点数、窗口函数、基线校正、积分范围和温度。响应重叠问题可以通过使用先进的处理技术（如反卷积方法）或依靠2D qNMR解决。也可使用待测分析物固有的NMR特性，如化学位移和耦合常数来开发量子力学模型，量子力学模型可以在不同磁场的NMR仪器之间操作，这使台式仪器能够使用利用高场NMR仪器获得的信息。

<1761>介绍了用于弛豫测量的永磁体紧凑型核磁共振波谱仪。台式核磁共振波谱由于其有限的灵敏度和光谱分散性，不适合阐明复杂和未知的分子结构，但可用于鉴别试验，如原材料的质量控制和检测掺假药物等。台式NMR波谱的定量应用最适用于具有ATP的方法，该方法对测量不确定度具有适当的容忍度，用于测定浓缩和相对简单的物质。大多数台式NMR波谱仪都与流量兼容，在反应和过程的实时或在线监测方面显示出了巨大的潜力，可用作监测动力学的工具，也可用于优化产率、成本、时间的反应参数。

（二）EP 2.2.33核磁共振波谱法

EP 2.2.33包括简介、原理、仪器、傅里叶变换核磁共振（Fourier Transform NMR，FT-NMR）、参数、为定量目的优化采集和处理参数、溶液中样品的NMR、定性分析、定量分析、测定方法和SSNMR共11个部分内容。与各药典不同，2.2.33介绍了固体核磁波谱法。SSNMR使用特定装置的NMR波谱仪分析固态样品。一些技术可以为单个原子位点提供可观察的单个谱线，将NMR的适用性扩展到无机材料。2.2.33介绍了魔角旋转（Magic Angle Spinning，MAS）、高功率去耦和交叉极化（Cross Polarisation，CP）三种技术。这些技术的结合可提供固体玻璃、无定型物以及陶瓷、聚合物或矿物学来源的结晶材料的化学结构细节的大量信息。

（三）JP 2.21核磁共振波谱法

JP 2.21包括简介、仪器、方法、仪器和测定条件的记录和鉴别五部分。2.21利用了一定篇幅介绍了用于各种目的的 ^1H 和 ^{13}C NMR的1D、2D

和多维技术。自旋去耦和奥弗豪塞尔核效应（Nuclear Overhauser Effect，NOE）可用于1D ^{1}H NMR，宽带去耦、非灵敏核的极化转移增强（Insensitive Nuclei Enhancement by Polarization Transfer，INEPT）和无畸变极化转移增强（Distortionless Enhancement by Polarization Transfer，DEPT）常应用于1D ^{13}C NMR。对于2D NMR，例举了一些同核和异核测定技术，如相关谱（Correlation Spectroscopy，COSY）、全相关谱（Total Correlation Spectroscopy，TOCSY）、同核哈特曼–哈恩谱（Homonuclear Hartmann–Hahn Spectroscopy，HOHAHA）、核欧佛豪瑟效应频谱（Nuclear Overhauser Effect Spectroscopy，NOESY）、双量子谱（Incredible Natural Abundance Double Quantum Transfer Experiment，INADEQUATE）、异核多量子相干谱（Heteronuclear Multiple Quantum Coherence，HMQC）、远程碳氢相关（Heteronuclear Multiple Bond Coherence，HMBC）、2D J 分解谱（2D J–resolved Spectroscopy）、双量子滤波COSY（Double Quantum Filtered–COSY，DQF–COSY）、近程碳氢相关（HSQC）和扩散排序谱（Diffusion–ordered Spectroscopy，DOSY）。同时指出，多维核磁共振技术可用于分析大分子物质。

（四）《中国药典》0441核磁共振波谱法

《中国药典》0441通则包括原理、核磁共振波谱仪、核磁共振谱、测定方法四部分。定性分析可采用双共振实验、化学交换、使用位移试剂、各种二维谱等特定技术，简化复杂图谱、确定特征基团以及确定耦合关系等。定量分析中提供了绝对定量模式和相对定量模式的供试品溶液制备方法、测定方法和计算公式，并简要列举了需要注意的实验参数的设置及优化项目。

USP、EP、JP和《中国药典》NMR通用技术要求内容对比见表4–13。

表4–13　USP、EP、JP和《中国药典》核磁共振波谱法通用技术要求内容对比

项目	USP <761><1761>	EP 2.2.33	JP 2.21	《中国药典》0441
前言	简介、范围和适用性、原理	简介、原理	简介、原理	简介、原理
核磁共振波谱仪的确证	用户需求规范、DQ、IQ、OQ、PQ，系统适用性测试，确证测试程序	/	/	/
定义	共振、信号、波谱、模式、峰、线和跃迁	/	/	/

项目	USP <761><1761>	EP 2.2.33	JP 2.21	《中国药典》0441
设备	磁体、探头（样品旋转、核磁共振管）、控制台和计算机，仪器准备（磁体匀场、探头调谐和匹配）	仪器组成（磁体、探头、控制台和计算机）、证明仪器正确工作的测试方法	FT-NMR波谱仪、连续波核磁共振（Continuous Wave NMR，CW-NMR）波谱仪类型	仪器组成、仪器输出谱图的过程
测定方法	溶剂选择、样品制备	样品处理、测定程序	^{1}H和^{13}C NMR的实验技术	溶剂选择、样品制备、测定
定性和定量分析	定性应用、定量应用（相对定量、绝对定量、外部校准、进一步的校准注意事项、一般程序、计量溯源性和标准物质的选择、样品制备、数据采集、数据处理、数据分析）	定性分析、定量分析（内标法、规范化过程）	/	定性和定量分析 •定性分析 •定量分析［绝对定量模式（供试品溶液制备、测定法）、相对定量模式］
采集参数	光谱宽度、停留时间、数据点数、采集时间、扫描次数、射频、接收器增益和脉冲宽度，后脉冲延迟，重复延迟	参数（脉冲宽度、死时间、采集时间、重复时间、接受增益）	记录仪器和测定条件	/
采集后数据处理	增加信噪比或光谱分辨率、零填充、傅里叶变换、定相、基线校正、采峰、积分、高级处理	为定量目的优化采集和处理参数（数字分辨率、信噪比、整合区域、动态范围）	/	/
NMR分析方法的验证和确认	生命周期方法的分析方法验证 •ATP •第一阶段—方法设计（分析方法开发、QRM、MODR、复制策略、分析控制策略） •第二阶段—APPQ（APPQ程序、测量不确定度、APPQ结果和文档） •第三阶段—CPPV（日常监测、分析方法的变更） 传统分析方法验证（准确度、精密度、专属性、工作范围、定量限、耐用性、溶液稳定性）、分析方法确认	/	/	/

续表

项目	USP <761><1761>	EP 2.2.33	JP 2.21	《中国药典》0441
溶液核磁共振应用	结构解析和表征（示例）、鉴别（示例）、定量（实验设计、样品制备、1D qNMR、2D qNMR）	/	使用化学位移、谱峰多重性和相对强度进行鉴别，使用标准品进行鉴别	/
SSNMR	/	MAS、高功率去耦和CP三种技术和应用	/	/
2D NMR	建立同核连接的策略［COSY、TOCSY、NOESY、旋转坐标系的欧沃豪斯增强谱（Rotating Frame Overhauser-enhancement Spectroscopy，ROESY）、INADEQUATE］、建立异核连接的策略（HSQC、HMBC）	/	例举同核和异核测定技术，如COSY、OCSY、HOHAHA、NOESY、INADEQUATE、HMQC、HMBC、2D J分解谱、DQF-COSY、HSQC和DOSY	/
台式核磁共振	台式时域核磁共振波谱仪、台式频域核磁共振波谱仪、台式核磁共振应用	/	/	/

二、NMR在各药典中的应用比较

（一）NMR在各药典通用技术要求中的应用

1. NMR在USP通用技术要求中的应用 在USP有关合成药物、疫苗、生物技术产品、药用辅料和药包材、通用检测方法等通用技术要求中，提及了NMR在鉴别、表征、含量测定、杂质检查和特性检查中的应用（表4-14）。

表4-14 NMR在USP通用技术要求中的应用

通用技术要求名称	NMR应用
<2>口服药物产品的产品质量试验	鉴别试验
<191>一般鉴别试验	
<197>光谱鉴别试验	
<1053>合成肽类药物的质量属性	利用 ^1H、^{13}C 和 ^{15}N NMR可对原料药的较长序列进行解释，应用qNMR时需要选择合适的内标

通用技术要求名称	NMR应用
<1059>辅料性能	可用于确保释放改性剂所选功能的一致性
<1149>化学和生物制药原料、中间体和制剂的物理稳定性评估和控制	SSNMR可在产品开发阶段用于测定物理稳定性
<1234>人用疫苗—多糖和糖结合疫苗	散装多糖的关键质量属性如下。①干重：可利用NMR测定残留溶剂。②多糖鉴别：通过视觉方式比较显著共振峰的化学位移、相对强度和谱峰多重性。③多糖纯度和数量：特征共振峰的相对强度可以确定多糖中存在的不同糖残基类型和取代基，如N-或O-乙酰基或丙酮酸的比例。可通过将这些峰强度与所添加的内标的峰强度比较进行定量
<1663>与药物包装/递送系统相关的提取物的评估	可使用NMR辅助可提取物鉴定，产生与质谱法互补的化合物专属性数据。NMR可鉴别单个有机可提取物

此外，USP收载了<198>疫苗中使用的细菌多糖的核磁共振波谱鉴别试验通则，介绍了NMR在疫苗生产中使用的细菌多糖鉴别试验中的应用。<198>提供了两个方法，第一法利用一个1D ^{1}H NMR，产生样品所有所需信息，与标准品波谱比较共振位置、线宽、相对强度和谱峰多重性。也可通过计算相关系数评估在相同条件下和相同基质中获取的待测样品和标准品的波谱轮廓相似性。第二法将多糖脱乙酰化后简化多糖的波谱，采集第二个1D ^{1}H NMR波谱，定量O-乙酰化的程度。两种方法的选择应基于待测样品的性质和所需的信息。

2. NMR在EP通用技术要求中的应用　在EP 2.2.64核磁共振波谱法鉴别肽通则中，采用1D ^{1}H NMR进行短肽产物（最多约15个氨基酸）的定性鉴别。方法采集的波谱宽度须包含肽的完整波谱，一般为12ppm或16ppm。优化温度、pH、缓冲液和肽浓度等参数以提高特征峰的分辨率，收集的数据点数量要能够充分定义峰值。给出了所需的关键波谱参数，如使用30°短脉冲宽度和快速重复频率，最小信噪比为50：1，以及特征共振峰的鉴别要求。在EP 5.16结晶性指导原则中指出，SSNMR可提供晶型多态性和分子构象的信息。

3. NMR在JP通用技术要求中的应用　JP 5.01生药试验通则介绍了采用NMR测定汉方制剂的生药和提取物的标志物，包括NMR定量分析原理、qNMR标准物质和软件、汉方制剂的生药和提取物定量分析用标志物和标准物质，以及操作qNMR的注意事项。5.01指出，测定结果保留两位有效数字就足以保证定量分析的准确性。为达到杂质与峰分离所需的分辨率和灵敏度，需要使用400 MHz以上的磁场。

（二）NMR在各药典品种标准中的应用

1. NMR在USP品种标准中的应用　USP中共有近20个品种标准，包括化学药品和辅料采用NMR进行质量控制。其中，包括采用^{1}H qNMR进行含量测定和特定检测，以及采用^{13}C谱进行定性鉴别（表4-15）。

表4-15　NMR在USP品种标准中的应用

类别	品种名称	应用	技术	项目
化学药品	亚硝酸戊酯吸入剂	定量	^{1}H	含量测定：绝对定量法 $C_5H_{11}NO_2$
	亚硝酸戊酯	定量	^{1}H	含量测定：绝对定量法 $C_5H_{11}NO_2$
	达肝素钠	定性	^{1}H	鉴别
	依诺肝素钠	定性	^{13}C	鉴别
	磺达肝素钠	定性	^{13}C	鉴别
	醋酸戈舍瑞林	定量	^{1}H	特定检测：氨基酸含量
	肝素钠	定性	^{1}H	鉴别
	催产素	定性	^{1}H	鉴别
	吡咯喹啉醌二钠	定性	^{1}H	鉴别
辅料	聚氧乙烯20鲸蜡硬脂醚	定量	^{1}H	特定检测：聚合物的平均长度（计算每个分子的氧乙烯单元数）
	聚氧乙烯10油醚	定量	^{1}H	特定检测：聚合物的平均长度（计算每个分子的氧乙烯单元数）
	泊洛沙姆	定量	^{1}H	特定检测：相对定量法测定氧乙烯重量百分比
	羟丙基马铃薯淀粉	定量	^{1}H	含量测定：羟丙基含量
	羟丙基豌豆淀粉	定量	^{1}H	含量测定：羟丙基含量
	羟丙基玉米淀粉	定量	^{1}H	含量测定：羟丙基含量
	羟丙基倍他环糊精	定量	^{1}H	含量测定：摩尔取代度
	壳聚糖	定量	^{1}H	含量测定：脱乙酰度

2. NMR在EP品种标准中的应用　EP共有20余个品种标准，包括化学药品、生物制品和辅料采用NMR进行质量控制。其中，包括采用qNMR进行含量测定和检查，采用^{13}C qNMR检查脂肪酸中β（2）-酰基的位次分布、脂肪醇的平均链长和环氧乙烷的平均含量，以及采用^{19}F进行杂质的定性检查

（表4-16）。

表4-16　NMR在EP品种标准中的应用

类别	品种名称	应用	技术	项目
化学药品	布舍瑞林	定性	^{1}H	鉴别
	养殖鱼肝油	定量	^{13}C	检查：脂肪酸中β（2）-酰基的位次分布
	醋酸促性腺激素	定性	^{1}H	鉴别
	戈舍瑞林	定性	^{1}H	鉴别
	肝素钙	定性	^{1}H	鉴别
	肝素钠	定性	^{1}H	鉴别
	低分子量肝素	定性	^{13}C	鉴别
	妥布霉素	定性	^{1}H	鉴别
	放射性药物准备用亚甲磷酸	定性	^{1}H	鉴别
	培美曲塞七水二钠	定性	^{1}H	鉴别
	三文鱼油，养殖	定量	^{13}C	检查：脂肪酸中β（2）-酰基的位次分布
	特利加压素	定性	^{1}H	鉴别
	磺丁基乙二胺钠	定量	^{1}H	含量：平均取代度
	放射性药物准备用四-O-乙酰基-甘露糖三氟甲磺酸	定性	^{19}F	检查：杂质B
生物制品	肺炎球菌多糖结合疫苗（吸附）	定性	^{1}H	鉴定功能性多糖
	奥曲肽	定性	^{1}H	鉴别
	脑膜炎球菌A、C组、W135和Y结合疫苗	定性	^{1}H	纯化多糖：鉴别和血清学特异性
	脑膜炎球菌C群结合疫苗	定性	^{1}H	鉴定和血清学特异性研究
	b型流感嗜血杆菌结合疫苗	定性	^{1}H	鉴定不同批次的b型流感多糖（Polyribosyl Ribitol Phosphate，PRP）组分
	b型嗜血杆菌和C组脑膜炎球菌结合疫苗	定性	^{1}H	细菌种子批
药用辅料	羟丙基倍他环糊精	定量	^{1}H	含量：摩尔取代度（Molar Degree of Substitution，MS）
	月桂醇400	定量	^{13}C	检查：脂肪醇的平均链长和环氧乙烷的平均含量
	泊洛沙姆	定量	^{1}H	检查：氧乙烯重量百分比
	淀粉，羟丙基，预胶化	定量	^{1}H	含量：羟丙基相对含量
	淀粉，羟丙基	定量	^{1}H	含量：羟丙基相对含量

3. NMR在JP品种标准中的应用　JP共有50余个化学药品种标准采用^{1}H NMR进行定性鉴别和纯度检查，但没有定量分析（表4-17）。此外，JP利用qNMR测定生药检验中使用的化学试剂的绝对纯度。

表4-17　NMR在JP品种标准中的应用

类别	品种名称	应用	技术	项目
化学药品	他唑巴坦、阿普唑仑、氨曲南、香豆素钠、头孢克洛、头孢羟氨苄、头孢氨苄、头孢洛汀钠、注射用盐酸头孢替安、头孢唑仑盐酸盐、伏格列波糖、曲吡酮、磷霉素钙水合物、头孢唑啉钠水合物、磷霉素钠、妥布霉素、拉氧头孢钠、头孢洛汀钠、头孢曲嗪丙二醇酯、头孢唑啉钠、头孢哌酮钠、头孢卡宾酯盐酸盐水合物、头孢地尼、头孢托仑匹酯、头孢吡肟二盐酸盐水合物、头孢克肟水合物、头孢甲肟盐酸盐、头孢美唑钠、头孢米诺水合钠、头孢地嗪钠、头孢哌酮钠、头孢噻肟钠、头孢替坦、头孢替安酯盐酸盐、盐酸头孢替安、注射用盐酸头孢替安、头孢唑仑盐酸盐、注射用盐酸头孢唑仑、头孢匹胺钠、头孢匹罗硫酸盐、头孢泊肟酯、头孢拉定水合物、头孢磺啶钠、头孢他啶水合物、头孢呋辛酯、头孢布汀水合物、头孢唑肟钠、头孢曲松钠水合物、头孢呋辛酯、甲磺酸艾日布林、氟氧头孢钠、哌拉西林水合物、注射用他唑巴坦哌拉西林	定性	^{1}H	鉴别
	肝素钙、肝素钠	定性	^{1}H	纯度：多硫酸软骨素

4. NMR在《中国药典》品种标准中的应用　《中国药典》共有5个辅料品种标准采用NMR进行质量控制，利用qNMR进行氧乙烯含量和丙交酯乙交酯摩尔比的检查（表4-18）。但中药、化学药品和生物制品品种标准中还没有应用NMR。

表4-18　NMR在《中国药典》品种标准中的应用

类别	品种名称	应用	技术	项目
药用辅料	泊洛沙姆188	定量	^{1}H	检查：氧乙烯含量
	泊洛沙姆407	定量	^{1}H	检查：氧乙烯含量
	丙交酯乙交酯共聚物（5050）（供注射用）	定量	^{1}H	检查：丙交酯乙交酯摩尔比
	丙交酯乙交酯共聚物（7525）（供注射用）	定量	^{1}H	检查：丙交酯乙交酯摩尔比
	丙交酯乙交酯共聚物（8515）（供注射用）	定量	^{1}H	检查：丙交酯乙交酯摩尔比

三、小结

NMR是药物分析领域广泛应用的一种技术方法，是药品研发和质量控制的有力手段之一。近年来，随着NMR技术的发展和对药品质量控制的更高要求，各药典均对NMR通用技术要求进行了修订，并扩大了其在生药、化学药品、生物制品、药用辅料和药包材等通用技术要求和品种标准中的应用，发挥NMR可同时进行定性定量分析且不需要特殊对照品等的特点及优势，以更好地满足药品研发、生产、质量控制和监管的需求。

第五章 世界主要国家（地区）药典标准体系协调方向的比较研究

第一节 药典国际协调的比较

全球经济一体化发展，进一步促进了生产的国际化。当前，全球医疗健康产业跨越国家和地区的边界。在美国，患者可以从加拿大的药房拿到处方，获得在欧洲生产的药品。药典是各国药品进出口贸易的重要技术桥梁，通过药典的协调，可以促进全球医药产品的自由贸易，确保无论在何地生产销售，世界各地的患者都能获得一致的高质量药品。例如区域性的EP、多边的PDG，其目标就是协调各方标准，从而尽可能减少技术壁垒，为贸易自由化铺平道路。国家药品监督管理局加入ICH后，药品标准的国际协调问题越来越引起监管机构和制药行业的重视，世界主流药典间的国际协调已是大势所趋。本节对各药典药品标准协调方向进行比较和分析。

一、药典国际协调的现实意义

对患者而言，药典通过制定适用于大多数企业的标准来促进药品的可及性和质量一致性。对于监管机构，药典为非GMP领域提供了方法和指导，促进药品注册，支撑药品监管。采用国际协调的药典分析方法和限度：①可避免药品监管机构和药品注册申请人在不同地区进行药品注册审评、制定药品标准时可能出现的冲突和重复。②药典的国际协调可提高利益相关方（工业界、药典机构和药品监管机构）对资源的利用率，同时也降低了国际药品注册和检查的复杂性。③国际协调的药典标准综合了当代先进的科学技术成果，是参与制定各药典机构的集体经验的积累。采用国际协调的药品标准有利于提高药品质量，开拓国际市场，也有利于提高制药工业科学技术和生产力的水平。

二、药典国际协调的情况简介

EP代表了在欧洲建立协调统一药典的国际合作模式，是30余个欧洲国家以及欧盟的法定药典要求，保证整个欧洲国家的药品质量。EP创建于1964年，在此之前欧洲存在多种药品标准。目前EP还有20多个观察员，包括WHO、俄罗斯、中国、澳大利亚、巴西和加拿大的药典机构。

1990年，EP、USP和JP三方代表组成了PDG，致力于协调统一三方药典。PDG把药典各论或通则的协调定义为："当原料药或制剂通过协调的测定方法产生相同的结果并且达到同样的接受或拒绝的决定时，药典通则或其他药典文本是协调的"。当使用完全协调的药典各论或通则时，分析工作者将执行相同的程序，作出相同的接受或拒绝决定，而不用考虑所引用的药典，这被称为具有"互换性"（Interchangeability）。每个药典将以适当的方式确定每个完全协调的各论和通则。由于药品各论标准协调的复杂性，PDG首先从通用方法的协调入手，并通过ICH Q4B指导原则"药典内容的评估并推荐为用于ICH地区"对协调结果进行审查，在ICH区域内可互换使用，为实现全球统一的药典标准创造了新的机会。

目前，发达国家药典主导国际药品标准的制定。尽管全球许多药典机构都在参与推进药典的国际协调，但大多数是通过参照PDG协调案，USP、EP、BP等国际主流药典，以及ICH指导原则进行协调。例如，在欧洲，作为EP中的关键成员，法国在生物制品、细胞和组织、致敏产品、防腐剂、儿科用药、传统草药等具体议题做出了贡献。俄罗斯药典的未来计划也包括与世界主流药典相应各论的协调。乌克兰支持世界主流药典在发展中国家的协调实施，以促进高质量药品的自由贸易。在乌克兰药典增补本中，根据"复制和采用USP"协议的规定，收载了USP 11项各论标准。在亚洲，JP作为PDG的一方，已协调14个通用方法、11个通则和31个辅料各论。韩国药典的通用方法已经与PDG协调。印度药典通过与世界主流药典协调，提供高质量的药品。哈萨克斯坦药典将进一步与EP、USP协调。在南美洲，巴西药典委员会也在考虑实施PDG协调案。墨西哥虽然还没有与其他药典机构建立正式协调程序，但其60%～100%的药品各论与BP、EP、USP一致。阿根廷药典委员会优先考虑通过在区域内联合制定标准物质、协调通用方法和各论，加强南美洲区域内的药典协调，建立相似的标准。在北美，USP作为PDG的一方，已经协调28

个通则和41个辅料。IP在全球范围内与各药典机构进行合作，2010年3个BP标准被IP采纳，并有19个标准正在制定中；2011年12个PDG协调案被IP采纳，更多的分析方法和通用要求正在制定中。EP和JP均逐步扩大了对PDG协调案的收载，同时与ICH Q3A、Q3B、Q3C和Q3D等指导原则更加一致。

目前国际上存在药品标准多边协调和双边协调两种方式。一种通过PDG、ICH程序，对PDG已有标准进行多边协调。另一种遵循药典各自程序，对前瞻性标准进行双边协调，比如USP和EP间的双边协调。两种协调方式及比较如图5-1、图5-2和表5-1所示。

图5-1是PDG、ICH对既有标准的多边协调程序。PDG每年举行两次讨论会，在成员国各方所在地轮流举行会议，讨论由药品生产企业提供的产品各论及检验方法，使其在三方药典中协调统一。三方中的各方药典委员会负责某一协调项目，通过论坛公示的形式或组织国际会议达到标准的统一化。2022年，印度药典加入PDG。PDG的协调程序共分为5个阶段。在PDG第3阶段后，PDG协调案将被推荐进入ICH Q4B药典指导原则制定程序，按照ICH指导原则制定的5个阶段进行，并在第4阶段通过WHO世界药典大会（International Meeting of World Pharmacopoeias，IMWP）通知国际其他药典。可以看到，该程序复杂繁琐，协调效率低。此外，协调草案的最初稿由PDG提出，信息透明度低，有标准垄断的可能。

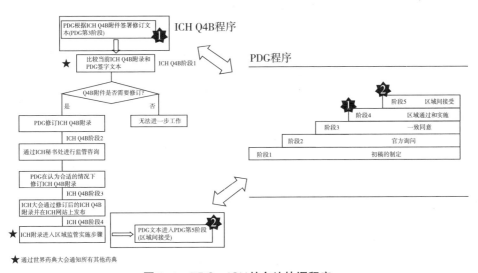

图5-1　PDG、ICH的多边协调程序

图5-2是USP、EP对前瞻性标准的双边协调程序。该程序遵循双方药

典各自的制定程序，并具有以下优势：①标准制定所需的文件、样品相同；②药典间协同工作，分享经验和知识；③定期更新、完全透明；④促进制造商、EP、USP之间的联合沟通，为制造商节省成本和时间。

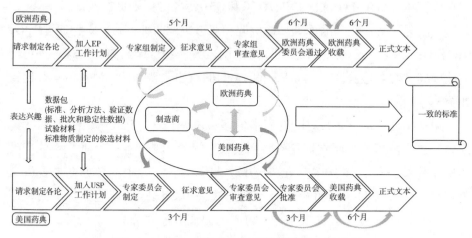

图5-2　USP、EP对前瞻性标准的双边协调程序

表5-1　PDG、ICH多边协调和USP、EP双边协调比较

类型	PDG、ICH多边协调	USP、EP双边协调
目标	避免药品监管机构和制造商在不同地区进行药品注册制定产品标准时可能出现的冲突和重复，促进全球药品的自由贸易	
方法	检测方法和限度相一致，文本不必相同	
启动时间	1989年	2008年
成果	PDG：已协调欧美日药典中的39个通用检测方法和67个辅料各论 ICH：已协调14个通用检测方法	已制定19个各论（包括原料药和制剂），目前还有22个各论处于不同的制定阶段
参与药典	PDG：EP、USP、JP、IP、印度药典 ICH：ICH辖区内的所有药典	EP、USP
重点	既有的通用检测方法和辅料各论的修订	专利期内的新原料药和制剂各论、对全球公共卫生有显著影响的药品各论的制定
程序	正式程序	各自药典的各论制定程序
启动工作	由PDG确定	制造商的请求

　　因为对既有标准的多边协调难度较大，PDG认识到可引入依标准属性协调的概念。引入标准属性协调是为了承认某些属性根本无法协调，因为：①监管或法律要求不同；②分析方法非统一；③科学专家意见的差异。承认

部分协调比不协调更可取。双边协调因建立在双方信任的基础上，能够利用全球最先进的行业技术获得优质药品，提高药典的透明度、重要性和公共标准的价值，提高药典间的合作效率，节省制造商的成本和时间，也在不断的发展中。

三、药典标准协调方向比较

（一）《中国药典》药品标准协调方向

《中国药典》积极促进药品标准的国际协调。2023年颁布的《药品标准管理办法》第六条规定"国务院药品监督管理部门应当积极开展药品标准的国际交流与合作，加强药品标准的国际协调"。近年来，《中国药典》不断拓宽全球视野，借鉴国际经验，积极参与国际标准制定，主动开展国际标准协调，提升我国在全球药品标准制定方面的影响力和话语权，向国际标准制高点持续迈进。

在中药方面，《中国药典》积极参与WHO国际草药典、EP中药材标准的制定。生物制品方面，探索完成部分共同收载品种与国际先进标准的协调。通则方面，推进ICH指导原则在《中国药典》的转化实施。

（二）USP药品标准协调方向

USP在双边和多边环境中参与全球药典合作活动。USP参与PDG、WHO IMWP的工作。并利用采用协议，授予在其他药典复制USP标准的权利。开展非正式的双边合作协议，与其他药典合作，共同制定药典标准。开展科学人员的交换计划，定期进行科学人员交流，在全球组织间共享科学知识，不断增强USP作为国际领先药典的影响力。

（三）EP药品标准协调方向

EP认为药品标准的国际协调至关重要。EP的国际协调包括EP成员国内的协调、参与PDG和WHO［包括IMWP、ECSPP、生物标准化专家委员会（Expert Committee on Biological Standardization，ECBS）、生物制品国家质量控制实验室（National Control Laboratories，NCL）］的工作，并与ICH、国际药品监管机构计划（International Pharmaceutical Regulators Programme，IPRP）、国际药品检查合作计划（Pharmaceutical Inspection Convention and Pharmaceutical

Inspection Co-operation Scheme，PIC/S）协调一致，促进相互信任。

为了应对全球化给药品质量带来的新挑战，EP扩大了其国际合作范围，与其所有利益相关者密切合作，以制定适用于日益全球化的药品质量标准。非欧洲国家观察员可以通过促进监管伙伴关系、信息和工作文件的交流以及参与EP的科学工作与EP互动。自2016年以来，EP的专家可以从世界任何地方任命，这反映了EP为其全球化所做的努力。

2015年，EP收载了5.8药典协调通则。该通则提出了药典协调的重要性，即EP认识到与其他药典机构合作开发统一各论和通则的益处，特别是质量控制方法和审批程序的简化和合理化。该通则为使用者提供了EP在药典协调工作方面的一般指导，以及EP中有关协调通则和各论的详细信息。

（四）JP药品标准协调方向

JP致力于促进各论标准的国际协调。参与PDG、WHO的工作，并在JP中迅速实施PDG协调成果。2021年，JP新增了GZ-3-180"JP国际协调的实施"指导原则，提供了USP、EP和JP之间达成协调信息的获取方式。JP通过在各论和PMDA网站提供有关物质的信息，确保杂质信息的透明度，促进亚洲国家将JP作为国际标准。JP还通过举办生药公共论坛，支持亚洲生药领域的协调。此外，JP还为海外用户提供方便快捷的JP英文版，为外国监管机构提供JP教育培训。

（五）BP药品标准协调方向

目前BP与EP签订了合作协议，在BP中复制EP全文。BP与国际各药典机构，如澳大利亚、中国、克罗地亚、印度、日本、哈萨克斯坦、乌克兰、美国等就药品质量和标准制定、分析方法和辅助材料等共同感兴趣的领域进行知识共享，开展广泛交流合作，制定高质量的标准。如BP与澳大利亚治疗用品管理局（Therapeutic Goods Administration，TGA）进行长期合作，TGA为BP提供建议，参与BP各论的实验室间评估，并共同审查数据；BP与《中国药典》共同开发各论标准并进行人员交流。此外，BP支持WHO的工作，与WHO进行合作和信息交流，促进了IMWP和IP的工作。

（六）IP药品标准协调方向

IP制定的目标是形成全球统一的药品标准，以降低由于各药品标准不一致所带来的风险，最终增加获得负担得起、质量有保证的药物的机会。WHO ECSPP制定了"化学对照品建立、维护和分配的一般指南"，旨在促进负责收集化学对照品的各个国家和区域间的进一步合作和协调。为了促进药典标准的统一，增加药典之间工作共享的可能性，IP中可使用其他药典制定的标准物质。

四、药典国际协调应考虑的问题

（一）药典国际协调应坚持国家整体利益第一的原则

目前药典国际协调的发展过程主要是由少数发达国家（地区）药典机构制定，推动发展中国家药典机构接受。制定国家标准和与国际标准协调的方式，都是国家主权的范畴。长期以来，在广大发展中国家经济上处于弱势的情况下，主权成为发展中国家抵御发达国家的实力压迫政策、反对外来干涉和侵略，争取在国际政治经济秩序中获得平等权利和待遇的重要法律武器。应坚持国家整体利益第一的原则，在国际规则下通过合理的行为进行药典的协调，并要求给予各药典充分参与制定国际药品标准的权利。采用和参与制定国际协调的药典标准是权利和义务不可偏废的两方面。不参加制定通常必然导致不采用，要采用国际协调的药典标准，先要参加制定工作。在世界贸易组织（World Trade Organization，WTO）的《技术性贸易壁垒协议》中明确规定：为避免各成员国通过技术壁垒给国际贸易制造不必要的障碍，WTO的成员国必须采用国际标准，同时也赋予成员国充分的权利参与制修订国际标准。

在我国《采用国际标准管理办法》中明确了"采用国际标准"是指将国际标准的内容，经过分析研究和试验验证，等同或修改转化为我国标准，并按我国标准审批发布程序审批发布。同时规定对于国际标准中通用的基础性标准、试验方法标准应当优先采用。除非这些国际标准由于基本气候、地理因素或者基本的技术问题等原因而对我国无效或者不适用。采用国际标准程度分为等同采用和修改采用。等同采用，指与国际标准在技术内容和文本结构上相同，或者与国际标准在技术内容上相同，只存在少量编辑性修改。修改采用，指与国际标准之间存在技术性差异，并清楚地标明这些差异以及解释其产生的原因，允许包含编辑性修改。采用国际标准时，应当尽可能等同采用国际标准。由于基本气候、地理因素或者基本的技术问题等原因对国际标准进行修改时，应当将与国际标准的差异控制在合理的、必要的并且是最小的范围之内。

在WTO相关文件中对不采用国际标准分为四种情况。①涉及国家安全、阻止欺诈行为、保护人类健康或安全、保护动物或植物生命或健康、保护环境、基本气候或其他地理因素、基本技术或基础设施等问题，可不采用国际标准。②如存在科学理由，可以采用比国际标准高的国家标准。③国际标准不考虑本国利益情况下也可不采用。④各国以正当目标为借口设置技术法规贸易障碍。

目前如果一项药品标准被ICH、PDG、USP或EP等采用，意味着该标准可能在世界市场广泛应用，带来巨大的经济利益，获得国际竞争优势。其他国家在采用该标准时，则要付出设备调整等费用，在国际竞争中将会处于劣势。在这种形势下，许多国家千方百计地在国际药典协调活动中争取主动权、发言权，并竭力反映本国的要求，体现本国利益。目前，药典国际协调案可大致分为两类，一类是限定性的协调案，另一类是指导性的协调案。限定性的协调案例如上述PDG协调案和ICH Q4指导原则，是确定了达到特定结果的试验方法的一类标准。这类协调案很容易将执行者拘泥在单一解决方案上而没有机会采取其他既可以达到目标又具有经济性的方案。指导性的协调案例如ICH Q8~11指导原则等，最大特点是具有灵活性。这种灵活性为监管机构和企业提供了采用新技术的空间，也容易获得相互承认，但与限定性的协调案相比，可执行性稍差。例如JP依据ICH Q8、Q11指导原则对与开发、制造相关的指南进行修订。但无论是哪种，都应注意要深入分析是否需要采用国际协调的药品标准，避免盲目采用，造成国内市场的不适用。对确要采用的已有的国际标准，在充分进行验证、试验分析的基础上采用；对在制定中的国际标准，在实质参与制定的基础上采用。

除了采用国际标准外，各国（地区）药监机构和药典机构也在积极考虑接受其他药典标准为等效标准，即使这些标准与本国的不同，只要这些标准能足以实现本国药品监管的目标。由于大部分药典机构都是政府机构，不可避免的存在协调进程自由程度偏低的问题。每个药典都有不同的修订和审批流程，这使得药典通则和各论的国际协调变得复杂。在此方面，欧盟和美国药监机构做出了审批符合性的互认努力，欧盟指南"关于临床试验中药品化学和质量文件要求"指出，可以接受EP、USP或JP的标准。FDA"关于替代性药典标准可接受性的政策和程序手册"中提到，如果EP、JP等同或优于USP中的相应标准，可以接受申请人使用EP、JP中的辅料、原料药或制剂的标准作为注册申请的一部分。

（二）药典国际协调应遵循"三腿凳子"理论

Wiggins J M等人认为，制定全球协调的药典需要遵循标准化的药典质量规范、加强药典合作，以及须经药品监管机构接受的"三腿凳子"理论，如图5-3所示。凳子建立在患者利益的基础上，通过上述"三条腿"的平衡支撑来实现全球统一药典的目标。

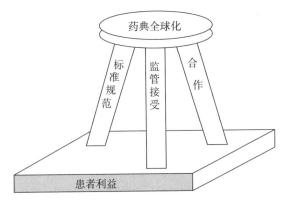

图5-3　制定全球统一药典的三原则

1. 遵循标准化的药典质量规范　药典国际协调的第一个原则是制定一个标准化的药典质量规范，供各药典在制定标准时参考使用（表5-2）。统一的理念、组织、原则、技术规范和质量管理体系将确保制定的药典全球范围内适用，也是各国监管机构接受药典间互换的先决条件。标准化的药典质量规范已经在某些药典中使用，但未在所有药典中实现统一和全面的应用。

表5-2　标准化药典质量规范应考虑的因素

项目	内容
理念	（1）提供适用的标准，促进药品注册，支撑药品监管 （2）协调药典通则，以确保各论和标准物质的统一 （3）根据需要定期审查修订标准化的药典质量规范
组织	（1）负责制定和批准药典委员会章程及药典委员管理办法 （2）对增修订的药品标准达成共识

项目	内容
原则	（1）与监管机构保持沟通和一致，在制定标准时进行有效的协作 （2）确保标准制定过程中的公开透明，包括药典编制大纲的制定、药品标准的制修订和公示，确保利益相关方有充足的时间对拟定标准反馈意见 （3）平衡关键利益相关方的利益和诉求，解决潜在的冲突，并在合适的情况下制定国际协调的药典标准
技术	（1）根据注册标准和科学合理原则，制定适用的各论标准（包括分析方法和限度标准） （2）在含量测定方法、有机杂质的限量、系统适用性要求等方面达成一致将有助于制定统一的药典标准 （3）进行实验室验证，对标准物质进行认证，在合适的情况下制定统一的标准物质
质量	保证合适的质量管理体系

2. 加强药典合作　药典国际协调的第二个原则是加强药典合作。国际各药典机构间的合作可以建立在现有伙伴关系的基础上，建立标准制定、实施、维护和共享的新机制。各药典机构间合作成功的基础是制定和遵循如前所述的标准化的药典质量规范，成功的关键是监管部门接受通过标准化实践和合作所完成的工作。药典合作主要考虑的因素有：①在制定全球统一和可互换的药典标准方面，寻求并加强药典机构间的合作；②加强药典和利益相关方之间在药典标准制定和执行方面的合作；③通过药典机构之间共享信息和资源来提高药典编制的效率；④前瞻性的协调新增药典各论和通则。

3. 须经药品监管机构的接受　药典国际协调的第三个原则是须要监管机构的接受。只有监管机构参与并实质支持基于标准化的药典质量规范和药典合作制定出的国际协调的药典，协调的药典标准才具有法律约束力，才有现实意义。面对日益复杂的全球供应链所带来的挑战，协调一致的药典和可互换的标准将有助于监管机构保障药品质量安全有效，同时减少在注册和检查时进行的额外审查和批准。

（三）在国际协调基础上坚持本国特色并转化为国际标准

各国（地区）药典机构的国际协调因地理和经济原因而异，取决于各地区国际一体化进程。在协调的基础上，各药典机构仍保持着自己的特色，侧重点各有不同。IP作为国际药典，考虑发展中国家的分析成本，致力于维持其国际适用性。EP支持创新和灵活性，同时不失去药典的目标，即提供官方公认和可靠的标准，例如PAT、NIR和大样本的可接受标准。除了对EP的贡献外，德国药典聚焦于分析方法，例如利用指纹图谱鉴定材料，使用无损的光谱方法，基于成像技术的制剂评价、痕量杂质分析、认证原料药的简化鉴定。USP研究光谱成像方法，以确保现场分析的鉴定结果与其他药典或实验室内控精密方法一致。

对具有我国自主知识产权的特色药品标准，应争取将该标准转化为国际标准，或通过出口、技术交流等途径使其他药典机构采用《中国药典》标准。例如2015年版《中国药典》新增的9107中药材DNA条形码分子鉴定法指导原则，利用基因组中一段公认的、相对较短的DNA序列进行物种鉴定，用于中药材（包括药材及部分饮片）及基原物种的鉴定，是传统形态鉴别方法的有效补充。2016年，BP派人专程到该指导原则的起草单位学习DNA条形码、高通量测序、药材质量分析和生物信息技术，并在2017年收载了"DNA条形码技术作为植物鉴定草药的工具"指导原则。这是国外药典采用《中国药典》先进特色标准的实例。

五、小结

通过对各药典药品标准协调方向的比较和分析，可以看到，各药典均不断加大药品标准的国际协调力度，积极参与国际药品标准制定活动，促进对外贸易、国际药品质量认证和经济技术合作，维护本国（地区）的合法权利。各药典国际协调的一般策略是：①以科学研究体系为基础，完成一系列国际标准的研究及制定工作；②形成国际协调共识，成立多方合作专家委员会，建立良好的国际标准制定对话机制；③开展学术交流，带动标准理念的协调与共识，逐步实现主导国际药品标准的目标。

各药典在积极参与ICH、PDG协调工作的同时，探索开展对前瞻性标准的双边协调，引入依属性协调的概念，从部分内容协调开始，推进药品标准的国际协调。加强和国外药典机构的交流合作，对共同感兴趣的领域进行知识共享，参与各国药典实验室间的评估，并共同审查数据。扩大本国（地区）药典国际影响，扩大国际合作范围，举办国际论坛，探索招募全球专家参与本国（地区）药典制定工作，促进其他国家将本国（地区）药典作为国际标准。从而使本国（地区）药品标准能更好反映国际药品标准科学的发展，并促进本国（地区）医药行业有效参与国际化市场和竞争。

第二节 ICH Q4 指导原则简介

ICH作为美国、欧盟和日本三方药品监管机构和行业协会共同发起成立的技术性非政府国际组织，其基本宗旨是在药品注册领域协调和建立关于药品安全、有效和质量的国际技术标准和规范。鉴于药典对国际药品注册协调的重要影响，在ICH质量类（Quality，Q）、安全类（Safety，S）、有效类（Efficacy，E）和多学科类（Multidisciplinary，M）四个系列共50余个指导原则中，对药典的使用要求在ICH Q4指导原则中进行了详细介绍。本节对ICH Q4药典指导原则相关内容进行介绍。

一、ICH Q4 指导原则提出的背景意义

早在1998年，ICH指导委员会（Steering Committee，SC）在发布Q6指导原则（Q6A质量标准是新原料药和新制剂的检验程序和可接受标准、Q6B质量标准是生物技术、生物产品的检验程序和可接受标准）时就已经认识到，它们的充分实施及其价值体现将直接取决于能否成功协调其中所涉及的各国（地区）药典中的检验方法和判定标准。药典的国际协调旨在达成共同的标准及规范，避免药品注册申请人在不同国家或地区进行注册申报时进行重复的药品检验和在结果判定时承担的潜在法规风险，也可减少药品监管机构在使用本国或地区外药典方法进行注册审批时的法规调整程序。

鉴于此，2003年7月，制药工业界呼吁ICH建立一个专家工作组（Expert Working Group，EWG），解决欧美日三方药品监管机构如何互相替换USP、EP、JP中相同内容的问题。同年11月，ICH成立了Q4 EWG，以解决Q6A指南中涉及的11个通用性药典检验方法（溶出度、崩解时限、含量均匀度、重量差异、注射剂装量检查、不溶性微粒、无菌、微生物限度、细菌内毒素、硫酸灰分/炽灼残渣、颜色）互相替换的问题。此后，一些其他的药典协调建议也被提出并研究考虑进入Q4B评价程序。ICH希望通过Q4B EWG对药典的评价和推荐程序，促使各国家和地区药品监管机构之间达成共识，使各药典在ICH区域内可互相替换。Q4B指导原则比较了PDG协调内容与各药典的相应内容，对它们的不同之处作出了可互换性评估，给出了各国家和地区药品

监管机构是否接受以及如何接受可互换内容的结论。2007年至2010年间，欧洲药品管理局人用药品委员会（European Medicines Agency's Human Medicines Committee，CHMP）、FDA、MHLW和PMDA、加拿大卫生部和瑞士医药管理局陆续发布文件或在网站上宣布实施ICH Q4B指导原则，Q4B指导原则中的欧美日三方药典（以下简称三方药典）内容在上述区域内进行药品注册及审批时已可互相替换。

二、ICH Q4 指导原则的组织架构

ICH Q4药典指导原则包括Q4A（药典的协调）及Q4B（关于在ICH区域内评估并推荐采用药典相关要求）两个简介部分，以及Q4B附件1～14中16个药典检验方法的协调内容、判定方法、考虑和问答（图5-4）。

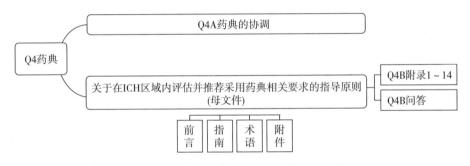

图5-4　ICH Q4药典指导原则的组织架构

Q4A简要概述了PDG和ICH对药典内容所做的协调工作。Q4B母文件介绍了Q4B EWG对药典文本进行评估和推荐的过程。ICH Q4B母文件分为前言、指南、术语、附件四个部分。前言中阐述了Q4B的目的、背景、涉及的范围和一般原则等内容。指南中介绍了Q4B的评价程序、附件内容以及药典的使用方法。术语中给出了文件递交、可互相替换、PDG、药典和Q4B结果这五个名词的解释。此外，Q4B母文件还给出了在Q6A指导原则制定期间讨论的11个药典检验方法的名称以及供Q4B EWG评价的PDG文件的递交程序两个附件。经过Q4B EWG的评估，ICH发布了Q4B母文件的16个药典检验方法专题附录1～14。Q4B问答用来帮助使用者理解Q4B母文件及附录的内容和使用方法。

三、ICH Q4B 附录内容

（一）Q4B附录的历史成果及现状

2004年至2008年间是Q4B工作进展最大的时期。2004年4月和6月，ICH SC分别批准了Q4B的工作计划和Q4B及其附录的制定。同年11月，Q4B EWG开始评估由PDG递交的药典文本。2006年6月，SC批准了Q4B及第一个附录硫酸灰分炽灼残渣检查法进入第二阶段。同年10月，ICH区域内的各监管机构完成了为期60天的监管咨询评议期（ICH第三阶段）。在2007年11月的ICH横滨会议上，Q4B SC达成了最初目标，确定了Q4B指导原则的题目为"关于在ICH区域内评估并推荐采用药典相关要求的指导原则"，推进第一个附件炽灼残渣/硫酸灰分进展至第四阶段。在2008年11月的ICH布鲁塞尔会议上，SC批准扩大Q4B附录的范围，推进炽灼残渣/硫酸灰分检查法、注射剂装量检查法、不溶性微粒检查法进展至第五阶段；推进附录4A非无菌产品的微生物检查：微生物计数法、4B非无菌产品的微生物检查：控制菌检查法、4C非无菌产品的微生物检查：原料药及其制剂的判定标准从第二阶段进展至第四、五阶段；完成附录5崩解时限检查法第四阶段文件的签署；推进附录6含量均匀度检查法、附录7溶出度检查法、附录8无菌检查法至第二阶段文件的签署。此外，会议上SC同意推进5个由PDG新完成协调的药典检验方法：片剂脆碎度、堆密度和振实密度、筛分法、毛细管电泳法和聚丙烯酰胺凝胶电泳法进入讨论日程。截至2017年12月底，Q4B附录1~14共提供了16个由PDG协调过的药典检验方法（表5-3）。2010年在完成了最后的协调目标后，ICH关闭了Q4B EWG，但PDG仍然每年召开两次电话会议推进药典的协调项目。

表5-3　ICH Q4指导原则及其附录

ICH编号	指导原则名称及发布时间	USP/EP/JP协调的通则编号
Q4	药典	
Q4A	药典的协调	
Q4B	关于在ICH区域内评估并推荐采用药典相关要求的指导原则（2007.11.1）	
Q4B 1（R1）	炽灼残渣/硫酸灰分检查法（2010.9.27）	<281>/2.4.14/2.44
Q4B 2（R1）	注射剂装量检查法（2010.9.27）	<1>/2.9.17/6.05

ICH编号	指导原则名称及发布时间	USP/EP/JP协调的通则编号
Q4B 3（R1）	不溶性微粒检查法（2010.9.27）	<788>/2.9.19/6.07
Q4B 4A（R1）	非无菌产品的微生物检查：微生物计数法（2010.9.27）	<61>/2.6.12/4.05（Ⅰ）
Q4B 4B（R1）	非无菌产品的微生物检查：控制菌检查法（2010.9.27）	<62>/2.6.13/4.05（Ⅱ）
Q4B 4C（R1）	非无菌产品的微生物检查：原料药及其制剂的判定标准（2010.9.27）	<1111>/5.1.4/4.05
Q4B 5（R1）	崩解时限检查法（2010.9.27）	<701>/2.9.1/6.09
Q4B 6	含量均匀度检查法（2013.11.13）	<905>/2.9.40/6.02
Q4B 7（R2）	溶出度检查法（2010.11.11）	<711>/2.9.3/6.10
Q4B 8（R1）	无菌检查法（2010.9.27）	<71>/2.6.1/4.06
Q4B 9（R1）	片剂脆碎度检查法（2010.9.27）	<1216>/2.9.7/G6
Q4B 10（R1）	聚丙烯酰胺凝胶电泳法（2010.9.27）	<1056>/2.2.31/G3
Q4B 11	毛细管电泳法（2010.7.9）	<1053>/2.2.47/G3
Q4B 12	筛分法（2010.7.9）	<786>/2.9.38/3.04
Q4B 13	粉末的堆密度和振实密度测定法（2012.7.7）	<616>/2.9.34/3.01
Q4B 14	细菌内毒素检查法（2012.10.18）	<85>/2.6.14/4.01

（二）Q4B附录中的药典检验方法

每一个Q4B附录都包括前言、结果、实施时间、考虑以及参考文献这五部分。前言中明确了协调的药典检验方法名称和提出该项附录的机构。结果中给出了分析方法和判定标准。当附录进入第五阶段时即可在ICH区域内实施使用，各地区的实施时间可以不同。在实施附录的考虑中提供了各监管机构对附录实施的建议。参考文献主要是Q4B附录评价所使用的PDG签发文件及相关药典文本。各检验方法的协调部分均在USP、EP、JP相应通则内容中标注出来，不具可替换性的未协调部分在黑星号◆内表示，各地区的特殊考虑在白星号◇内表示。

1. 分析方法　经Q4B EWG审核及SC建议，Q4B附录分析方法中所提到的三方药典检验方法在ICH区域内具有同等效力，可按任一药典中所述方法进行操作。但炽灼残渣/硫酸灰分检查法、崩解时限检查法、含量均匀度检查法、溶出度检查法、无菌检查法、粉末的堆密度和振实密度测定法、细菌内毒素检查法有各自特殊规定如下。

附录1炽灼残渣/硫酸灰分检查法：①除各论中另有规定外，取样品适量，一般为1~2g，使得到的残渣能够准确称量（一般为1mg）。如各论中未进行规定，应证明取样量的合理性，同时应在申报材料中对于取样量与判定标准进行说明；②应对马弗炉进行校正，以确保符合当地GMP的要求。

附录5崩解时限检查法：①长于18mm的片剂和胶囊，需与普通片剂和胶囊使用不同装置检查，崩解时限检查法在ICH区域内不可互相替换；②迟释制剂的崩解时限检查法不可互相替换；③应在申请文件中明确产品的试验参数，如介质及是否使用挡板。

附录6含量均匀度检查法：①除非在生产时目标投样量"T"是100%（即T=100%），三个地区的含量均匀度检查法不具有可互换性；②除非符合25mg/25%的阈值限度，在所有ICH地区，作为含量均匀度的替代试验，质量/重量差异试验不具有可互换性；③对于药典中用黑星号◆标识的特定剂型，在所有ICH地区，含量均匀度检查法不具有可互相换性；④对于质量/重量差异试验，应使用PDG对"质量平均值（$\overline{W}$）"协调后的定义；⑤当制剂的含量测定与含量均匀度试验采用不同的方法并使用校正因子时，应在申请资料中指明该校正因子并经过验证。

附录7溶出度检查法：①三方药典中篮法（装置1）、桨法（装置2）及流池法具有同等效力。采用流池法时，文件中应给出清楚的名称或药典参考信息，因为三方药典中流池法的编号不同；②当溶出介质中使用酶时，在三方区域内不可互相替换；③应对溶出仪进行校正以确保符合当地GMP的要求。例如，设计合理并得到执行的机械校正方案应符合GMP要求；④三方药典中有关迟释、肠溶制剂或肠溶包衣制剂的溶出度检查不可互相替换；⑤如果温度计置于溶出杯中，应按当地GMP的要求进行验证，以证明温度计的插入对测试结果无影响；⑥使用大溶出杯（超过1L）的溶出度检查法在ICH区域内不可互相替换；⑦应在申报资料中明确药品的特性试验参数并提供依据，如溶出介质、转速、取样时间以及沉降装置类型。

附录8无菌检查法：医疗器械（如缝合线）的试验条件不在ICH推荐的范围内。①无菌检查中用于溶解、稀释或冲洗的稀释液和冲洗液，应不具有抗细菌或抗真菌的性质。②当非肠道液体制剂供试品的标示量为100ml，批量大于500时，供试品数量最少为20个或为批量的2%，无论哪个数量更少，该条件在ICH区域中具有同等效力。

附录13粉末的堆密度和振实密度测定法：①在堆密度检查法2中，杯子体积应为（16.39±0.20）ml；②在振实密度检查法3中，应在结果中注明包括振实高度在内的试验条件；③测定粉末的可压缩性时，如果以V_{10}计，应在结果中明示。

附录14细菌内毒素检查法：①细菌内毒素检查法中可以使用三种测定法中的任意一种。当对测定结果有怀疑或争议时，以凝胶限度检查法结果为准。②细菌内毒素工作标准品应采用WHO细菌内毒素国际标准品进行标定。

2. 判定标准　各附录的判定标准有所不同，包括五种情况。①附录中未包括判定标准，涉及的有附录1炽灼残渣/硫酸灰分检查法，附录4A、4B和4C非无菌产品的微生物检查：微生物计数法、控制菌检查法、原料药及其制剂的判定标准，附录5崩解时限检查法，附录10聚丙烯酰胺凝胶电泳法，附录11毛细管电泳法，附录12筛分法，附录13粉末的堆密度和振实密度测定法。②三方药典的标准限度一致，涉及的有附录2注射剂装量检查法。③实施三方药典协调后的标准，涉及的有附录6含量均匀度检查法、附录8无菌检查法。④需在注册申报资料中规定判定标准，涉及的有附录14细菌内毒素检查法和附录7溶出度检查法。⑤判定标准有各自特殊规定，涉及的方法有附录3不溶性微粒检查法、附录9片剂脆碎度检查法。不溶性微粒检查法判定标准中规定，除标示量为100ml的注射剂外，ICH区域内其他产品的判定标准具有同等效力。对于100ml的注射剂，JP标准比其他两部药典标准更加严格，故此规格的产品标准在ICH区域内不可互相替换。片剂脆碎度检查法判定标准中规定，除另有规定外，单次测定的质量减失不得超过1.0%。

3. 实施附录的考虑　在实施附录的考虑中提供了各国家或地区药品监管机构对实施附录的建议。总的说来，如果药品注册申请人变更其已有方法转而采用已实施的Q4B附录结果，应根据各监管机构已有的法规程序进行变更通知、变更申请和（或）预批准申请。此外，不同国家或地区药品监管机构也对Q4B在本地区内的实施有着自己的考虑。例如，FDA仍可要求药品注册申请人证明其所选药典方法对于某一特定原料药和制剂质量控制的合理性和适用性；MHLW将在通告中提供Q4B附录在日本实施的具体要求。这些监管考虑如下。

附录3不溶性微粒检查法：FDA、欧盟和加拿大卫生部认为对于100ml注射剂，三方药典中的判定标准具有同等效力。

附录7溶出度检查法：FDA认为对溶出仪进行校正时，应采用合理、严格的机械校正方法（参照工业指南：溶出度1法和2法的机械校正—cGMP），并符合cGMP对溶出仪校验的要求［美国联邦法规第21章211.160（b）（4）］。欧盟认为，当符合EP标准时，欧盟认可USP中关于肠溶制剂溶出度测定法的内容，通常应在上市许可申请文件中递交附录中2.1.5节提及的验证研究内容。MHLW认为，如果已在上市许可申请文件中递交相关的验证研究内容，MHLW将认可EP和USP中收载的往复筒溶出度测定法。加拿大卫生部认为，USP和EP中收载的迟释制剂/肠溶制剂溶出度试验的内容在加拿大具有同等效力。

四、ICH Q4B 的使用

（一）药品注册申请人使用Q4B

药品注册申请人只要遵守Q4B附录结果，按照所列出的药典通则进行检验，遵守监管机构对实施附录的考虑建议，药品检验结果即可被附录中列出的国家或地区监管机构接受。对于第一次申请，药品注册申请人应确保在申报文件中正确使用和引用Q4B附录的药典正文。值得注意的是，ICH在Q4B附录参考文献中列出药典版本的目的是向使用者提供评估Q4B附录的历史环境。Q4B附录的使用者应使用结果中列出的药典文本的最新版本以保证法规的适用性。需要指出的是，在附录结果中列出的任何条件并不是对已协调的药典文本引入附加要求，而是药品注册申请人在进行注册时应详细说明这些条件。例如，在Q4B附录1炽灼残渣/硫酸灰分结果中，由于在三方药典方法中均没有对取样量和判定标准的要求，并且各药典对马弗炉的校正要求有所不同，故药品注册申请人在递交的注册申报资料中应明确取样量与判定标准以及在符合该地区GMP要求下对马弗炉进行校正的情况。

（二）监管部门使用Q4B

当注册申报资料相关内容符合Q4B附录列出的相应条件（包括需要特殊考虑的内容）时，监管机构认可Q4B附录结果可互换。FDA及欧盟在联邦注册指南终稿和CHMP相关文件中公告实施Q4B附录及时间，MHLW通知药品食品安全局/评审和认证中心（Pharmaceutical and Food Safety Bureau/Evaluation & Licensing Division，PFSB/ELD）实施Q4B附录及时间。

（三）在ICH地区外的国家或地区使用协调后的药典文本

ICH指导原则可以在ICH和非ICH国家或地区药品监管机构和制药工业界使用。很多非ICH国家或地区已采用和实施ICH指导原则。药品注册申请人应确认将要进行药品注册的国家或地区的监管机构对ICH指导原则的认可状态。

五、小结

ICH Q4指导原则作为ICH质量部分的独立指导原则，体现了药典在国际药品注册协调中的重要地位。了解ICH Q4指导原则制定的背景意义、组织架构、主要内容和使用方法，将使利益相关方对ICH Q4指导原则有更深层次的认知和接纳。

第三节　《中国药典》通用技术要求与 ICH Q4 指导原则的比较

2018年6月7日，国家药品监督管理局正式成为ICH管理委员会成员。这标志着我国药品审评审批制度及医药产业水平得到了国际社会的认可，我国药品监管机构开始全面参与ICH指导原则的制修订。在ICH众多的指导原则中，Q4药典指导原则是ICH专门针对药典制定的指导原则，旨在解决ICH区域内药典间缺乏统一性的问题，形成可以解释并相互认可的"可互换"的药品检测方法。其中，Q4B附录是其实质性协调内容。

《中国药典》与国际药品标准的协调是我国医药产业迈入国际化发展的必然趋势。历版《中国药典》的制修订过程中，始终注重与各国药典通用检测方法的比较研究，促进我国药品检测方法与国际标准的协调和统一。在兼顾我国药品质量控制特点、药品监管需要以及医药产业发展现状的基础上，加快推进Q4B附录在《中国药典》的转化实施，对促进《中国药典》与国际标准的协调与统一，简化国际医药贸易的注册审批流程，确保人民群众用药安全性、有效性和可及性具有积极的意义。

本节对ICH区域内各国（地区）监管机构实施Q4B附录的情况，以及《中国药典》与Q4B附录间的差异进行比较和分析。

一、各国（地区）监管机构实施 Q4B 附录的情况

目前在ICH区域内的15个监管机构中，已有8个国家或地区（欧洲、美国、加拿大、韩国、日本、英国、瑞士、中国台湾），在2007—2017年以文件、公告或药典的形式全部实施Q4B附录。巴西、墨西哥部分实施，埃及正在实施中。尚有3个国家未实施（中国、沙特、土耳其），1个不适用（新加坡）。中国、巴西、墨西哥、沙特、土耳其、新加坡、埃及均在2017年后加入ICH（表5-4）。

表5-4　各国（地区）监管机构实施Q4B附录的情况

Q4B附录名称	已实施			尚未实施	正在实施中	不适用
	国家或地区	实施时间	实施方法			
1（R1）炽灼残渣检查法	欧洲、美国、加拿大、日本、韩国、英国、瑞士、中国台湾	2007—2022年	文件、公告、药典	中国、沙特、土耳其、巴西	墨西哥、埃及	新加坡
2（R1）注射剂装量检查法	欧洲、美国、加拿大、日本、韩国、英国、瑞士、中国台湾、墨西哥			中国、沙特、土耳其、巴西	埃及	
3（R1）不溶性微粒检查法	欧洲、美国、加拿大、日本、韩国、英国、瑞士、中国台湾、墨西哥、巴西			中国、沙特、土耳其	埃及	
4A（R1）非无菌产品微生物限度检查：微生物计数法	欧洲、美国、加拿大、日本、韩国、英国、瑞士、中国台湾、墨西哥			中国、沙特、土耳其、巴西	埃及	
4B（R1）非无菌产品微生物限度检查：控制菌检查法	欧洲、美国、加拿大、日本、韩国、英国、瑞士、中国台湾、墨西哥			中国、沙特、土耳其、巴西	埃及	

续表

Q4B 附录名称	已实施			尚未实施	正在实施中	不适用
	国家或地区	实施时间	实施方法			
4C（R1）非无菌药品微生物限度标准	欧洲、美国、加拿大、日本、韩国、英国、瑞士、中国台湾、墨西哥			中国、沙特、土耳其、巴西	埃及	
5（R1）崩解时限检查法	欧洲、美国、加拿大、日本、韩国、英国、瑞士、中国台湾、墨西哥			中国、沙特、土耳其	埃及、巴西	
6 单位剂量均匀性检查法	欧洲、美国、加拿大、日本、韩国、英国、瑞士、中国台湾、墨西哥			中国、沙特、土耳其、	埃及、巴西	
7（R2）溶出度测定法	欧洲、美国、加拿大、韩国、日本、瑞士、中国台湾、英国	2007—2022年	文件、公告、药典	中国、沙特、土耳其、	墨西哥、埃及、巴西	新加坡
8（R1）无菌检查法	欧洲、美国、加拿大、日本、韩国、英国、瑞士、中国台湾、墨西哥、巴西			中国、沙特、土耳其、	埃及	
9（R1）片剂脆碎度检查法	欧洲、美国、加拿大、日本、韩国、英国、瑞士、中国台湾、墨西哥			中国、沙特、土耳其	埃及、巴西	
10（R1）聚丙烯酰胺凝胶电泳法	欧洲、美国、加拿大、日本、韩国、英国、瑞士、中国台湾、巴西			中国、沙特、土耳其	墨西哥、埃及	
11 毛细管电泳法	欧洲、美国、加拿大、韩国、日本、瑞士、中国台湾、英国、巴西、墨西哥			中国、沙特、土耳其	埃及	
12 筛分法	欧洲、美国、加拿大、韩国、日本、瑞士、中国台湾、英国、墨西哥			中国、沙特、土耳其、巴西	埃及	

续表

Q4B附录名称	已实施			尚未实施	正在实施中	不适用
	国家或地区	实施时间	实施方法			
13堆密度与振实密度测定法	欧洲、美国、加拿大、韩国、日本、瑞士、中国台湾、英国、墨西哥	2007—2022年	文件、公告、药典	中国、沙特、土耳其、巴西	埃及	新加坡
14细菌内毒素检查法	欧洲、美国、加拿大、日本、韩国、英国、瑞士、中国台湾、巴西、墨西哥			中国、沙特、土耳其	埃及	

PDG成员国的药典通过以下方式说明协调内容：①在凡例中注明Q4B附录的执行方式；②在各通则文本中标注协调、尚未协调和特殊考虑的内容；③部分药典制定了药典协调指导原则介绍背景和执行方式。PDG成员国外的药典，如英国药典（British Pharmacopoeia，BP）、韩国药典（Korean Pharmacopoeia，KP）未说明和标注与Q4B附录协调的内容。

各药典相关通则中均存在未与Q4B附录协调的内容。此外，JP、BP、EP中存在并行收载本地药典和Q4B附录的内容，如：①BP IX A炽灼残渣检查法分列两法，第一法为BP特有方法，第二法为Q4B附录1（R1）方法，文本第一段标注"除另有规定外，使用第一法"；②JP 6.10溶出度检查法中的判定法，并列收载两种方法，第一法为Q4B附录7（R2）方法，第二法为JP特有方法，并标注"当各论中规定了Q值时，执行判定法1，否则执行判定法2"；③EP收载了三个制剂均一性检查法，即2.9.40单位剂量均匀性检查、2.9.5质量均匀性检查、2.9.6装量均匀性检查，在各制剂通则和各论中明确不同剂型和品种所检查的项目。

二、《中国药典》与Q4B附录相关的通则

Q4B附录所涉及的内容在《中国药典》中均已收载，是有关药品安全性及有效性的重要通用性质量控制方法，在我国应用历史悠久，涉及品种标准广泛（表5-5）。两者在技术要求上总体一致，但在仪器参数、测定法、结果判定等方面有所差异。

表5-5　涉及Q4B附录内容的《中国药典》通则

《中国药典》通则名称	首次收载时间	《中国药典》各论标准引用数量（个）
0841炽灼残渣检查法	1953	≈ 800
0102注射剂、0942最低装量检查法	1995	> 350
0903不溶性微粒检查法	1977	> 142
1105、1106、1107非无菌产品的微生物检查：微生物计数法、控制菌检查法、原料药及其制剂的判定标准	1995	≈ 37种剂型，> 81
0921崩解时限检查法	1953	> 1068
0941含量均匀度检查法、各制剂通则项下重量/装量差异检查	1985	> 347
0931溶出度与释放度测定法	1985	> 657
1101无菌检查法	1953	≈ 15种剂型，> 746
0923片剂脆碎度检查法	2000	/
0541电泳法第五法SDS-聚丙烯酰胺凝胶电泳法	1990	> 62
0542毛细管电泳法	2000	> 3
0982粒度和粒度分布测定法第二法筛分法	2000	> 273
0993堆密度与振实密度测定法	2020	/
1143细菌内毒素检查法	1993	> 589

三、《中国药典》与 ICH Q4B 附录的差异比较

（一）ICH Q4B 附录 1（R1）炽灼残渣检查法

《中国药典》0841炽灼残渣检查法与ICH Q4B附录1（R1）在硫酸加入量、加硫酸后炽灼温度、实验结束条件、恒重要求等方面存在差异（表5-6）。

表5-6　ICH Q4B附录1（R1）与《中国药典》0841炽灼残渣检查法差异比较

项目	《中国药典》通则0841	ICH Q4B附录1（R1）
硫酸加入量	0.5 ~ 1ml	少量（通常1ml）
加硫酸后炽灼温度	700 ~ 800℃	（600 ± 50）℃
实验结束条件	再炽灼至恒重。第二次称重应在继续炽灼30分钟后进行	计算遗留残渣量，若不合格，重复炽灼30分钟，直至残渣偏差不超过0.5mg，或符合限度规定
恒重要求	不超过0.3mg	不超过0.5mg

（二）ICH Q4B附录2（R1）注射剂装量检查法

《中国药典》0102注射剂装量、0942最低装量检查法与ICH Q4B附录2（R1）在单剂量、多剂量、大容量输液、预灌封注射液和其他注射剂装量上存在差异（表5-7至表5-11）。

表5-7　ICH Q4B附录2（R1）与《中国药典》单剂量注射剂装量检查法差异比较

《中国药典》0102注射剂【装量】		ICH Q4B 附录2（R1）		差异
单剂量注射剂		单剂量注射剂		
取样	不大于2ml　5支（瓶）	不大于3ml	5支（瓶）	（1）不同规格体积样品取样量存在差异
	2ml以上至50ml　3支（瓶）	3ml以上至10ml	3支（瓶）	（2）《中国药典》未规定注射器针头型号
	/　/	10ml以上	1支（瓶）	（3）ICH标示体积≤2ml的注射剂可采用累加体积法测定装量
操作	将内容物分别用相应体积的干燥注射器及注射针头抽尽，然后缓慢连续地注入经标化的量入式量筒内（量筒的大小应使待测体积至少占其额定体积的40%，不排尽针头中的液体），在室温下检视	干燥注射器体积不超过测定体积的3倍，并配有21号针头，长度不小于2.5cm。吸取样品后排出注射器和针头里的所有气泡，排出注射器中内容物（不排空针头），转移至标化的干燥量筒中，量筒的体积应使待测体积至少占其额定体积的40%。标示量≤2ml的，每个容器可使用单独的干燥注射器，将足够数量容器的内容物合并，以获得测量所需的体积（10ml以上可直接测量）		
标准	每支（瓶）的装量均应不得少于其标示装量	在单独测定的情况下，体积应不少于标示装量；标示量≤2ml，应不少于标示装量的总和		

表5-8　ICH Q4B附录2（R1）与《中国药典》多剂量注射剂装量检查法差异比较

《中国药典》0102注射剂【装量】	ICH Q4B 附录2（R1）	差异
生物制品多剂量注射剂	多剂量注射剂	
取样　1支（瓶）	1支（瓶）	《中国药典》描述为"生物制品多剂量"，限制生物制品范围
操作　按标示的剂量数和每剂的装量，分别用注射器抽出，按上述步骤测定单次剂量	取一支（瓶）样品，并按照单剂量样品的操作方法，使用多剂量相应数量的单独注射器测定单剂量	
标准　每单次剂量应不低于标示装量	应确保每个注射器的单剂量不小于标示装量	

表5-9　ICH Q4B附录2（R1）与《中国药典》大容量输液装量检查法差异比较

《中国药典》0942最低装量检查法		ICH Q4B 附录2（R1）	差异
标示装量为50ml以上		静脉输液	
取样	3个	1个	（1）《中国药典》参照0942最低装量检查法（2）样品取样数量有差异（3）《中国药典》结果判定较宽松
操作	将内容物转移至预经标化的干燥量入式量筒中（量具的大小应使待测体积至少占其额定体积的40%），黏稠液体倾出后，除另有规定外，将容器倒置15分钟，尽量倾净	转移内容物至干燥的量筒，待测体积至少为量筒体积的40%，测定转移物的体积	
标准	平均装量应不少于标示装量，每个容器装量应不少于标示装量的97%	测定装量体积应不小于标示装量	

表5-10　ICH Q4B附录2（R1）与《中国药典》预灌封注射液装量检查法差异比较

《中国药典》0102注射剂【装量】			ICH Q4B 附录2（R1）		差异
预装式注射器和弹筒式装置			预装式注射器和弹筒式装置		
取样	不大于2ml	5支（瓶）	不大于3ml	5支（瓶）	（1）不同规格体积样品取样量存在差异（2）ICH Q4B 附录2（R1）规定为重量法测定装量
	2ml以上至50ml	3支（瓶）	3ml以上至10ml	3支（瓶）	
	/	/	10ml以上	1支（瓶）	
操作	供试品与所配注射器、针头或活塞装配后将供试品缓慢连续注入容器（不排尽针头中的液体），按单剂量供试品要求进行装量检查		如有必要，连接相关组件（针头、活塞、注射器）使用，并持续缓慢推动活塞，将每个容器中的全部内容物转移至去皮烧杯中（不排空针头）。计算体积（ml）等于内容物重量除以密度		
标准	应不低于标示装量		测定的每个装量体积应不小于标示装量		

表5-11　ICH Q4B附录2（R1）与《中国药典》其他注射液装量检查法差异比较

《中国药典》0102注射剂【装量】		ICH Q4B 附录2（R1）	差异
其他		其他	
油溶液、乳状液或混悬液	应先加温（如有必要）摇匀，再用干燥注射器及注射针头抽尽后，同前法操作，放冷（加温时），检视	混悬液和乳状液需要摇匀。如必要，油性和黏稠制剂可进行加热，摇匀后冷却到20～25℃测定体积	（1）《中国药典》规定重量法为重量除以相对密度（2）ICH Q4B 附录2（R1）对测定温度详细规定
重量法	也可采用重量除以相对密度计算装量。准确量取供试品，精密称定，求出每1ml供试品的重量（即供试品的相对密度）；精密称定用干燥注射器及注射针头抽出或直接缓慢倾出供试品内容物的重量，再除以供试品相对密度，得出相应的装量	以毫升计的内容物体积可以通过质量除以密度计算	

（三）ICH Q4B附录3（R1）不溶性微粒检查法

《中国药典》0903不溶性微粒检查法与ICH Q4B附录3（R1）基本一致。在适用范围、微粒检查用水、供试品取样数量及测定方法、结果判定方法方面有所差异（表5-12）。

表5-12　ICH Q4B附录3（R1）与《中国药典》0903不溶性微粒检查法差异比较

项目	《中国药典》通则0903	ICH Q4B 附录3（R1）
适用范围	用以检查静脉用注射剂（溶液型注射液、注射用无菌粉末、注射用浓溶液）及供静脉注射用无菌原料药中不溶性微粒的大小及数量	给出不溶性微粒的定义 适用于注射剂不溶性微粒的检查
微粒检查用水	光阻法：取50ml测定 ≥10μm粒子每10ml应在10粒以下； ≥25μm粒子应在2粒以下	光阻法：测定5次，每次5ml。 ≥10μm粒子不得超过25粒
供试品数量及测定方法（≥25ml）	至少4个供试品。每个供试品测定至少3次，每次不少于5ml，弃去第一次测定数据，取后续试验结果的平均值	当经过统计验证情况下可取少于10个供试品，测试单个包装单元，测定时需测定4次，每次不少于5ml，取后3个试验结果的平均值
供试品数量及测定方法（＜25ml）	至少4个供试品 （1）可单只测定，弃去第一次测定数据，取后续试验结果的平均值，对测定体积未作要求 （2）合并（使总体积≥25ml）至少测定4次，每次取样不少于5ml，弃去第一次测定数据，取后续试验结果的平均值	至少10个供试品，需合并使总体积≥25ml。测定时需测定4次，每次不少于5ml，取后3个试验结果的平均值
结果判定光阻法/显微计数法	（1）标示量＞100ml：每1ml中≥10μm微粒不得过25（光阻法）/12（显微计数法）粒；≥25μm微粒不得过3（光阻法）/2（显微计数法）粒 （2）标示量为100ml：同＞100ml判定标准	标示量为100ml注射液： USP和EP：每个容器中≥10μm微粒不得过6000（光阻法）/3000（显微计数法）粒；≥25μm微粒不得过600（光阻法）/300（显微计数法）粒（按照＜100ml的标准） JP：每1ml中≥10μm微粒不得过25/12粒；≥25μm微粒不得过3/2粒（按照＞100ml的标准）

（四）ICH Q4B附录4A（R1）非无菌产品微生物限度检查：微生物计数法、4B（R1）非无菌产品微生物限度检查：控制菌检查法、4C（R1）非无菌产品微生物限度标准

《中国药典》1105、1106、1107非无菌产品微生物限度检查：微生物计数法、控制菌检查法、原料药及其制剂的判定标准与Q4B附录4A（R1）、4B（R1）、

4C（R1）整体基本一致，《中国药典》增加了更多的操作性描述内容。两者在试验菌种、对照培养基、阳性对照、菌数报告规则、检验量、pH 7.2磷酸缓冲液配方、微生物限度标准等方面均存在不同（表5–13）。

表5–13　ICH Q4B附录4A（R1）、4B（R1）、4C（R1）与《中国药典》1105、
1106、1107非无菌产品微生物限度检查：微生物计数法、控制菌检查法、
原料药及其制剂的判定标准差异比较

项目	《中国药典》通则1105、1106、1107	ICH Q4B附录4（R1）
试验菌种	选用中国医学细菌保藏管理中心（National Center for Medical Culture Collections，CMCC）的标准菌株作为微生物限度检查试验菌株	可选用美国典型菌种保藏中心（American Type Culture Collection，ATCC）、法国巴斯德研究所L'Institut Pasteur菌物保藏中心（Collection de L'Institut Pasteur Of Institut Pasteur，CIP）、英国典型菌种保藏中心（National Collection of Type Cultures，NCTC）、英国食品工业与海洋细菌菌种保藏中心（National Collections of Industrial，Food and Marine Bacterial，NCIMB）、日本技术评价研究所生物资源中心（NITE Biological Resource Center，NBRC）等菌种保藏机构的标准菌株和巴西曲霉作为无菌检查试验菌株
对照培养基	对照培养基	之前经检测符合要求的培养基
阳性对照	要求开展阳性对照试验	未明确要求开展阳性对照试验
菌数报告规则	需氧菌总数测定宜选取平均菌落数小于300cfu的稀释级、霉菌和酵母菌总数测定宜选取平均菌落数小于100cfu的稀释级，作为菌数报告的依据	需氧菌总数测定宜选取平均菌落数小于250cfu的稀释级、霉菌和酵母菌总数测定宜选取平均菌落数小于50cfu的稀释级，作为菌数报告的依据
检验量	膜剂、贴剂和贴膏剂的检验量为100cm²	贴剂的取样量为10片
pH 7.2磷酸缓冲液配方	照通则8004缓冲液配制	与通则8004缓冲液配方存在差异
微生物限度标准	口腔黏膜给药制剂、齿龈给药制剂、鼻用制剂、呼吸道吸入给药制剂的控制菌有大肠埃希菌的要求；直肠给药的控制菌包括金黄色葡萄球菌、铜绿假单胞菌	口腔黏膜给药制剂、齿龈给药制剂、鼻用制剂、呼吸道吸入给药制剂的控制菌无大肠埃希菌的要求；直肠给药制剂没有控制菌的要求，并且无液体和固体及半固体的不同要求

（五）ICH Q4B附录5（R1）崩解时限检查法

《中国药典》0921崩解时限检查法与ICH Q4B附录5（R1）在适用范围、仪器参数、判定标准方面存在差异（表5–14）。

表5–14　ICH Q4B附录5（R1）与《中国药典》0921崩解时限检查法差异比较

项目	《中国药典》通则0921	ICH Q4B附录5（R1）
适用范围	用于检查口服固体制剂的崩解情况	用于考察片剂或胶囊剂的崩解情况
仪器参数	两者存在差异	两者存在差异
判定标准	第一阶段：6片应全部崩解 第二阶段：如有1片不能完全崩解，另取6片复试，均应完全崩解	第一阶段：6片应全部崩解 第二阶段：如有1～2片不能完全崩解，另取12片复试，18片中不少于16片应完全崩解

（六）ICH Q4B附录6单位剂量均匀性检查法

《中国药典》制剂通则【重（装）量差异】项、0941含量均匀度检查法与ICH Q4B附录6在体例、判定方法、适用剂型方面均存在差异（表5–15）。

表5–15　ICH Q4B附录6与《中国药典》制剂通则【重（装）量差异】项、0941含量均匀度检查法差异比较

项目	《中国药典》制剂通则【重（装）量差异】、通则0941	ICH Q4B附录6
体例	在制剂通则各剂型中收载重（装）量差异检查，并收载0941含量均匀度检查法	单位剂量均匀性检查法，包括重（装）量差异检查和含量均匀度检查
判定方法	（1）制剂通则各剂型中收载重（装）量差异检查为计数型判定法 （2）0941含量均匀度检查法为计数型和计量型结合判定法。与Q4B附录6判定方法具有基本的总体结构，均采用二阶段参数型，判定方式类似，但结果判定的计算判别式与统计学参数不同 （3）含量均匀度不同于含量测定法时，有具体校正方法，Q4B附录6无	重（装）量差异检查和含量均匀度检查均为计数型和计量型结合判定法
适用剂型	《中国药典》采用重（装）量差异检查的部分品种，Q4B附录6采用含量均匀度检查	

（七）ICH Q4B附录7（R2）溶出度测定法

《中国药典》0931溶出度与释放度测定法与ICH Q4B附录7（R2）在仪器装置参数、测定法、结果判定等方面存在差异（表5–16）。

表5-16　ICH Q4B附录7（R2）与《中国药典》0931溶出度与释放度测定法差异比较

项目	《中国药典》通则0931	ICH Q4B附录7（R2）
仪器装置 第一法篮法 转篮装置	转篮外径（25.4±3.0）mm	转篮外径（25.0±3.0）mm
	转篮高度（36.8±3.0）mm	转篮高度（37.0±3.0）mm
	方孔筛网丝径0.25~0.31mm	方孔筛网丝径0.22~0.31mm
	/	篮体要求有2.5μm镀金
	仪器一般配有6套以上测定装置	/
第一法篮法 溶出杯	内径为（102±4）mm（圆柱部分内径最大值和内径最小值之差不得大于0.5mm）	/
仪器装置 第二法桨法 搅拌桨装置	搅拌桨直径（74.0±5.0）mm	搅拌桨直径74.0~75.0mm
	搅拌桨旋转时A、B两点的摆动幅度不得超过0.5mm	如有声明可放宽到1.0mm
	桨轴和桨叶垂直度90°±0.2°	/
取样位置	取样位置应在转篮或桨叶顶端至液面的中点，距溶出杯内壁10mm处	取样位置应在转篮或桨叶顶端至液面的中点，距溶出杯内壁不少于1cm处
测定法 第一法和第二法 普通制剂	需多次取样时，所量取溶出介质的体积之和应在溶出介质的1%之内，如超过总体积的1%时，应及时补充相同体积的温度为37℃±0.5℃的溶出介质，或在计算时加以校正，立即用适当的微孔滤膜滤过，自取样至滤过应在30秒内完成	未包括相关规定，如证明补充介质不需要进行则只需在计算时更正
	自取样至滤过应在30秒内完成	/
	在部分细节上有差别，如溶出介质的取样温度	在部分细节上有差别，如溶出介质的取样温度
结果判定	普通固体制剂： （1）6片（粒、袋）中，每片（粒、袋）的溶出量按标示量计算，均不低于规定限度（Q） （2）6片（粒、袋）中，如有1~2片（粒、袋）低于Q，但不低于Q-10%，且其平均溶出量不低于Q；6片（粒、袋）中，有1~2片（粒、袋）低于Q，其中仅有1片（粒、袋）低于Q-10%，但不低于Q-20%，且其平均溶出量不低于Q时，应另取6片（粒、袋）复试；初、复试的12片（粒、袋）中有1~3片（粒、袋）低于Q，其中仅有1片（粒、袋）低于Q-10%，但不低于Q-20%，且其平均溶出量不低于Q	普通固体制剂： （1）S1阶段，6片（粒、袋）中，每片（粒、袋）的溶出量按标示量计算，均不低于Q+5% （2）如不符合S1，则进行S2阶段，另取6片（粒、袋）测试，S1+S2的12个结果的平均值应不低于Q，且没有值低于Q-15% （3）如不符合S2，则进行S3阶段，另取12片（粒、袋）测试，S1+S2+S3的24个结果的平均值应不低于Q，不超过2个值低于Q-15%，且没有值小于Q-25%

续表

项目	《中国药典》通则0931	ICH Q4B附录7（R2）
结果判定	《中国药典》判定标准比Q4B附录7（R2）严格，对于产品变异的容忍度更低：①《中国药典》为二阶段判定法，Q4B附录7（R2）为三阶段判定法，且两个方法每个阶段的接受限度存在差异；②Q4B附录7（R2）判定法第一阶段的接受限度较高；③《中国药典》第一阶段的接受概率总体小于Q4B附录7（R2）第一阶段与第二阶段概率的总和；④《中国药典》全部二阶段总通过概率，较Q4B附录7（R2）全部三阶段总通过概率小；⑤《中国药典》判定法对于变异的容忍度较Q4B附录7（R2）更为严格	
溶出条件和注意事项	除另有规定外，室温下体积为900ml，并应新鲜配制和经脱气处理	/

（八）ICH Q4B附录8（R1）无菌检查法

《中国药典》1001无菌检查法与ICH Q4B附录8（R1）整体基本一致，增加了更多的操作性描述内容（表5-17）。

表5-17　ICH Q4B附录8（R1）与《中国药典》1001无菌检查法差异比较

项目	《中国药典》通则1001	ICH Q4B附录8（R1）
试验菌种	选用CMCC的菌株和黑曲霉作为无菌检查试验菌株	可选用ATCC、CIP、NCTC、NCIMB、NBRC等菌种保藏机构的标准菌株和巴西曲霉作为无菌检查试验菌株
方法适用性试验	选择大肠埃希菌为测试菌株	选用铜绿假单胞菌为测试菌株
阳性对照	要求开展阳性对照试验	未明确要求开展阳性对照试验
生物制品的无菌检查	生物制品硫乙醇酸盐流体培养基置于20~25℃培养	无此规定
薄膜过滤法	规定了冲洗量最高不得超过1000ml	无此要求

（九）ICH Q4B附录9（R1）片剂脆碎度检查法

《中国药典》0923片剂脆碎度检查法与ICH Q4B附录9（R1）在目的、适用对象和检查法（取样、实验结束条件、判定标准）上基本一致，在仪器装置、特殊剂型要求、环境湿度方面存在差异（表5-18）。

表5-18　ICH Q4B附录9（R1）与《中国药典》0923片剂脆碎度检查法差异比较

项目	《中国药典》通则0923	ICH Q4B附录9（R1）
仪器装置	与Q4B附录9（R1）基本一致参数值的正负区间范围较窄	考虑市售仪器多样性

— 262 —

续表

项目	《中国药典》通则0923	ICH Q4B附录9（R1）
特殊剂型要求	不适用于本法的部分片剂可不进行脆碎度检查	泡腾片和咀嚼片可用不同标准
环境湿度	相对湿度＜40%	控制环境湿度

（十）ICH Q4B附录10（R1）聚丙烯酰胺凝胶电泳法

《中国药典》0541电泳法第五法SDS–聚丙烯酰胺凝胶电泳法与ICH Q4B附录10（R1）在试剂、测定法、结果判定和方式适用性等方面有所差异。《中国药典》在鉴别试验系统适用性要求、结果分析、供试品适用范围、商品化预制凝胶和预配制试剂等方面进行了进一步细化和明确，同时通过"另有规定外"的表述，为具体情况具体分析留出了空间。《中国药典》0541在考马斯亮蓝浓度、分离胶和浓缩胶制备浓度、电泳模式及电泳条件、银染法等方面的规定并非唯一，根据商品化试剂浓度、操作便利性等需求可进行调整。

（十一）ICH Q4B附录11毛细管电泳法

《中国药典》0542毛细管电泳法与ICH Q4B附录11在定义和原理、分离模式、对仪器的一般要求、毛细管区带电泳、毛细管凝胶电泳、毛细管等电聚焦、胶束电动毛细管色谱、定量方法、系统适用性试验、基本操作等方面有所差异（表5–19）。

表5–19　ICH Q4B附录11与《中国药典》0542毛细管电泳法差异比较

项目	《中国药典》通则0542	ICH Q4B附录11
分离模式	除Q4B附录11所列模式外，还有以下5种：毛细管等速电泳（Capillary Isotachophoresis，CITP）、亲和毛细管电泳（Affinity Capillary Electrkphoresis，ACE）、毛细管电色谱（Capillary Electrochromatography，CEC）、毛细管阵列电泳（Capillary Array Electrophoresis，CAE）、芯片式毛细管电泳（Chip–based Capillary Electrophoresis，Chip CE）	毛细管区带电泳（Capillary Zone Electrophoresis，CZE）、毛细管凝胶电泳（Capillary Gel Electrophoresis，CGE）、毛细管等电聚焦（Capillary Isoelectric Focusing，CIEF）、胶束电动色谱（Micellar Electrokinetic Chromatography，MEKC），对各分离模式的描述更具体
检测仪器设备	对毛细管、直流高压电源、电极和电极谱、冲洗进样系统和检测系统有明确规定，基本操作更为详尽	对检测仪器相关参数无原则性规定，可由验证确定
系统适用性	同0512高效液相色谱法	列出了参数具体公式

（十二）ICH Q4B附录12筛分法

《中国药典》0982粒度和粒度分布测定法第二法筛分法与ICH Q4B附录12在试验筛、适用范围、筛分要求、筛分方法方面存在差异（表5-20）。

表5-20　ICH Q4B附录12与《中国药典》0982粒度和粒度分布测定法
第二法筛分法差异比较

项目	《中国药典》通则0982	ICH Q4B附录12
试验筛	凡例中仅收载了9个筛网型号，均选用基于GB/T 6003.1中的R40/3系列中的部分规格 GB/T 6003.1的筛网尺寸与ISO 3310-1一致	采用符合ISO 3310-1要求的试验筛 试验筛分为R20/3、R20和R40/3三个系列 USP和EP的试验筛号均与R20/3系列一致，JP与R40/3系列一致
适用范围	用于测定药物制剂粒子大小或限度	用于估算某种单一材料的总体粒度分布，而不用于测定通过或保留在一个或两个试验筛上的颗粒比例
筛分要求	仅涉及200mm直径的试验筛，未提及76mm的试验筛	（1）在供试品中至少有80%的颗粒粒径大于75μm的情况下，可采用筛分法测定粒度分布 （2）明确了试验筛清洗的方法 （3）对试样的取样量作了相关要求，并且选用的试验筛直径涉及200mm与76mm
筛分方法	手动筛分法、机械筛分法、空气喷射筛分法	机械振动法（干筛法）、气流筛分法（空气喷射筛分法和声波筛分法）

（十三）ICH Q4B附录13堆密度与振实密度测定法

《中国药典》0993 堆密度和振实密度与ICH Q4B附录13内容基本相同，但个别细节要求，如堆密度测定法第三法固定体积法参考量器规格图、振实密度测定法第一法的操作方法和判定方法方面有所差异。

（十四）ICH Q4B附录14细菌内毒素检查法

《中国药典》1143 细菌内毒素检查法与ICH Q4B附录14在体例、内毒素限值的确定、鲎试剂灵敏度复核试验、凝胶法干扰试验等方面存在差异（表5-21）。

表5-21　ICH Q4B附录14与《中国药典》1143细菌内毒素检查法差异比较

项目	《中国药典》通则1143	ICH Q4B附录14
体例	包括2种方法：凝胶法和光度测定法（包括浊度法和显色法）	包括3种方法：凝胶法、浊度法和显色法，详细分为6种：方法A凝胶限度法、方法B凝胶定量法、方法C动态浊度法、方法D动态显色法、方法E终点浊度法、方法F终点显色法

续表

项目	《中国药典》通则1143	ICH Q4B附录14
内毒素限值的确定	按体表面积给药的药品，人体表面积按1.62m²计算	按体表面积给药的药品K=100EU/（m²·h）
鲎试剂灵敏度复核试验	内毒素标准溶液为4个浓度，包含2λ、λ、0.5λ和0.25λ	内毒素标准溶液浓度，至少包含2λ、λ、0.5λ和0.25λ
凝胶法干扰试验	要求溶液C和B符合灵敏度复核的要求	有对溶液C和B的终点浓度的几何平均值的计算要求（按灵敏度复核项下公式），并要求结果都必须在0.5～2λ

四、小结

比较和分析ICH区域内各国（地区）监管机构实施Q4B附录的情况，以及《中国药典》相关通则与Q4B附录间的差异，有利于合理评估ICH Q4指导原则在我国的实施情况，明确《中国药典》实施ICH Q4指导原则的方法路径，促进《中国药典》与国际标准的协调。

ICH Q4B附录现行版均于2010年左右发布，已无法满足近年来ICH新监管机构成员的加入以及技术发展和进步的需要。2020年，ICH重启对Q4B的修订，调整了Q4B的修订程序，由PDG进行维护，以附录6单位剂量均匀性、7（R2）溶出度测定法和8（R1）无菌检查法的协调为工作试点，旨在反映技术的进步和吸纳其他ICH成员国的药典文本。与此同时，PDG也于2021年起陆续开展对崩解时限检查法、片剂脆碎度检查法、堆密度与振实密度测定法的修订（表5-22）。为提高我国药品标准的国际化水平，应紧密跟踪ICH Q4B和PDG等国际药品标准发展趋势，充分发挥我国药品监管机构担任ICH管委会成员的作用，加强对ICH Q4B指导原则制定程序的研究，全面深入并尽早参与ICH Q4B指导原则的制修订，同时推动我国优势、特色标准成为国际标准，使我国逐渐由参与国际药品标准制订向主导国际药品标准制定过渡，逐渐提升我国在国际药品标准制定上的影响力和话语权。

表5-22　《中国药典》通则与PDG协调案差异对比

序号	PDG协调案	《中国药典》通则	差异
1	G01筛分法	0982粒度和粒度分布测定法第二法	同与ICH Q4B附录12筛分法的差异
2	G02堆密度和振实密度测定法	0993堆密度和振实密度测定法	同与ICH Q4B附录13堆密度与振实密度测定法的差异

序号	PDG协调案	《中国药典》通则	差异
3	G03电导率测定法	未收载	/
4	G04固体密度气体比重瓶法	0992固体密度测定法	一致
5	G05粉末流动性测定法	未收载	/
6	G06片剂脆碎度测定法	0923片剂脆碎度检查法	同与ICH Q4B附录9（R1）片剂脆碎度检查法的差异
7	G07金属杂质	未收载	/
8	G08吸入制剂	0111吸入制剂	技术要求有所差异
9	G09光学显微镜	未收载	/
10	G10粉末细度测定法	未收载	/
11	G11比表面积测定法	0991比表面积测定法	一致
12	G12水银孔隙仪	未收载	/
13	G13粒径的光散射测量法	0982粒度和粒度分布测定法第三法光散射法	《中国药典》注重于实际应用，PDG协调案倾向于理论介绍
14	G14 X射线粉末衍射法	0451 X射线衍射法	《中国药典》注重于实际应用，PDG协调案倾向于理论介绍
15	G15水–固体相互作用	未收载	/
16	G16热分析	0661热分析法	《中国药典》本文结构更为清晰，PDG协调案中的低共熔杂质分析更为具体
17	G17吸入制剂递送剂量均一性	0951吸入制剂微细粒子空气动力学特性测定法	技术要求有所差异
18	G18溶液量热法测定结晶性	未收载	/
19	G19固体密度测定法	0992固体密度测定法	一致
20	G20色谱法	0502薄层色谱法、0512高效液相色谱法、0514分子排阻色谱法、0521气相色谱法等	在文本结构、对拖尾因子的要求、分离度的计算公式、色谱参数调整范围、信噪比的计算方法等方面有所差异
21	G21动态光散射	未收载	/
22	Q01溶出度测定法	0931溶出度与释放度测定法	同与ICH Q4B附录7（R2）溶出度测定法的差异
23	Q02崩解时限检查法	0921崩解时限检查法	同与ICH Q4B附录5（R1）崩解时限检查法的差异

续表

序号	PDG协调案	《中国药典》通则	差异
24	Q03/04含量均匀度	0941含量均匀度检查法、0100制剂通则重（装）量差异	同与ICH Q4B附录6单位剂量均匀性检查法的差异
25	Q05a控制菌检查法	1106非无菌产品微生物限度检查：控制菌检查法	同与ICH Q4B附录4A（R1）、4B（R1）、4C（R1）无菌检查法的差异
26	Q05b微生物计数法	1105非无菌产品微生物限度检查：微生物计数法	
27	Q05c非无菌产品限度	1107非无菌产品微生物限度标准	
28	Q06细菌内毒素检查法	1143细菌内毒素检查法	同与ICH Q4B附录14细菌内毒素检查法的差异
29	Q07颜色仪器检查法	0901溶液颜色检查法第三法色差计法	方法原理基本相同，但在测定法、仪器校正、对仪器的一般要求、文字结构和表述方面有所差异
30	Q08注射剂装量检查法	0102注射剂、0942最低装量检查法	同与ICH Q4B附录2（R1）注射剂装量检查法的差异
31	Q09不溶性微粒检查法	0903不溶性微粒检查法	同与ICH Q4B附录3（R1）不溶性微粒检查法的差异
32	Q10炽灼残渣检查法	0841炽灼残渣检查法	同与ICH Q4B附录1（R1）炽灼残渣检查法的差异
33	Q11无菌检查法	1101无菌检查法	同与ICH Q4B附录8（R1）无菌检查法的差异
34	B01氨基酸测定法	9120氨基酸分析指导原则	PDG收载8种氨基酸分析方法的基本原理，《中国药典》收载我国常用的5种氨基酸分析方法的基本原理
35	B02毛细管电泳法	0542毛细管电泳法	同与ICH Q4B附录11毛细管电泳法的差异
36	B03等电聚焦电泳法	0541电泳法第六法等电聚焦电泳法	PDG注重对原理及理论的阐述、电泳装置的介绍，没有详细操作部分，不针对具体品种。《中国药典》对具体品种、电泳过程各环节详细描述
37	B04蛋白质测定法	0731蛋白质含量测定法	技术要求有所差异
38	B05肽图法	3405肽图检查法	技术要求有所差异
39	B06聚丙烯酰胺凝胶电泳法	0541电泳法第五法SDS–聚丙烯酰胺凝胶电泳法	同与ICH Q4B附录10（R1）聚丙烯酰胺凝胶电泳法的差异

第六章 世界主要国家（地区）药典标准体系管理制度的比较研究

第一节 鼓励企业参与药品标准工作措施的比较

标准是企业产品或服务走向市场的通行证，"得标准者得天下"，谁掌握了先进标准，谁就掌握了未来市场。企业是标准化工作的主体，也是实施标准战略的主力军。推动企业参与标准化工作，有利于推动企业技术进步，提升经济效益，也有利于增强标准的有效性、先进性和适用性。2017年颁布的《中华人民共和国标准化法》规定，国家鼓励企业等开展或者参与标准化工作。对在标准化工作中做出显著成绩的，按照国家有关规定给予表彰和奖励。2023年颁布的《药品标准管理办法》规定，国家药品标准和省级中药标准管理工作实行政府主导、企业主体、社会参与的工作机制。因此充分发挥政府在药品标准工作中的主导作用，进一步落实企业主体责任，支持鼓励上市许可持有人、科研院所、社会组织等社会力量参与药品标准工作，构建政府主导、企业主体、社会参与的药品标准工作新格局，具有十分重要的意义。

我国国家药品标准作为公共标准，长期以来主要由各级药品检验机构作为标准起草修订的承担单位。企业参与药品标准工作积极性较低、承担和参与标准制修订数量少，且不同规模企业参与程度不平衡。由于缺乏企业的参与，给我国国家药品标准的研究、制定和执行带来一定困难，成为推进"国家药品标准提高行动计划"，全面实施国家药品标准的瓶颈性问题。本节对企业参与标准化工作存在的普遍问题，以及国际各药典机构鼓励企业参与药品标准工作的措施进行比较和分析，为我国药品标准管理机构鼓励企业参与药品标准工作提供参考借鉴。

一、企业参与标准工作存在的普遍问题

企业参与标准工作的动力因素，既受到企业外部动力因素的影响，也有企业内部发展的实际需求，包括政策引导激励、行业竞争压力和追求竞争优

势等。这些动因也侧面反映了企业对标准工作的发展需求。目前企业参与标准工作存在的普遍问题主要有以下几点：①标准工作意识薄弱，对标准的重要性认识不够，政府政策激励少。部分企业仅以满足强制性标准为目标，主导或参与标准制修订的数量偏少。企业将先进技术转化成标准的意识和专业性不强，创新引领的少。政府在引导和激励方面的实际举措仍不够。②标准工作水平低，缺少标准化信息、渠道和平台资源。部分企业不能很好地将技术和标准化工作进行有效结合。有的企业虽然技术领先，但不知道何时将先进技术转化为标准以及如何转化。部分企业主导或参与编制的标准水平偏低，标准技术指标大多看齐已有标准。缺乏参与标准工作的必要资源，对参与标准工作的途径了解较少，不能及时获取标准工作相关信息。③普通企业参与标准制修订工作少。普通企业与优势企业在标准制修订方面存在明显差距。普通企业由于工作范围局限、标准工作水平不足、标准人才不足等因素的制约，较少参与标准制修订工作。

二、各药典机构鼓励企业参与药品标准工作的措施

（一）《中国药典》鼓励企业参与药品标准工作措施

《药品标准管理办法》第5条规定，"鼓励社会团体、企业事业组织以及公民积极参与药品标准研究和提高工作，加大信息、技术、人才和经费等投入，并对药品标准提出合理的制定和修订意见和建议。在发布国家药品标准或者省级中药标准公示稿时，应当标注药品标准起草单位、复核单位和参与单位等信息。鼓励持有人随着社会发展与科技进步以及对产品认知的不断提高，持续提升和完善药品注册标准。鼓励行业或者团体相关标准的制定和修订，促进药品高质量发展"。同时，在《药品标准管理办法》配套的政策解读中也指出，鼓励企业积极参与药品标准研究和提高工作，包括申请课题立项、提供研究用样品、参与标准起草、开展扩大验证、反馈意见建议等。目前我国药品标准管理机构主要采取以下措施鼓励企业参与药品标准工作：①建立观察员制度。从2017年第十一届药典委员会组建起，设立观察员单位，邀请相关行业协会、学会代表作为观察员列席相关专业和学术会议，进一步体现药品标准工作的开放性和包容性；②在药品标准管理机构网站中发布鼓励企业参与样品征集，标准调研、制定、研讨的通知，并公布提供样品及资料的

企业名单；③建立国家药品标准提高课题招标制度。鼓励企业承担或参与标准研究工作，让企业成为推动药品标准提高的动力；④在国家药品标准或者省级中药标准发布公示稿时，标注药品标准起草单位、复核单位和参与单位等信息。

（二）USP鼓励企业参与药品标准工作措施

USP中的标准大多数为企业提出。USP对捐献标准和物料的企业，奖励水晶奖杯、证书、感谢信，并给予每年捐献积分奖励（即根据捐献获得相应积分，在USP相关服务，如购买标准、标准物质、培训等中获得抵扣）。此外，2008年USP和EP启动了前瞻性标准的双边协调程序。企业可向USP、EP同时提出标准制订的申请，提交相同的标准制定所需的文件和样品，通过制造商、USP和EP三方间的联合沟通，同步增订USP、EP经协调的标准，为企业节省成本和时间。

（三）EP鼓励企业参与药品标准工作措施

EP中大多数生物制品各论的制定机制是通过EP与原研药企业的密切合作，这使EP在制定公共标准时更具优势。

（四）BP鼓励企业参与药品标准工作措施

BP鼓励企业就标准提出修订建议和相关详细信息，并指出尽早提交建议符合企业的自身利益。同时，BP向企业寻求必要的信息，鼓励企业就其感兴趣的标准提供适用性的验证数据。

（五）JP鼓励企业参与药品标准工作措施

JP为了提高企业提交草案的质量，公开了标准草案编制的纲领文件。JP中生药标准的制定是基于社会团体的合作，将多种标准进行统一。

（六）IP鼓励企业参与药品标准工作措施

IP鼓励企业捐赠合适的候选材料，为国际化学标准品（International Chemical Reference Substances，ICRS）的可用性做出贡献。此外，IP邀请企业向WHO药品资格预审小组提交产品评估的意向书（Expression of Interest，EOI）。IP邀请企业分享各论中包含的相关信息。

三、小结

通过对国际各药典机构鼓励企业参与药品标准工作措施的比较和分析，可以看到，国际各药典机构在此方面都出台了相关举措，推进建立以企业为主体的标准化工作机制。我国药品标准管理机构通过研究制定更多激励政策，可充分调动企业积极性，促进企业参与药品标准工作，让更多的企业从后台走到前台、从"旁观者"变为"参与者"、从"要我提高"变为"我要提高"，进一步构建"政府主导、企业主体、社会参与"的药品标准形成新机制，形成国家药品标准社会共治的新格局。

第二节　保密和代表管理制度的比较

加强药品标准工作中的保密和代表管理，完善相关管理制度措施，对维护药品标准制定者的权益，确保药品标准制定的公正和公平性，提高药品标准制定的质量和可信度，具有十分重要的意义。2021年5月，国务院办公厅印发的《关于全面加强药品监管能力建设的实施意见》中指出，要完善标准管理制度措施。各国（地区）药典委员会是药品标准工作专业管理机构，承担着制定和修订药品标准的重要责任。各国（地区）药典委员会在多个管理文件中，对药品标准工作中的保密和代表管理进行了规范。本节对我国、美国、欧洲药典委员会保密和代表管理制度进行比较和分析，为我国药典机构完善相关管理制度提供参考。

一、我国药品标准管理机构保密和代表管理制度

在我国，药典委员会是药品监督管理工作的重要技术支撑机构，药典委员会承担着党和国家赋予的制定和修订国家药品标准的神圣使命，对于保证药品标准工作质量，保障公众用药安全有效发挥着至关重要的作用。2022年新修订的《药典委员会章程》进一步加强了药典委员会的保密管理，要求遵守国家保密法律法规和规章制度，履行保密义务，保守国家秘密和相关单位的技术秘密、工作秘密、商业秘密。未经药典委员会许可，在任何时候不以任何方式泄露、传播、转让或利用评审过程的任何情节、资料，不将评审过程中的任何情节、资料用于获取个人利益或帮助他人获取利益。除受药典委

员会委托外，不得以药典委员名义参加商业及其他不当获利活动。

二、美国药典委员会保密和代表管理制度

USP的专家委员会规则和程序（Rules and Procedures of the Council of Experts）、保密承诺（Commitment to Confidentiality）、行为标准手册（Standards of Conduct）、道德准则（Code of Ethics）中包括了对政府联络人（Government Liaisons，GLs），专业委员会、专家小组成员和专家顾问，会议，标准提出者的保密管理措施和对USP专家和有关人员的代表管理措施。

（一）USP保密管理制度

1. 政府联络人（Government Liaisons，GLs）的保密管理　GLs是FDA、美国其他联邦或州政府机构和其他国家政府机构的代表。GLs参与USP专业委员会或专家小组的标准制定，并可就标准的各个方面（包括内容和执行）发表意见。GLs还负责向其所代表的机构寻求信息或意见，并确定其机构的其他代表，这些代表具备专业委员会或专家小组特定议题的专业知识。GLs通常会收到简报材料，并被允许在正式会议或工作会议期间参与保密讨论，但不会对标准进行投票。GLs需要签署保密协议，允许其仅在履行GLs职责所需的机构内共享信息。USP向GLs提供的一些信息可能是保密的，除非这些信息已经公开，否则不可公开披露。GLs不能参加与其有利益冲突议题或保密议题的部分内部会议。此外，如果主席认为由于保密原因，GLs不适合参与讨论，可以要求GLs回避。

2. 专业委员会、专家小组成员和专家顾问的保密管理　专业委员会、专家小组成员和专家顾问应对其作为专家角色开展工作过程中获得的所有信息保密，除非信息已公开，否则不得出于任何目的披露信息。对专业委员会、专家小组成员和专家顾问进行保密管理的目的，包括但不限于保护第三方的保密信息、防止标准过早披露、对专有和商业秘密信息进行保护。如果专业委员会、专家小组成员和专家顾问对信息是否应被视为保密信息存疑，则应将其视为保密信息，直到USP工作人员另有指示。专业委员会、专家小组成员和专家顾问应通过私人电子邮件接收和发送为USP工作的电子通信文件，不得与其雇主或其他第三方共享和访问。

专业委员会、专家小组成员和专家顾问必须签署保密协议，承担保密义

务。如果未能签署和提交保密协议，将不允许其接收任何保密信息或参与任何专家机构活动。专家的行政助理等人员无法访问USP共享的信息，包括：①通过邮件或会议邀请共享的信息；②通过在线文件系统共享的信息；③在会议上或会议前分享的简报材料；④投票结果（除非公开）；⑤尚未获得批准的标准。此外，未经USP工作人员许可，不允许任何人旁听专家机构会议。有利益冲突的专家委员会和专业委员会成员有权获得简报材料等保密信息，但必须遵守保密限制。

3. 会议的保密管理　USP工作人员在每次专家会议开始时都会提醒专家和GLs的保密义务。在USP的公开会议中，专家机构的所有正式会议均应向公众开放，但如果专家机构主席认为有充分理由关闭会议，则会议或部分会议可以关闭。此类原因包括但不限于：审查或讨论商业秘密、行为标准以及过早披露可能对USP不利的事项。在USP的非公开会议中，主席可以邀请标准的提出者或技术专家参加非公开会议或其中的一部分，目的是与专家机构分享与标准制修订有关的保密信息。在这种情况下，标准的提出者或技术专家不得接触任何USP或第三方的保密信息。

会议特邀嘉宾是专门受邀分享某一特定专业知识或表达其特定观点的当事人。对特邀嘉宾的保密管理应由专家机构主席负责。可向其提供除保密信息外的适当简报材料。专家机构主席应在非公开会议期间要求特邀嘉宾回避。观察员包括未被正式指定为GLs或担任专家的媒体和政府机构代表。由专家机构主席决定观察员是否可以收到简报材料。USP保留拒绝观察员出席会议的权利。专家机构主席应在非公开会议期间要求观察员回避。只有经专家机构主席事先批准，观察员才可在会上发言或以其他方式发言。

除非事先得到专家机构主席的特别授权，禁止专家、观察员或其他与会者在任何专家机构会议期间使用音频或视频记录设备。专家机构会议的最终批准版会议记录应公开，但不包括任何不予公开部分的会议记录。

4. 对标准提出者的保密承诺　USP认为与其进行公共标准合作的标准提出者，拥有其认为的专有和保密的数据。USP制定了政策和程序，为标准提出者提交的保密信息提供最高保障，在法律允许的最大范围内保护标准提出者的保密信息。由于这些保障措施的存在，USP通常不会与个别公司签订保密协议。但当政府当局或机构的法律法规或命令要求公开标准提出者的信息时，USP的保密政策和程序将不再适用。尽管如此，即使面临强制公开的要求，USP仍致力于尽合理努力保护标准提出者的保密信息。

标准提出者所拥有的很多类型的数据受知识产权保护，USP不需要为了开发公共标准而访问这些数据，例如USP很少需要获得有关专利制造技术或产品处方的信息。在向USP提交敏感信息之前，USP建议标准提出者与USP员工联系，缩小数据集的范围，这样无须披露更多保密信息。USP尊重知识产权，并尽最大努力遵守有关知识产权保护的所有适用法律。此外，由于USP的标准旨在成为可供各方使用和受益的公共标准，USP要求标准提出者提供与USP共享的任何数据是否受专利或其他赞助商持有的知识产权的限制。对于药典测试和分析所需的专利方法、程序或材料，USP可以寻求赞助商的帮助，以获得许可，供标准执行者使用，并考虑使用其他方法来避免发布包含受知识产权保护的标准。USP保留在最终标准中标明方法或程序是否受知识产权限制的权利。

5. 文件披露政策　作为一个制定公共标准且不受美国信息自由法（Freedom of Information Act）约束的私人非政府组织，USP实施文件披露政策（Document Disclosure Policy），以提高其标准制定过程的透明度，同时保护USP的审议过程和保密信息。该政策不涉及USP商业文件的保密性，这些文件通常不会向第三方披露。

根据该政策，公众可以要求披露尚未公开发布的与USP标准制定活动有关的文件，例如：①专家机构会议记录的最终批准版本，但不包括任何不予公开部分的会议记录；②公众提交给USP的意见，包括在药典论坛和食品化学品法典论坛上发表的建议或启动文章（Stimuli）；③USP和标准提出者之间关于标准制定活动的沟通，例如书面通信副本以及当面或电话交谈记录和会议备忘录；④USP的公开演讲和幻灯片文稿副本；⑤USP报告副本。如果公众提交意见时或标准提出者与USP沟通时明确指定该信息为保密信息，则不会被披露。

所有文件披露申请必须向USP秘书处提出，由秘书处根据文件披露政策作出批准或拒绝的决策。USP保留收取与文件披露有关的合理费用的权利，包括复印费，USP人员查找、审查和复制此类文件所花费的时间的费用，运费或邮费，以及与响应请求相关的其他费用。该政策不包括USP因传票或法院命令而被迫披露文件的情况，USP将遵守法律要求。

（二）USP代表管理制度

由于社交媒体活动可能会对组织的公众形象和声誉产生影响，USP要求在向公众和媒体提供信息时使用清晰一致的声音，并对任何人在社交媒体网站上将USP列为其雇主保持警惕。因此，只有某些员工被授权代表USP公开发言。除非获得授权，否则在任何公开的沟通中，不能代表USP发言。

专家委员会和专业委员会专家仅能以个人专家的身份为USP服务，不得出于私人利益或外部利益以任何方式使用其专家身份。专家小组成员和专家顾问不得出于私人利益或外部利益以任何方式利用其与USP的关系。当从事USP以外的专业活动时，可以在个人简历中提供USP专家委员会、专业委员会、专家小组专家或顾问身份，但不能利用该身份为任何演讲、咨询或其他专业活动做广告或推广，除非专门代表USP或按照USP的指示参与该活动。除非USP要求，应作为个人而非专家委员会、专业委员会或专家小组成员参加USP标准教育和培训课程的授课。对于专家身份之外的演讲，USP鼓励使用免责声明，声明"本课程（或培训）未经USP认可或隶属于USP"。如果收到有关USP的外部询问，应拒绝置评，不提供任何信息，并立即通知USP全球传播部。如果接到监管机构的联系，应立即通知USP全球法律事务部或全球合规与道德部。

三、欧洲药典委员会保密管理制度

欧洲药典工作实施准则（Code of Practice for the Work of the European Pharmacopoeia）中包括了对文件保密级别、第三方参与药典工作、文件分发、数据和信息、会议文件的保密管理措施。

（一）文件保密级别的管理

1. 秘密级别和工业产权级别　EDQM负责编撰、出版和发行包括EP在内的所有EDQM的出版物。EP的运行由秘书处、专家组及工作组等部分共同完成。EDQM分发的任何文件仅供预期收件人使用，除另有规定外，不得向第三方披露。EDQM将文件的保密级别分为秘密和工业产权（Industry Property）两类。秘密为默认级别，适用于秘书处发布或发送的所有文件，但更高级别的保密文件除外。工业产权为更高级别的保密文件，其中包含由研发者（数据所有者）提供给EDQM和EP的数据，或数据所有者认为包含商业秘密。对此类文件的访问仅限于工作组中参与工作的主管当局代表和EDQM工作人员。

2. 保密级别间的转换　应欧洲各国药典机构（National Pharmacopoeia Authorities，NPA）或欧洲药典委员会成员国的要求，一旦相关标准草案发布，原定义为工业产权级别的文件可能会降低为秘密级别。此时，将征求数据所有者对数据保密级别重新分类的意见。

（二）第三方（相关方）参与药典工作的保密管理

参与EP工作的委员、专家和工作人员只有在对推进EP工作有利的情况下，才能让第三方（即相关方，如支持专家工作的实验室、从事相关专题工作的成员国专家组、为NPA或成员国代表团提供建议的国家咨询机构）参与EP工作，共享从EDQM收到的文件。

（三）文件分发的保密管理

EDQM分发的文件具有指定的保密级别。文件的接收者是直接参与EP工作的人员或各方，例如相关的EP工作组和NPA。一般情况下，这些收件人不得进一步分发文件。但也有例外，例如在满足文件进一步分发的情况，且接收人员了解EP保密规则时，可分发给支持EP工作的第三方。此外，只有在对推进EP工作有利的情况下，EDQM可以将文件分发给另一个从事相关主题工作的EP工作组。

（四）数据和信息的保密管理

EDQM不会向公众披露药典制定决策过程的细节以及详细的数据和信息。但应反馈意见者的要求，通常在采用药典文本后，可以提供工作组不支持反馈意见的回复（一般是口头回复）。

如果制造商（数据所有者）要求对其数据进行保密处理，并指定更高级别的保密性，则必须向EDQM发送书面理由。之后请求转移到EP，决定要采取的行动，包括：①要求工作组所有成员在接收数据或文件之前签署保密协议。在适当的情况下，秘书处还将在文件上添加一个说明，明确文件是否可以分发给第三方。②为文件指定更高级别的保密性（即工业产权），并仅将其分发给相关工作组的主管当局成员或与制药和相关行业没有利害关系的成员。如果这些成员表示希望或需要讨论该文件，秘书处将只安排与此类成员的会议，但会向整个工作组提供讨论摘要，以确保不披露任何保密数据或信息。如果该工作组的主席不是来自主管当局，秘书处将请作为主管当局代表的工作组成员担任该议题的主席。③拒绝数据所有者或作者的请求。EDQM联系数据所有者或作者，以确定保密级别是否足够。如果不足够，文件或数据将无法分发，不能用于EP的工作。

（五）会议文件的保密管理

EP会议上的任何文件和讨论不得在任何类型的出版物中提及，也不得向规定外的第三方披露。会议文件或工作项目讨论中提供的数据和信息只能用于EP或其工作组的工作。对于包含严格保密数据的EP重要文件，当工作组成员是欧洲各国主管当局人员，如NPA、监管机构或欧洲官方药品质量控制实验室（Official Medicines Control Laboratories，OMCL）的代表时，应限制访问权限。在这种情况下，工作组主席与秘书处一起考虑解决有关问题的最佳临时措施。EDQM提供给公众的访问文件（如技术指南、程序规则、工作指南、隐私声明）等不适用此限制。

四、小结

通过对我国、美国、欧洲药典委员会保密和代表管理制度的比较和分析，可以看到，各国（地区）药典委员会在多个文件，如药典委员会章程、工作实施准则、专家委员会规则和程序、保密承诺、行为标准手册、道德准则中对药品标准工作中的保密和代表管理进行了规范。EP以文件为主线制定了保密管理制度，USP则针对不同的保密对象和文件、保密和代表场景制定了更为完善的管理制度。USP和EP保密和代表制度中对文件保密等级的分类和分发管理、对不同类型专家和会议的保密管理、对标准提出者提交的数据信息的保密管理、对涉及知识产权的数据信息的保密管理，以及对代表药典机构公开发言的管理的经验做法，对我国药典机构完善相关制度具有较强的借鉴意义。

第三节　利益冲突管理制度的比较

药典委员会的委员是拥有丰富专业知识和经验的科学家和专业人士。委员参与药品标准制定，其科学决策的公正性是药品标准质量和可信度的基础。

由于部分委员与制药行业或其他商业组织存在利益联系，这些联系可能与药品标准制定和药典机构利益相冲突，对其决策的公正性产生影响。因此，药典机构对其委员的利益冲突管理至关重要。为确保标准制定过程始终科学、严谨、客观和透明，各国（地区）药典委员会均制定了严格的利益冲突管理制度。本节对我国、美国、欧洲药典委员会利益冲突管理制度进行比较和分析，为我国药典机构完善相关管理制度提供参考。

一、我国药品标准管理机构利益冲突管理制度

2022年新修订的《药典委员会章程》要求药典委员应遵守国务院药品监督管理部门及药典委员会关于廉洁自律以及防范利益冲突的规定，对药品标准工作提出科学、客观、公正、严谨、独立、明确的专业意见。同时，新修订的《药典委员会委员管理办法》进一步健全完善了药典委员在职业道德、廉洁自律、利益冲突以及兼职管理等方面的规定。药典委员参加相关会议或活动时，应签署《保密承诺和防范利益冲突声明》，不得参加与本人存在利益冲突的相关品种或科研项目的评审工作。药典委员应报告本人在社会团体和企业的兼职情况，任职及兼职情况发生变化的，应当及时报告相关变化情况。同时制定了《药典委员任职兼职情况信息表》，进一步规范委员兼职行为。

二、美国药典委员会利益冲突管理制度

USP在前言、章程（Bylaws）、专家委员会规则和程序、道德准则、行为标准手册中对利益冲突管理进行了规定。

USP前言指出，专家委员会（Council of Experts，CoE）及其专业委员会（Expert Committees，EC）的成员在履行职责时，不能存在实际或潜在的利益冲突。CoE及其EC的成员必须提交并保持最新的利益声明。专家小组（Expert Panels）成员尽管可能代表其雇主等的利益，也被要求声明可能出现的冲突。

章程中简要介绍了防范利益冲突的要求。CoE和EC的所有成员、所有官员和理事会成员须遵守USP章程、政策以及各规则和程序中规定的利益冲突条款。利益冲突包括但不限于官员、理事会成员和专家具有的直接或间接经济利益或其他个人利益事项，这些利益会妨碍或可能妨碍其公正判断或以其他方式为USP的最大利益行事。任何官员、理事会成员和专家不得就其存在

利益冲突的事项投票，也不得参与最终决策。如果认为自己可能存在此类利益冲突，应在审议相关事项之前通知理事会或CoE（如适用），该机构最终确定个人是否在事项中存在利益冲突。会议记录应反映利益冲突声明和解决事项，包括官员、理事会成员和专家因利益冲突而回避的情况。

专家委员会规则和程序中要求所有USP专家都必须遵守USP道德准则和行为标准。道德准则中要求参与USP工作的个人应声明并管理利益冲突，不参与可能影响独立性和客观性的活动。避免任何造成偏袒、利益冲突或USP认可特定组织产品或服务的印象。每年USP要求员工和专家必须根据适用于各自职位的规则和标准程序，提供书面的利益冲突和财务披露报表。此外，每一位USP工作人员都有持续的义务，在出现实际或明显的利益冲突时披露这些冲突。行为标准手册提供了CoE、EC和专家小组成员如何识别、披露和解决利益冲突的信息，包括相关示例。

USP利益冲突管理制度的主要内容如下。

（一）利益冲突

每个EC、专家小组成员和专家顾问都必须识别、声明并在必要时管理真实、潜在或感知的利益冲突。专家个人的利益冲突管理包括：①充分声明可能存在冲突的利益；②在讨论与个人有利益冲突的议题时，提醒专家机构注意该冲突；③在有利益冲突的情况下重新投票；④支持主席和USP工作人员管理冲突。

专家个人应声明的可能构成冲突的利益包括但不限于：

1.经济利益　①直接或间接拥有任何与USP开展业务、寻求开展业务或竞争的实体的重大财务利益；②与食品成分、膳食补充剂、药品或EC正在制定或批准标准的产品有经济利益；③受雇于将从正在制定的标准中获得经济利益的组织；④为正在寻求与EC正在开发或批准标准的产品相关资助的大学工作；⑤之前与生产EC正在开发或批准标准的产品的公司有顾问关系；⑥拥有与特定USP标准相关的收入（例如作为专家为与正在研究的USP标准有关的领域提供付费培训）；⑦担任USP标准相关主题的专家证人；⑧接受任何试图影响标准制定活动的个人或实体的礼物、优惠、贷款或优惠待遇；⑨接受与USP有业务往来或寻求与USP业务往来的个人或实体为慈善机构或政治候选人捐款。

2. 个人利益　①对食品成分、膳食补充剂、药品或EC正在制定或批准标准的产品有个人利益；②由于对某一特定问题的哲学、宗教、政治或道德感受，对使用EC正在制定标准的产品有强烈的个人感情。

任何CoE或EC成员不得就其存在利益冲突的事项投票，不得被分派负责其存在利益冲突的议题。有利益冲突的CoE或EC成员可自行采取以下行动：①就此议题开展工作，帮助EC实现其目标；②就造成冲突的事项提供相关的科学信息；③参与有关此事项的讨论。但无法执行以下操作：①是制定该USP标准的主要负责人；②作为启动计划或期刊文章或其他USP出版物的主要作者；③主持小组委员会（Subcommittee）或专家小组，负责解决造成冲突的问题；④主持冲突议题的讨论。如果EC主席有利益冲突，应进行回避，副主席将担任其职务。如果副主席也有冲突，将由其他非冲突成员的多数选出一名指定的非冲突成员来代替主席职务。

专家小组成员可以参与有关其利益冲突事项的审议和决策，可被分派负责其存在利益冲突的议题，存在利益冲突的专家小组主席也可继续担任主席，前提是已向USP工作人员、EC主席和专家小组其他成员声明利益冲突。专家小组向EC提出的建议中必须同时披露每个专家小组成员的利益冲突，供其在制定标准的决策过程中考虑。

EC或专家小组的主席可能出现的利益冲突包括但不限于以下方面：①在最初的讨论阶段，对一家对该标准感兴趣并与主席有财务联系的制药公司发表评论，这影响了主席在标准制定过程中的领导力；②在问答环节中，提问的方向转向与主席有当前或以前业务关系的公司，这将影响主席在标准制定过程中的领导力；③在演讲中，演讲者将重点放在主席怀有强烈个人情感的主题上，这将阻碍主席在标准制定过程中的公正领导力。

专家顾问可以参与专家机构的讨论和审查文件。专家顾问不是专家机构的成员，不能就任何专家机构事项进行投票。但专家顾问必须声明利益冲突。如果专家机构主席认为专家顾问因保密、冲突或其他原因不适合参加讨论，可要求专家顾问回避。

（二）利益冲突声明

每个EC、专家小组成员和专家顾问应向USP提交利益冲突声明，声明所有就业、专业研究、组织成员资格和其他相关利益。应根据需要或USP的要求定期更新利益声明，并有义务向相关EC或专家小组主席和USP工作人员告知利益变化的情况。利益声明中提供的信息应视为保密信息，仅在USP工作人员和专家间共享。USP不会向政府联络人或公众披露声明中提供的信息，除非传票或法院命令等法律强制要求。如果EC、专家小组成员或专家顾问未能提交利益声明，则不允许其参与任何专家机构活动。

如果专家在确定是否存在利益冲突时遇到困惑，应将其声明给USP员工，以便帮助识别和解决可能存在的问题。此外，USP鼓励专家培养并保持对他人利益冲突的认识，以帮助理解他人的观点和可能的偏见。由于在提交或更新利益声明时，并非所有相关利益都是显而易见的，因此声明潜在的利益冲突也十分重要。例如，在审查会议议题或简报材料时，专家可能会意识到以前没有考虑过的潜在冲突。如果发生这种情况，专家应提前或在讨论该议题时声明潜在的利益冲突。同时必须将此冲突增加到利益声明中。如果因保密协议等原因无法完全披露所从事的工作，需要在利益声明的限制披露部分提供对所从事工作基本性质的一般说明，以让USP和主席确定是否存在利益冲突。

专家应声明与USP标准或所服务的EC或专家小组工作有关的所有利益。利益声明应具有广泛的包容性，必须仔细审查每个会议议程上的主题，并尽职调查，以确定是否在任何议题上存在利益冲突。一旦这些利益被披露，专家机构的成员将知道每个成员的立场，将能够在标准制定过程中予以考虑，这对于保持公正性和透明度至关重要。专家须声明组织成员资格和隶属关系，在确定是否存在利益冲突时，必须考虑组织本身的性质（例如组织在多大程度上积极讨论、批评甚至提交对USP标准的评论），以及个人在组织中的角色（例如是否担任领导职位）、参与程度（例如是否经常参与特定的主题事务或仅参加年度股东大会）等因素。如果个人、配偶或家属在受USP工作影响的公司中拥有超过10000美元的股份或其他经济利益，必须向USP报告（但无需报告通过共同基金或其他没有直接控制投资决策的工具进行的投资）。例如，如果配偶或抚养人在一家有EC工作计划产品或可能受到EC工作计划具体修订影响的公司中拥有经济利益，则有必要声明。但如果配偶或抚养人与产品在EC工作计划中的前雇主有持续适度的经济关系（如养老金），则无需声明。

（三）利益冲突问题的识别和解决

在对有关事项进行工作或讨论之前，EC、专家小组成员和专家顾问如果认为自己存在或可能存在利益冲突，应通知USP工作人员和专家机构主席（如适用），并确保反映在利益声明中。EC主席有权解决出现的利益冲突问题，USP工作人员也可以帮助解决利益冲突问题。USP工作人员将与EC或专家小组主席和副主席一起定期审查声明，以确定利益冲突，并将其告知给EC或专家组的其他成员。EC可在非公开会议期间审查成员的利益冲突声明清单报表，以确保利益冲突的透明度。当CoE和EC成员发现利益冲突，且无法通过EC主席的自愿回避和干预来解决时，CoE主席将参与解决冲突。CoE主席在解决利益冲突方面拥有最终权力。会议记录中应体现利益冲突问题的声明和解决，如果要求，会议记录可以公开。

利益声明必须保持其最新状态。如果获得新的利益，必须在参与任何专家工作前更新利益声明，并且不迟于获得新利益后的15天。当相关利益发生变化时，应更新利益声明表，包括：①与公司或机构的关系、组织成员资格和其他相关利益；②就业职位，包括编辑、顾问和培训工作；③可能会影响参与USP标准制定工作客观性的收入、财务或股权来源。

三、欧洲药典委员会利益冲突管理制度

EP在欧洲药典工作指南（Guide for the Work of the European Pharmacopoeia），欧洲药典工作实施准则，EDQM专家组、工作组、委员会和工作人员利益声明和保密承诺表（Form for Declaration of Interests and Confidentiality Undertaking Group of Experts, Working Parties, Committees, and Staff）中对利益冲突管理进行了规定。

欧洲药典工作指南中指出，欧洲各国药典代表团应确保将任命为专家组或工作组的主席、专家和特邀专家的利益声明发送给秘书处，由秘书处保管。秘书处可向专家组或工作组主席提供专家和特邀专家的利益声明。

欧洲药典工作实施准则（以下简称准则）对利益申报进行了规定。参与EP工作的个人，即EP主席和副主席、EP代表团和观察员、EP工作组成员（包括工作组的主席、专家、特邀专家和观察员）、替代专家，必须申报持有的制药或相关行业的利益。与CHMP和EMA的类似委员会不同，EP不参与许可事项，但提供公认的药品通用标准来促进公共健康，对欧洲药典制定公约（Convention on the Elaboration of a European Pharmacopoeia）的所有签署方具有

法律约束力。因此，EP的成员并不被禁止在制药或相关行业持有利益，但在利益申报以及参与工作时必须遵守准则的规定。准则还就持有和申报其他相关利益、如何管理申报的利益提供了指导。

利益声明和保密承诺表是EDQM的专家组成员、工作组成员、委员会成员和工作人员在任命前必须书面提交的表格。该表格由个人信息、利益声明、保密承诺三部分组成。利益声明部分要求填写目前和过去3年内拥有的相关商业实体（包括企业、行业协会、研究机构等，其资金主要来自与委员会议或工作相关的商业来源，还包括为相关商业实体的研究、开发、制造、控制、销售和流通做出贡献的供应或服务公司）的任何直接和间接利益。对于家庭成员，须声明配偶或伴侣、子女和父母目前持有的已知利益，包括所有直接利益。此外，出于提高透明度的目的，还须声明可能存在的其他利益事项，例如为其他标准化机构（如ISO、CEN等）、其他药典、相关商业实体的前雇员工作或向其提供专家建议等。此外，还须声明为非EP工作或为其提供专家建议的情况。如果申报人获得新的利益而导致申报内容发生变化，应立即通知EDQM，填写新的利益声明，并在出席下一次会议之前以书面形式提供。书面声明由EDQM保存。除填写声明表外，个人在参加任何EDQM活动或会议开始时仍须声明任何可能的利益冲突。

EP利益冲突管理制度的主要内容如下。

（一）制药或相关行业的定义

EP将制药或相关行业定义为"研究、开发、制造、控制、销售和流通医药产品及其成分的任何法人或自然人，包括上述活动的分包公司"。提供与上述活动有关的咨询或服务的公司也属于制药或相关行业。不属于上述定义范围的法人或自然人，但控制（即在相关制药或关联行业的决策过程中拥有多数股权或以其他方式行使重大影响力）、受制药或相关行业控制或共同控制的，也被视为制药或相关行业。独立研究人员和研究组织，包括大学和学术团体，不属于定义的范围。

（二）直接利益、间接利益及其申报

EP将利益分为直接利益和间接利益。直接利益包括三方面：①在制药或相关行业工作，包括兼职或全职、带薪或无薪；②为制药或相关行业提供咨询，无论是否签订合同和获取报酬；③财务利益，即持有相关商业实体资本中的股票和股份、期权、债券和合伙权益，此外还包括知识产权，即与个人拥有或个人直接受益的产品相关的专利、商标、专有技术和版权。间接利益包括两方面：①对机构/组织的赠款和资助，即本人所属的组织/机构从相关商业实体获得的任何资金，或用于支持的任何活动，无论是否与研究工作有关；②与家庭成员有关的利益。

利益申报包括以下三类：①直接利益；②间接利益和未列入直接利益的但可能影响公正性的任何其他事项；③出于提高透明度目的的任何其他事项，例如为其他标准化机构或非EP工作或向其提供专家建议，以及以前在制药或相关行业的工作。

（三）不同身份人员的利益冲突管理

对EP主席和副主席以及工作组主席的利益冲突管理比对专家、特邀专家和观察员的要求更为严格。对EP主席和副主席的要求也比对工作组主席的要求更加严格。EP主席和副主席不得持有第1类直接利益，可以持有第2类和第3类利益，但必须申报。工作组主席可以持有第1、2和3类利益，但必须申报。如果工作组主席对某一议程有直接利益，主席的职责应由与有关事项没有直接利益冲突的专家履行。此类情况应在工作组会议之前的筹备会上确定，并与秘书处讨论拟采取的行动和决定。由秘书处提议并经工作组成员批准的专家将取代预先确定的议程的主席。工作组的专家、特邀专家和观察员可以持有第1、2和3类利益，但必须申报。

（四）会议的利益冲突管理

在提交利益声明后，EDQM主动筛选申报的利益，以便在提交委员会提名批准之前或在会议召开之前尽早发现与EP工作可能的冲突。对于EP会议，如果参与EP工作的个人（包括观察员）和某个议程存在利益冲突，应在EP会议之前宣布，并附在议程上。对于专家工作组会议，如果参与EP工作的个人（包括观察员）和某个议程存在利益冲突，应在工作组会议期间宣布。如果会议上有人宣布对某一议程存在利益冲突，主席应通知所有与会者。此人可以参与讨论，前提是其申报的利益具有透明度，但不得参与决策。主席的职责是在秘书处的支持下，管理会议期间可能出现的任何利益冲突，并确保决策的公正性。在存在或可能存在利益冲突时，暂停讨论，工作组主席与秘书处一起考虑解决有关问题的最佳临时措施。EDQM保存以下内容的记录：①在任命时或任命后个人申报的利益事项；②在会议上申报利益的个人，与申报利益的详细信息（产品、公司）一起记录在会议报告中，并记录此人是否参与了讨论。

四、小结

药典机构最大的资产之一是委员为标准制定过程带来的透明度和科学严谨性。各国（地区）药典委员会均建立了完善的利益冲突管理制度，通过公开、透明和回避等方式管理利益冲突，这些制度提高了标准制定过程的透明度，维护了药典委员会作为客观、基于科学的标准制定机构的声誉。美国、欧洲药典委员会利益冲突管理制度呈现以下共同特点：①均详细明确了应申报的利益；②要求充分申报所持有的制药或相关行业利益，并及时更新；③对不同身份的专家制定不同程度的利益冲突限制措施；④在透明的情况下，存在利益冲突并不妨碍专家参与标准制定过程的许多方面；⑤由专家机构主席和药典机构员工共同管理申报的利益冲突，对可能引起不公正决策的利益冲突进行限制，并书面记录。这些经验做法，对完善我国药典机构相关制度具有较强的借鉴意义。

参考文献

［1］翟晚枫，张宁，花锋.中外法庭科学标准体系建设比较研究［J］.刑事技术，2022，47（03）：295–301.

［2］于金倩，段文娟.世界各国药典关于草药的质量控制对草药全球化的一些启示［J］.亚太传统医药，2022，18（9）：1–6.

［3］赵中振，梁之桃，郭平.海外植物药的质量标准：对中药标准化的一些启示［J］.中国中药杂志，2009，34（16）：2119–2125.

［4］于金倩，段文娟，王志伟，等.世界卫生组织的六大区域对草药的监管概述［J］.世界科学技术–中医药现代化，2023，25（5）：1569–1579.

［5］杨洋，赵胜楠，张笑天，等.草药植物药专论在中药国际注册中的重要性研究［J］.中国中药杂志，2022，47（12）：3392–3396.

［6］吴婉莹，笪娟，吴婷婷，等.日、韩、中国台湾中药标准概况及几点思考［J］.世界科学技术–中医药现代化，2017，19（7）：1258–1265.

［7］吴婉莹，果德安.中药整体质量控制标准体系构建的思路与方法［J］，中国中药杂志，2014，36（3）：351–356.

［8］祁悦，卞鹰.欧盟与中国植物药标准的比较研究［J］.时珍国医国药.2009，20（5）：1286–1288.

［9］谭和平，孙嗣旸，李怀平，等.植物药材农药残留药典标准分析研究［J］.中国测试.2014，40（1）：55–58.

［10］周国威，任红敏，郭立强.国内外中药材农药残留标准现状比较及技术贸易壁垒的应对措施［J］.广东化工.2019，19（46）：104–106.

［11］蔡丹宁，姜红.《国际药典》介绍［J］.中国药品标准，2016，17（06）：434–438.

［12］张芳芳，杨美成，蔡荣，等.《美国药典》药包材标准体系概况与最新进展［J］.医药导报，2023，42（07）：1009–1014.

［13］徐俊，蔡荣，杨美成，等.《欧洲药典》包装标准体系概况与进展［J］.医药导报，2023，42（07）：1002–1008.

［14］陆维怡，杨美成，蔡荣，等.《日本药局方》药包材标准概况及对我国药包材标准建设的启示［J］.医药导报，2023，42（07）：1015–1019.

［15］麦绿波.标准学［M］.北京：科学出版社，2022.

［16］葛渊源，曹辉，胡延臣，等.连续制造技术的监管策略及挑战［J］.中国医药工业杂志，2022，53（6）：904-911.

［17］邹文博，周桂勤，罗苏秦，等.过程分析技术在制药连续制造的质量控制策略［J］.中国新药杂志，2021，30（10）：937-946.

［18］VARGAS J M，NIELSEN S，CARDENAS V，et al. Process analytical technology in continuous manufacturing of a commercial pharmaceutical product［J］.Int J Pharm，2018，538（1-2）：167-178.

［19］冯艳春，肖亭，胡昌勤.欧美制药工业中过程控制主要标准和指导原则简介［J］.中南药学，2019，17（9）：1416-1420.

［20］孙钟毓，李浩源，陈丽芳，等.国内外药品连续制造监管实践与发展的思考［J］.中国食品药品监管，2022，25（7）：26-37.

［21］仝永涛，高春红，高春生.口服固体制剂连续生产与过程控制技术研究进展［J］.中国新药杂志，2017，26（23）：2780-2787.

［22］王馨，徐冰，徐翔，等.中药质量源于设计方法和应用：过程分析技术［J］.世界中医药，2018，13（3）：527-534.

［23］CALHAN S D，EKER E D，SAHIN N O. Quality by design（QbD）and process analytical technology（PAT）applications in pharmaceutical industry［J］.Eur J Chem，2017，8（4）：430-433.

［24］贺小刚，楚刚辉.近红外光谱在中药中的应用及其抗肿瘤成分分析的研究进展［J］.西北药学杂志，2022，37（5）：175-181.

［25］熊皓舒，张嫱，章顺楠，等.中药制药过程分析技术方法学研究与应用进展［J］.中国中药杂志，2023，48（1）：22-29.

［26］钱海忠，蔡莉莉，王进华.采用过程分析技术的中药质量控制系统方案设计［J］.计算机时代，2021，354（12）：27-30.

［27］KIM D W，PARK J B，LEE S H，et al. Development of a process analytical technology（PAT）method using near-infrared spectroscopy system for evaluating an active coating process for a low-dose drug［J］.J Drug Delivery Sci Technol，2017，39：8-15.

［28］NAKANO Y，KATAKUSE Y，AZECHI Y. An application of x-ray fluorescence as process analytical technology（PAT）to monitor particle coating processes [J]. Chem Pharm Bull, 2018, 66（6）：596-601.

[29] ESMONDE-WHITE KA, CUELLAR M, UERPMANN C, et al. Raman spectroscopy as a process analytical technology for pharmaceutical manufacturing and bioprocessing [J]. Anal Bioanal Chem, 2017, 409（3）：637-649.

[30] 冯艳春，易夏，胡昌勤.制药工业中近红外光谱分析技术的重要标准和指导原则简介 [J].中国医药工业杂志, 2016, 47（7）：957-962.

[31] 谢升谷，黄艳，孙逍，等.过程分析技术的相关法规与工具在制药行业中的应用进展 [J].中国药学杂志, 2022, 57（19）：1589-1595.

[32] WIGGINS J M, ALBANESE J A. Pharmacopoeia compliance：putting it all together；what is on the horizon [J]. Pharm Technol, 2020, 3：34-42.

[33] SANDELL D, VUKOVINSKY K, DIENER M, et al. Development of a content uniformity test suitable for large sample sizes [J]. Ther Innov Regul Sci, 2006, 40（3）：337-344.

[34] PANZITTA M, CALAMASSI N, SABATINI C, et al. Spectrophotometry and pharmaceutical PAT/RTRT：practical challenges and regulatory landscape from development to product lifecycle [J]. Int J Pharm, 2021, 601：120551.

[35] BRERETON R G. Applied chemometrics for scientists [M]. Bristol：John Wiley & Sons Ltd, 2007.

[36] KADENKIN A. Lifecycle of multivariate methods according to United States Pharmacopeia Chapter <1039> Chemometrics [J]. Metrohm white pap, 2018：1-9.

[37] VIGNADUZZO S E, MAGGIO R M, OLIVIERI A C. Why should the pharmaceutical industry claim for the implementation of second-order chemometric models-A critical review [J]. J Pharm Biomed Anal, 2020, 179：112965.

[38] PANZITTA M, CALAMASSI N, SABATINI C, et al. Spectrophotometry and pharmaceutical PAT/RTRT：practical challenges and regulatory landscape from development to product lifecycle [J]. Int J Pharm, 2021, 601：120551.

[39] SHEWHART W A. Quality control charts [J]. Bell Syst Tech J, 1926, 5（4）：

593-603.

[40] HOTTELING H. Multivariate quality control, illustrated by the air testing of sample bombsights[J]. Tech Stat Anal, 1947: 111-184.

[41] KHARBACH M, CHERRAH Y, VANDER HEYDEN Y, et al. Multivariate statistical process control in product quality review assessment-A case study [J]. Ann Pharm Fr, 2017, 75 (6): 446-454.

[42] REICH G. Near-infrared spectroscopy and imaging: basic principles and pharmaceutical applications[J]. Adv Drug Delivery Rev, 2005, 57 (8): 1109-1143.

[43] 张琪, 李晓东, 杨化新. 核磁共振技术在药品标准领域中的应用进展 [J]. 药物分析杂志, 2012, 32 (3): 545-549.

[44] 国家药典委员会.《中国药典》分析检测技术指南[M]. 北京: 中国医药科技出版社, 2017.

[45] Giancaspro G, Adams KM, Bhavaraju S, et al. The qNMR summit 5.0: Proceedings and status of qNMR technology[J]. Anal Chem, 2021, 93 (36): 12162-12169.

[46] 张伟, 丁建华, 李茂忠等. 药品注册的国际技术要求[M]. 北京: 中国医药科技出版社, 2012: 31-142.

[47] 沈桂珍. 安徽省中小企业参与标准化工作现状及对策: 以安徽省专精特新企业为例[J]. 中国标准化, 2021, (10): 165-168.

[48] 秦强, 杨雪, 朱伟军, 等. 南通市企业参与标准制修订工作现状及对策研究[J]. 中国标准化, 2023, (05): 130-134.

[49] 麻广霖, 张伟. 改革开放40年中国药品标准工作回顾与展望[J]. 中国药品标准, 2018, 19 (06): 421-429.

英文名称和术语

美国联邦食品、药品和化妆品法案（Federal Food, Drug and Cosmetic Act, FDCA）

美国药典–国家处方集（United States Pharmacopeia–National Formulary, USP-NF）

欧洲药典（European Pharmacopoeia, EP）

日本药局方/日本药典（Japanese Pharmacopoeia, JP）

人用药品规章（Human Medicines Regulations）

英国药典（British Pharmacopoeia, BP）

世界卫生组织（World Health Organization, WHO）

WHO药物制剂专家委员会（Expert Committee on Specifications for Pharmaceutical Preparations, ECSPP）

国际药典（International Pharmacopoeia, IP）

美国纯净食品和药品法案（Pure Food and Drugs Act）

美国药典论坛（Pharmacopeial Forum, PF）

欧洲药品质量管理局（European Directorate for the Quality of Medicines & Health Care, EDQM）

欧洲药典论坛（Pharmeuropa）

欧洲药典技术秘书处（European Pharmacopoeia Department, EPD）

日本厚生劳动省（Ministry of Health, Labour and Welfare, MHLW）

日本药品和医疗器械局（Pharmaceuticals and Medical Devices Agency, PMDA）

人用药品委员会（Commission on Human Medicines）

美国联邦法规（Code of Federal Regulations）

未批准药品（Unlicensed Medicines）

IP凡例的附录（Appendices to the General Notices）

USP全球健康各论（Global Health Monographs）

美国食品补充剂健康和教育法案（Dietary Supplement Health and Education Act, DSHEA）

高效薄层色谱（High Performance Thin–layer Chromatography, HPTLC）

高效液相色谱（High Performance Liquid Chromatography，HPLC）

肉毒素单位（Endotoxin Unit，EU）

美国草药典（American Herbal Pharmacopoeia，AHP）

欧盟草药药品委员会（Committee on Herbal Medicinal Products，HMPC）

欧洲药品管理局（European Medicines Agency，EMA）

欧盟草药各论（Community Herbal Monograph，CHM）

USP待定各论项目（Pending Monograph Program，PMP）

处方药（Prescription Only Medicine，POM）

WHO基本药物目录（Model List of Essential Medicines，EML）

过程分析技术（Process Analytical Technology，PAT）

实时放行（Real Time Release Testing，RTRT）

美国公众健康服务法（Public Health Service Act，PHSA）

新药申请（New Drug Application，NDA）

仿制药申请（Abbreviated New Drug Application，ANDA）

药品主文件（Drug Master File，DMF）

美国食品药品监督管理局器械和辐射健康中心（Center for Device and Radiological Health，CDRH）

非活性成分数据库（Inactive Ingredient Database，IID）

良好分销规范（Good Distribution Practices，GDP）

良好生产规范（Good Manufacturing Practices，GMP）

检验报告（Certificate of Analysis，COA）

辅料功能性（Functionality-related Characteristics of Excipients，FRCs）

欧美日药典讨论组（Pharmacopeial Discussion Group，PDG）

研究型新药申请（Commercial Investigational New Drug，INDs）

生物制品许可申请（Biologics License Applications，BLAs）

铝塑泡罩（Press Through Packaging，PTP）

质量源于设计（Quality by Design，QbD）

质量风险管理（Quality Risk Management，QRM）

药品质量体系（Pharmaceutical Quality System，PQS）

活性药物成分（Active Pharmaceutical Ingredient，API）

国际人用药品注册技术协调会（The International Council for Harmonisation of

Technical Requirements for Pharmaceuticals for Human Use，ICH）

国际照明委员会（International Commission on Illumination，CIE）

国际纯粹与应用化学联合会（International Union of Pure and Applied Chemistry，IUPAC）

美国分析化学家协会（Association of Official Analytical Chemists，AOAC）

美国国家标准与技术研究院（National Institute of Standards and Technology，NIST）

美国医疗仪器促进协会（Association for the Advancement of Medical Instrumentation，AAMI）

美国化学会（American Chemical Society，ACS）

美国国家标准学会（American National Standards Institute，ANSI）

美国公共卫生协会（American Public Health Association，APHA）

美国材料与试验协会（American Society of Testing Materials，ASTM）

美国疾病控制与预防中心（Centers for Disease Control and Prevention，CDC）

美国受控环境测试协会（Controlled Environment Testing Association，CETA）

美国国家环境保护局（Environmental Protection Agency，EPA）

美国电气与电子工程师协会（Institute of Electrical and Electronics Engineers，IEEE）

美国军事标准（Military Standard，MIL）

国家临床实验室标准委员会（National Committee for Clinical Laboratory Standards，NCCLS）

美国国家环境卫生科学研究所（National Institute of Environmental Health Sciences，NIEHS）

美国国家职业安全卫生研究所（National Institute for Occupational Safety and Health，NIOSH）

美国职业安全与健康管理局（Occupational Safety and Health Administration，OSHA）

产品质量研究所（Product Quality Research Institute，PQRI）

国际计量局（Bureau International des Poids et Mesures，BIPM）

德国国家标准（Deutsche Industrie Norm，DIN）

国际电工委员会（International Electrotechnical Commission，IEC）

国际药用辅料协会（International Pharmaceutical excipients Council，IPEC）

国际制药工程学会（International Society for Pharmaceutical Engineering，ISPE）

日本工业标准（Japanese Industrial Standards，JIS）

美国注射剂协会（Parenteral Drug Association，PDA）

国际药品认证合作组织（Pharmaceutical Inspection Convention and Pharmaceutical Inspection Co-operation Scheme，PIC/S）

国际癌症控制联盟（Union for International Cancer Control，UICC）

中国仓鼠卵巢细胞（Chinese Hamster Ovary Cells，CHO）

欧洲核医学协会（European Association of Nuclear Medicine，EANM）

联合国粮食及农业组织（Food and Agriculture Organization of the United Nations，FAO）

国际癌症研究机构（International Agency for Research on Cancer，IARC）

英国国家生物标准与控制研究所（National Institute for Biological Standards and Control，NIBSC）

英国认证协会（United Kingdom Conformity Assessed，UKCA）

英国药品和健康产品管理局（Medicines and Healthcare Products Regulatory Agency，MHRA）

欧洲认证（Conformité Européene，CE）

载体拷贝数（Vector Copy Number，VCN）

现行良好生产规范（current GMP，cGMP）

化学、制造和控制（Chemistry, Manufacturing, and Control，CMC）

定量吸入器（Metered Dose Inhaler，MDI）

干粉吸入器（Dry Powder Inhaler，DPI）

特异性免疫治疗（Specific Immunotherapy，SIT）

口服脊髓灰质炎病毒疫苗（Oral Polio-virus Vaccine，OPV）

欧洲专利药品委员会（Committee for Proprietary Medicinal Products，CPMP）

牛海绵状脑病（Bovine Spongiform Encephalopathy，BSE）

多元统计过程控制（Multivariate Statistical Process Control，MSPC）

乙型肝炎病毒（Hepatitis B Virus，HBV）

丙型肝炎病毒（Hepatitis C Virus，HCV）

艾滋病病毒（Human Immunodeficiency Virus，HIV）

嗜人T细胞白血病病毒（Human T-cell Leukaemia Virus，HTLV）

实验设计（Design of Experiments，DoE）

分析方法源于设计（Analytical Quality by Design，AQbD）

高通量测序技术（High-throughput Sequencing，HTS）

非生物复合物（Non-biological Complex Drugs，NBCDs）

先进治疗产品（Advanced Therapy Medicinal Product，ATMP）

药物评估与研究中心（Center for Drug Evaluation and Research，CDER）

关键质量属性（Critical Quality Attribute，CQA）

在线（in-line）

线上（on-line）

近线（at-line）

统计过程控制（Statistical Process Control，SPC）

离线（off-line）

近红外分光光度法（Near-infrared Spectrophotometry，NIR）

含量均匀度（Uniformity of Dosage Units，UDU）

光电二极管阵列（Photo-diode Array，PDA）

电荷耦合器件（Charge Coupled Device，CCD）

X射线荧光光谱法（X-ray Fluorescence Spectrometry，XRF）

快速微生物试验（Rapid Microbial Tests，RMT）

快速微生物方法（Rapid Microbiological Methods，RMM）

偏最小二乘回归（Partial Least Squares Regression，PLS）

主成分回归（Principal Component Regression，PCR）

主成分分析（Principal Component Analysis，PCA）

层次聚类分析（Hierarchical Clustering Analysis，HCA）

连续制造（Continuous Manufacturing，CM）

线性判别分析（Linear Discriminant Analysis，LDA）

二次判别分析（Quadratic Discriminant Analysis，QDA）

类类比的软独立建模（Soft Independent Modeling of Class Analogy，SIMCA）

k-最近邻算法（k-nearest Neighbors，kNN）

偏最小二乘回归判别分析（Partial Least Squares Regression-discriminant Analysis，PLS-DA）

多变量线性回归（Multiple Linear Regression，MLR）

多变量曲线分辨（Multivariate Curve Resolution，MCR）

支持向量机（Support Vector Machines，SVM）

人工神经网络（Artificial Neural Networks，ANN）

自建模曲线分辨率（Self Modeling Curve Resolution，SMCR）

交替最小二乘（Alternating Least Squares，ALS）

探索性因子分析（Exploratory Factor Analysis，EFA）

多层前馈神经网络（Multilayer Feed-forward，MLFF）

自组织映射（Self-organizing Map，SOM）

平方预测误差（Squared Prediction Error，SPE）

振动圆二色光谱法（Vibrational Circular Dichroism，VCD）

对映体过量（Enantiomeric Excess，EE）

化学成像（Chemical Imaging，CI）

独立成分分析（Independent Component Analysis，ICA）

核磁共振波谱法（Nuclear Magnetic Resonance Spectroscopy，NMR）

固体核磁共振（Solid-state Nuclear Magnetic Resonance，SSNMR）

一维核磁共振（One Dimensional Nuclear Magnetic Resonance，1D NMR）

二维核磁共振（Two Dimensional Nuclear Magnetic Resonance，2D NMR）

设计确证（Design Qualification，DQ）

安装确证（Installation Qualification，IQ）

操作确证（Operational Qualification，OQ）

性能确证（Performance Qualification，PQ）

定量核磁（Quantitative Nuclear Magnetic Resonance，qNMR）

分析目标概况（Analytical Target Profile，ATP）

分析方法性能确证（Analytical Procedure Performance Qualification，APPQ）

持续方法性能验证（Continued Procedure Performance Verification，CPPV）

质量风险管理（Quality Risk Management，QRM）

方法可操作设计区间（Method Operable Design Region，MODR）

分析控制策略（Analytical Control Strategy，ACS）

时间零HSQC（Time-zero Heteronuclear Single Quantum Coherence，$HSQC_0$）

定量异核单量子相干（Quantitative HSQC，Q-HSQC）

定量完善和纯移位HSQC（Quantitative Perfected and Pure Shifted HSQC，QUIPU-HSQC）

自由感性衰减信号（Free Induction Decay，FID）

傅里叶变换核磁共振（Fourier Transform NMR，FT-NMR）

魔角旋转（Magic Angle Spinning，MAS）

交叉极化（Cross Polarisation，CP）

奥弗豪塞尔核效应（Nuclear Overhauser Effect，NOE）

非灵敏核的极化转移增强（Insensitive Nuclei Enhancement by Polarization Transfer，INEPT）

无畸变极化转移增强（Distortionless Enhancement by Polarization Transfer，DEPT）

相关谱（Correlation Spectroscopy，COSY）

全相关谱（Total Correlation Spectroscopy，TOCSY）

同核哈特曼-哈恩谱（Homonuclear Hartmann-Hahn Spectroscopy，HOHAHA）

核欧佛豪瑟效应频谱（Nuclear Overhauser Effect Spectroscopy，NOESY）

双量子谱（Incredible Natural Abundance Double Quantum Transfer Experiment，INADEQUATE）

异核多量子相干谱（Heteronuclear Multiple Quantum Coherence，HMQC）

远程碳氢相关（Heteronuclear Multiple Bond Coherence，HMBC）

2D J分解谱（2D J-resolved Spectroscopy）

双量子滤波COSY（Double Quantum Filtered-COSY，DQF-COSY）

近程碳氢相关（Heteronuclear Single Quantum Coherence，HSQC）

扩散排序谱（Diffusion-ordered Spectroscopy，DOSY）

多聚核糖磷酸盐（Polyribosyl Ritbitol Phosphate，PRP）

摩尔取代度（Molar Degree of Substitution，MS）

可互换性（Interchangeability）

WHO世界药典大会（International Meeting of World Pharmacopoeias，IMWP）

生物标准化专家委员会（Expert Committee on Biological Standardization，ECBS）

生物制品国家质量控制实验室（National Control Laboratories，NCL）

国际药品监管机构计划（International Pharmaceutical Regulators Programme，IPRP）

澳大利亚治疗用品管理局（Therapeutic Goods Administration，TGA）

世界贸易组织（World Trade Organization，WTO）

ICH 指导委员会（Steering Committee，SC）

ICH 专家工作组（Expert Working Group，EWG）

欧洲药品管理局人用药品委员会（European Medicines Agency's Human Medicines Committee，CHMP）

日本药品食品安全局/评审和认证中心（Pharmaceutical and Food Safety Bureau/Evaluation & Licensing Division，PFSB/ELD）

韩国药典（Korean Pharmacopoeia，KP）

中国医学细菌保藏管理中心（National Center for Medical Culture Collections，CMCC）

美国典型菌种保藏中心（American Type Culture Collection，ATCC）

法国巴斯德研究所 L'Institut Pasteur 菌物保藏中心（Collection de L'Institut Pasteur of Institut Pasteur，CIP）

英国典型菌种保藏中心（National Collection of Type Cultures，NCTC）

英国食品工业与海洋细菌菌种保藏中心（National Collections of Industrial, Food and Marine Bacterial，NCIMB）

日本技术评价研究所生物资源中心（NITE Biological Resource Center，NBRC）

国际化学标准品（International Chemical Reference Substances，ICRS）

产品评估意向书（Expression of Interest，EOI）

USP 专家委员会规则和程序（Rules and Procedures of the Council of Experts）

USP 保密承诺（Commitment to Confidentiality）

USP 行为标准手册（Standards of Conduct）

USP 道德准则（Code of Ethics）

USP 政府联络人（Government Liaisons，GLs）

美国信息自由法（Freedom of Information Act）

USP 文件披露政策（Document Disclosure Policy）

USP 启动文章（Stimuli）

欧洲药典工作实施准则（Code of Practice for the Work of the European Pharmacopoeia）

工业产权（Industry Property）

欧洲各国药典机构（National Pharmacopoeia Authorities，NPA）

欧洲官方药品质量控制实验室（Official Medicines Control Laboratories，OMCL）

USP章程（Bylaws）

USP专家委员会（Council of Experts，CoE）

USP专业委员会（Expert Committees，EC）

USP专家小组（Expert Panels）

USP小组委员会（Subcommittee）

欧洲药典工作指南（Guide for the Work of the European Pharmacopoeia）

EDQM专家组、工作组、委员会和工作人员利益声明和保密承诺表（Form for Declaration of Interests and Confidentiality Undertaking Group of Experts，Working Parties，Committees，and Staff）

欧洲药典制定公约（Convention on the Elaboration of a European Pharmacopoeia）